AF630628

Gülker, Leitfaden zur Therapie der Herzrhythmusstörungen

Hartmut Gülker

Leitfaden zur Therapie der Herzrhythmusstörungen

Walter de Gruyter
Berlin · New York 1989

Prof. Dr. med. Hartmut Gülker
Medizinische Universitätsklinik
Albert-Schweitzer-Straße 33
D-4400 Münster

CIP-Titelaufnahme der Deutschen Bibliothek

Gülker, Hartmut:
Leitfaden zur Therapie der Herzrhythmusstörungen / Hartmut Gülker. – Berlin ; New York : de Gruyter, 1989
ISBN 3-11-010951-4

© Copyright 1988 by Walter de Gruyter & Co., Berlin 30. Alle Rechte, insbesondere das Recht der Vervielfältigung und Verbreitung sowie der Übersetzung, vorbehalten. Kein Teil des Werkes darf in irgendeiner Form (durch Fotokopie, Mikrofilm oder ein anderes Verfahren) ohne schriftliche Genehmigung des Verlages reproduziert oder unter Verwendung elektronischer Systeme verarbeitet, vervielfältigt oder verbreitet werden. Printed in Germany.
Die Wiedergabe von Gebrauchsnamen, Handelsnamen, Warenbezeichnungen und dergleichen in diesem Buch berechtigt nicht zu der Annahme, daß solche Namen ohne weiteres von jedermann benutzt werden dürfen. Vielmehr handelt es sich häufig um gesetzlich geschützte, eingetragene Warenzeichen, auch wenn sie nicht eigens als solche gekennzeichnet sind.
Satz: Arthur Collignon GmbH, Berlin. – Druck und Bindung: Elsnerdruck, Berlin. – Umschlagentwurf: Rudolf Hübler, Berlin.

Vorwort

Herzrhythmusstörungen sind ein häufiges und unspezifisches Symptom zahlreicher kardialer und nicht-kardialer Erkrankungen, kommen jedoch auch aus rein funktionellen Ursachen vor. Ihre klinische Bedeutung resultiert aus der Verursachung auch schwerwiegender subjektiver Symptome, aus hämodynamischen Auswirkungen in Ruhe und unter Belastung und aus prognostischen Aspekten. Paroxysmale bradykarde und tachykarde Rhythmusstörungen sind die häufigste Ursache plötzlicher Todesfälle. Adäquate Therapieentscheidungen und die Auswahl geeigneter Therapieverfahren setzen eine exakte kardiologisch-internistische und rhythmologische Diagnostik voraus und erfordern spezielle elektrophysiologische und pharmakologische Kenntnisse.

Mit der vorliegenden Monographie wird beabsichtigt, dem in Ambulanz und Klinik tätigen Arzt praktische Hilfestellung für diagnostische und therapeutische Entscheidungen bei Patienten mit kardialen Rhythmusstörungen zu geben. Dabei sollen eingeführte Standardwerke der Rhythmologie (siehe Literaturverzeichnis) keinesfalls ersetzt werden, vielmehr wird darauf hingewiesen, daß diese zur Vertiefung pathophysiologischer und pharmakologischer Kenntnisse und zur Lösung spezieller diagnostischer und therapeutischer Probleme eine unverzichtbare Erweiterung darstellen. Darüber hinaus ist zu berücksichtigen, daß zahlreiche Probleme im Zusammenhang mit Rhythmusstörungen des Herzens bisher nicht befriedigend gelöst sind. Dementsprechend sind die in diesem Buch vermittelten Vorstellungen dem jeweiligen Erkenntnisfortschritt fortlaufend anzupassen.

Münster, im Dezember 1988 *Hartmut Gülker*

Inhalt

1 Häufigkeit, Ursachen und auslösende Faktoren der Rhythmusstörungen des Herzens

Herzrhythmusstörungen sind ein unspezifisches Symptom kardialer und extrakardialer Erkrankungen, treten aber auch aus rein funktionellen Ursachen auf (Tab. 1).

Tabelle 1 Ursachen der Herzrhythmusstörungen

1. Akute und chronische Erkrankungen des Herzens bzw. der Herzklappen
2. Akute und chronische extrakardiale Erkrankungen mit Herzbeteiligung, z. B.
   - endokrine Störungen
   - Hypertonie
   - Autoimmunerkrankungen
   - Intoxikationen
   - Schock
3. Metabolische Störungen
   - Azidose
   - Alkalose
4. Elektrolytstörungen
   - Na^+
   - Ca^{++}
   - K^+
   - Mg^{++}
5. Pharmakologische Effekte, z. B.
   - Alkohol
   - Digitalis
   - Antiarrhythmika
6. Neurovegetative Faktoren
   - Sympathikus
   - Vagus

Die Tabellen 2–4 informieren über die mittlere Häufigkeit verschiedener Formen tachykarder Rhythmusstörungen bei jugendlichen gesunden Normalpersonen, bei Hochleistungssportlern, bei Patienten mit Zustand nach Herzinfarkt und bei Kardiomyopathien. Die Häufigkeit nimmt generell altersabhängig zu. Im höheren Lebensalter (> 70 Jahre) treten Rhythmusstörungen auch bei Herzgesunden fast regelhaft auf.

Organische Erkrankungen des Herzens stellen zweifellos die zahlenmäßig wichtigste Ursache schwerwiegender Rhythmusstörungen dar. Infolge der außer-

Tabelle 2 Häufigkeit verschiedener Formen tachykarder Herzrhythmusstörungen bei jugendlichen Herzgesunden (n = 100)

	24 h-EKG %	Belastungs-EKG %
SVES	47,1	9,0
SVT	4,3	–
VES	47,1	22,0
komplexe VES	2,8	2,0

Tabelle 3 Häufigkeit verschiedener Formen tachykarder Herzrhythmusstörungen bei jugendlichen Hochleistungssportlern (n = 100)

	24 h-EKG %	Belastungs-EKG %
SVES	56,6	19,0
SVT	8,3	1,0
VES	43,4	29,0
komplexe VES	3,8	3,0

Tabelle 4 Häufigkeit verschiedener Formen tachykarder ventrikulärer Herzrhythmusstörungen bei Patienten mit Zustand nach Herzinfarkt (a) und bei dilatativer Kardiomyopathie (b) (nach [13, 97])

	(a) 24 h-EKG %	(b) 24 h-EKG %
Lown 0	11	15
Lown I	26	15
Lown II	2	15
Lown III a	49	23
Lown III b	12	–
Lown IV a	31	15
Lown IV b	35	44
Lown V	4	–

ordentlichen Verbreitung der Koronarsklerose stehen Erkrankungen der Herzkranzgefäße an erster Stelle. Aber auch fortgeschrittene strukturelle Erkrankungen des Herzens (Kardiomyopathien, Herzinsuffizienz) gehen fast immer mit Arrhythmien einher. Von besonderer Bedeutung sind akute Erkrankungen des Myokards (Myokardischämie, Myokardinfarkt, Myokarditis), da sie oft zu einer elektrischen Instabilität des Myokards führen, in deren Folge häufig tödliche Rhythmusstörungen auftreten. Ursächlich bedeutsam sind jedoch auch zahlreiche extrakardiale Erkrankungen (z. B. Hypertonie, Schilddrüsenfunktionsstörungen, Autoimmunerkrankungen usw.), metabolische Faktoren (z. B. Azidose, Alkalose usw.), Elektrolytstörungen (Hypo-Hyperkaliämie, Hypo-Hyperkalzämie usw.) und toxische Effekte (z. B. Alkohol, Digitalis, Antiarrhythmika usw.).

Für die Auslösung von Rhythmusstörungen hat eine Vielzahl verschiedener Faktoren Bedeutung. Hierzu gehören Änderungen der Herzfrequenz, Änderungen der Sauerstoffbilanz des Herzens bei Patienten mit ischämischer Herzkrankheit und Änderungen im Tonus des autonomen Nervensystems. Autonome Regulationsstörungen können bradykarde und tachykarde Arrhythmien hervorrufen. Das Auftreten chronischer komplexer ventrikulärer Arrhythmien setzt jedoch im allgemeinen eine organische Schädigung des Myokards voraus.

Eine ausführliche Darstellung von Häufigkeit, Ursachen und auslösenden Faktoren der Rhythmusstörungen des Herzens findet sich bei [97].

2 Pathogenese der Rhythmusstörungen des Herzens

Arrhythmien können als Folge von Störungen der Erregungsbildung, der Erregungsleitung und der Erregungsrückbildung, als Folge kombinierter Störungen und durch elektrische Anomalien des Herzens entstehen.

2.1 Ruhe- und Aktionspotential, Erregungsleitung und Refraktärverhalten

Die elektrischen Eigenschaften der Herzmuskelzellen können durch das Ruhe- bzw. Aktionsmembranpotential beschrieben werden. Die transmembranären Potentialdifferenzen sind Folge unterschiedlicher Konzentrationen von Ionen im Intra- bzw. Extrazellulärraum. Das Ruhemembranpotential wird entscheidend durch den transmembranären Kaliumkonzentrationsgradienten und das Verhältnis der Natrium- bzw. Kaliumpermeabilitätskoeffizienten bestimmt. Das Aktionspotential stellt einen charakteristischen Zeitverlauf von zelleinwärts und zellauswärts gerichteten Ionenströmen dar. Abbildung 1a beschreibt typische Phasen des Aktionspotentials, wie sie für Purkinje-Fasern und die Zellen der Arbeitsmuskulatur der Vorhöfe bzw. Ventrikel charakteristisch sind. In der Initialphase der Erregung erfolgt innerhalb weniger Millisekunden ein rascher Einstrom von Natrium („schneller“ Natriumstrom). Gleichzeitig werden „langsame“ Kalziumströme und „langsame“ Natriumströme aktiviert. Nach einer Plateauphase erfolgt aufgrund zunehmender Inaktivierung der „langsamen“ Ströme sowie Zunahme auswärtsgerichteter Kaliumströme die Rückkehr zum ursprünglichen Ruhemembranpotential.

Eine Abnahme des Ruhemembranpotentials führt zu einer verminderten Anstiegsgeschwindigkeit des Aktionspotentials und zu einer Verkürzung der Plateauphase. Bei Unterschreiten des Ruhemembranpotentials unter einen Grenzwert von ca. −55 m Volt ist eine Auslösung fortgeleiteter Erregungen durch den „schnellen“ Natriumeinstrom nicht mehr möglich. In diesem Fall wird das Aktionspotential allein durch den „langsamen“ Einwärtsstrom von Kalzium ausgelöst.

Physiologischerweise treten kalziumabhängige Aktionspotentiale in den Zellen des Sinus- bzw. des AV-Knotens auf (Abb. 1b). Diese Zellen sind zusätzlich zur spontanen Impulsbildung befähigt. Unter pathologischen Bedingungen, z.B. bei Myokardischämie, können die Aktionspotentiale der Zellen der Arbeitsmusku-

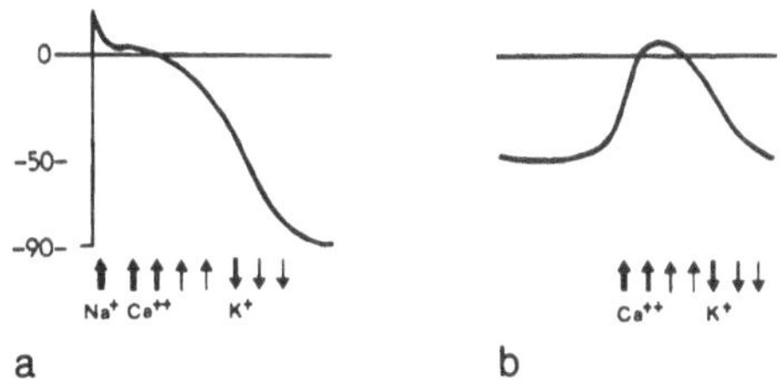

Abb. 1 a Ruhepotential und typische Phasen des Aktionspotentials verschiedener myokardialer Gewebsabschnitte (Arbeitsmuskulatur der Vorhöfe, Kammern, His-Purkinje-System)
Charakteristika: hohes Ruhemembranpotential, hohe Depolarisationsgeschwindigkeit, hohe Erregungsleitungsgeschwindigkeit, keine Spontandepolarisation. Strukturspezifische Unterschiede der Dauer der Depolarisationsphase und der Refraktärzeit

Abb. 1 b Ruhepotential und typische Phasen des Aktionspotentials von Sinus- und AV-Knoten
Charakteristika: niedriges Ruhemembranpotential, geringe Depolarisationsgeschwindigkeit, geringe Erregungsleitungsgeschwindigkeit, geringe Differenz zwischen Ruhe- und Schwellenpotential, Spontandepolarisation. Lange Refraktärzeit

latur den Erregungsabläufen der Sinus- bzw. AV-Knoten-Schrittmacherzellen sehr ähnlich werden und die Basis für schwerwiegende Rhythmusstörungen bilden.

Die Geschwindigkeit der Erregungsausbreitung wird wesentlich durch die Höhe des Ruhemembranpotentials bestimmt. Dementsprechend leiten Zellen mit hohem Ruhemembranpotential (z. B. Purkinje-Fasern) wesentlich schneller als Zellen mit niedrigem Ruhemembranpotential (z. B. AV-Knoten). Weitere wichtige Faktoren sind die Höhe des Schwellenpotentials bzw. die Differenz zwischen Schwellenpotential und Ruhemembranpotential und passive Membraneigenschaften (elektrischer Widerstand der Membran, Membrankapazität usw.).

Während des Plateaus des Aktionspotentials und zu Beginn der Repolarisationsphase können fortgeleitete Aktionspotentiale nicht ausgelöst werden. In dieser Phase ist die Muskelzelle absolut refraktär. Die *absolute* Refraktärität beruht auf einer kompletten Inaktivierung des Natriumsystems. Die nachfolgende Phase, in der die Zelle zwar erregbar ist, zur Auslösung fortgeleiteter Erregungen jedoch erhöhte diastolische Schwellenreize erforderlich sind, wird als *relative* Refraktärzeit bezeichnet (Abb. 2). Die *effektive* Refraktärzeit ist als Refraktärität bei doppelter Schwellenstromstärke definiert. Für „langsame" Aktionspotentiale ist typisch, daß die Refraktärzeit länger als die Aktionspotentialdauer ist. Unter pathologischen Bedingungen, z. B. bei Myokardischämie, kann die Refraktärzeit sowohl abnehmen als auch zunehmen.

Eine ausführliche Darstellung der Elektrophysiologie der Zellmembran findet sich bei [40, 102].

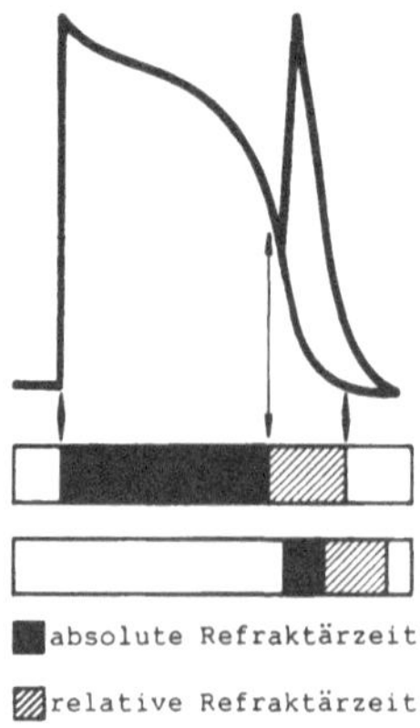

Abb. 2 Absolute und relative Refraktärzeit – Zeitverhältnisse am Aktionspotential

2.2 Störungen der Erregungsbildung

Unter physiologischen Bedingungen ist die Erregungsbildungsfrequenz im Sinusknotengewebe am höchsten, so daß andere Reizbildungsmechanismen nicht wirksam werden können. Bei Depression der Sinusknotenfunktion können Ersatzschrittmacher auftreten (*normale* ektope Automatie). Eine *abnorme* Automatie liegt vor, wenn Myokardfasern auf dem Boden eines erniedrigten Membranpotentials eine gegenüber der Norm erhöhte Depolarisationsgeschwindigkeit entwickeln. Abhängig von der Höhe des Ruhepotentials kann dabei die Depolarisation über den „schnellen" Natriumeinstrom oder in erster Linie über „langsam" einströmende Kalziumionen erfolgen. Als Sonderform der pathologischen Impulsbildung wird die „getriggerte" Aktivität unterschieden. Hierunter wird die Auslösung von Aktionspotentialen durch Nachschwankungen am Ende der Repolarisationsphase verstanden. Einzelheiten und elektrophysiologische Besonderheiten siehe [40, 101].

2.3 Störungen der Erregungsleitung

Störungen der Erregungsleitung können ebenfalls zu bradykarden und tachykarden Rhythmusstörungen führen. Bradykarde Rhythmusstörungen entstehen als Folge intermittierender oder permanenter Leitungsblockierungen. Tachykarde Rhythmusstörungen können als Folge sogenannter „kreisender" Erregungen erklärt werden.

Die Leitungsgeschwindigkeit der Myokardfasern weist abhängig von deren Lokalisation erhebliche Unterschiede auf (Abb. 3). Erkrankungen der Myokard-

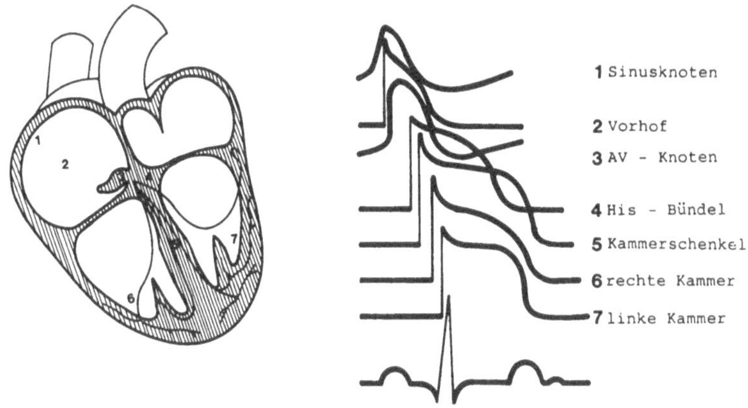

Abb. 3 Typische Ruhe- bzw. Aktionspotentiale in verschiedenen Myokardabschnitten

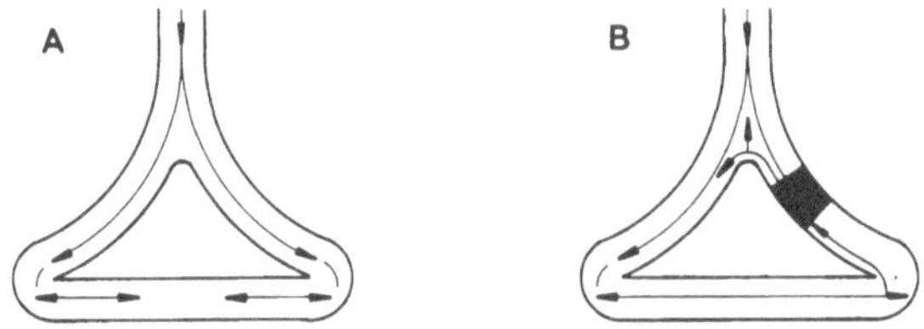

Abb. 4 Schema der kreisenden Erregung.
A: normale Leitungsgeschwindigkeit in allen Abschnitten des Leitungssystems. B: regionale Leitungsverzögerung im Bereich des schraffierten Areals; bei vorzeitigem Erregungseinfall unidirektionale Blockierung, bei retrogradem Erregungseintritt im Bereich des schraffierten Areals Induktion und Perpetuierung kreisender Erregungen möglich

fasern führen zu einer Abnahme der Leitungsgeschwindigkeit. Gleichzeitig nimmt die Wiedererregbarkeit der Fasern meist ab, d. h. die Refraktärzeit nimmt zu. Bei kompletten Leitungsunterbrechungen können *unidirektionale* und *bidirektionale* Blockierungen unterschieden werden.

„Kreisende" Erregungen („Reentry") können entstehen, wenn benachbarte Myokardfasern unterschiedliche Leitungsgeschwindigkeiten aufweisen und gleichzeitig die Wiedererregbarkeit der verlangsamt leitenden Fasern verzögert ist. In diesem Fall können Extrasystolen infolge der durch sie weiter verzögerten Wiedererregbarkeit lokale unidirektionale Blockierungen provozieren und hierdurch zu einem kontinuierlichen Stromfluß führen (Abb. 4). Kreisende Erregungen können dabei *ohne* organische Vorschädigungen des Herzens auftreten, wenn Myokardabschnitte mit passager oder permanent unterschiedlichen Leitungseigenschaften einen Leiterkreis bilden. In der Mehrzahl der Fälle liegt den Unterschieden der Leitungsgeschwindigkeit in benachbarten Myokardarealen jedoch eine organische Erkrankung des Herzens oder einzelner Strukturen zugrunde. Multiple Kreiserregungen ohne anatomisches Hindernis sind dabei für perakute Myokarderkrankungen (z. B. akute Ischämie, Myokarditis) charakteristisch, während bei chronischen Erkrankungen der „Reentry" auf anatomisch fixierten Leitungswegen abläuft. Weitere Wiedereintritts-Modellvorstellungen (z. B. Reflexion) und ausführliche Darstellung der Zusammenhänge finden sich unter der Literaturangabe [40, 101].

Aus der Modellvorstellung der „kreisenden" Erregung ergeben sich mehrere Ansatzpunkte für diagnostische und therapeutische Maßnahmen. So können Rhythmusstörungen auf dem Boden kreisender Erregungen durch vorzeitige Impulsbildung durch „programmierte Stimulation" ausgelöst und durch Depolarisation der „erregbaren Lücke" terminiert werden. Eine Unterbrechung von Tachykardien ist auch möglich durch Verkürzung oder Verlängerung von Refraktärzeiten, ebenso durch Verbesserung oder weitere Verlangsamung der Erregungsleitung.

2.4 Störungen der Erregungsrückbildung

Störungen der Erregungsleitung sind häufig mit Störungen der Erregungsrückbildung kombiniert. Diese gehen oft mit Änderungen der Wiedererregbarkeit des Myokards (= Verkürzung oder Verlängerung der Refraktärzeit) einher. Das Ausmaß dieser Änderungen ist in benachbarten Myokardarealen meist verschieden, so daß die Inhomogenität der Erregungsrückbildung erhöht ist.

Unter physiologischen Bedingungen besteht während der sogenannten „vulnerablen" Phase der Vorhof- bzw. Kammeraktion (Abb. 5) ein Maximum der Inhomogenität der Erregungsrückbildung. Störungen der Erregungsrückbildung gehen mit einer Verlängerung der vulnerablen Phase und einer Senkung der Schwelle für die Auslösbarkeit kreisender Erregungen einher. Die erhöhte „Vulnerabilität" kann Folge primärer elektrischer Anomalien (z. B. QT-Syndrom, s. Abschn. 5.2 u. 14.13) oder sekundärer Schädigungen (Organerkrankungen, toxische Effekte, Elektrolytstörungen usw.) sein.

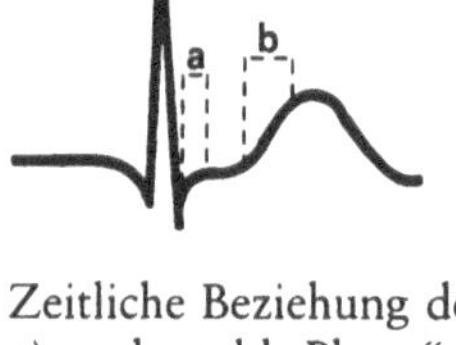

Abb. 5 Zeitliche Beziehung der „vulnerablen Phase" zum EKG
a) „vulnerable Phase" der Vorhofaktion; b) „vulnerable Phase" der Kammeraktion

3 Formen der Arrhythmien

Elektrokardiographisch werden bradykarde und tachykarde, supraventrikuläre und ventrikuläre Rhythmusstörungen unterschieden [63, 75, 118].

3.1 Bradykarde Rhythmusstörungen

Bradykarde Rhythmusstörungen entstehen als Folge funktioneller oder organischer Störungen der Sinusknotenfunktion und/oder der AV-Leitung, selten als Folge von Extrasystolien. Sinusknotenfunktionsstörungen beruhen auf einer Störung der Autonomie und/oder der sinuatrialen Leitung. Unterschieden werden Sinusbradykardien (Unterschreiten der Sinusfrequenz von 60 Schlägen/min), Sinusarrhythmien (respiratorisch oder atmungsunabhängig), Sinusstillstand, sinuatriale Blockierungen 1. Grades, periodische Blockierungen 2. Grades Typ Wenckebach oder Typ Mobitz II und totale sinuatriale Blockierungen. Sinuatriale Blockierungen I. Grades sind nur durch intrakardiale Stimulation und Potentialableitung zu erkennen. AV-Knotenfunktionsstörungen führen zu einer Verlangsamung der AV-Leitung in Ruhe und/oder unter Belastung. Dabei werden AV-Blockierungen 1. Grades (PQ $\geqq$ 0,20 sec), 2. Grades Typ Wenckebach bzw. Typ Mobitz II, und totale AV-Blockierungen (Grad 3) unterschieden (Abb. 6). Die Leitungsblockierung kann proximal (im eigentlichen AV-Knoten bzw. der proximalen oder distalen Verbindungszone), im mittleren Abschnitt (d.h. im His-Bündel) oder distal (in den Tawara-Schenkeln bzw. den 3 Faszikeln der intraventrikulären Erregungsausbreitung) liegen (Abb. 7 u. 8). Proximale Blockierungen

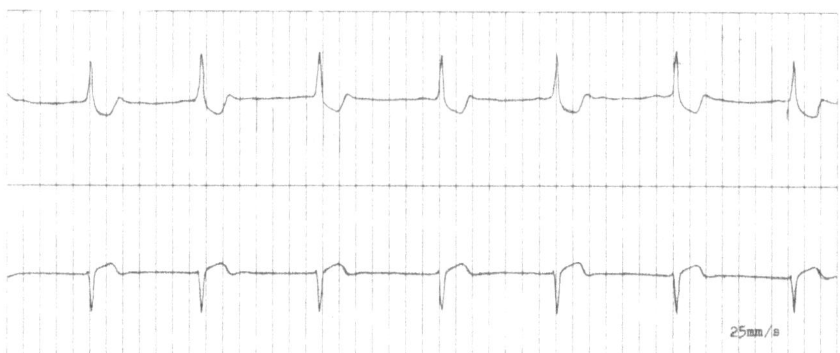

Abb. 6a

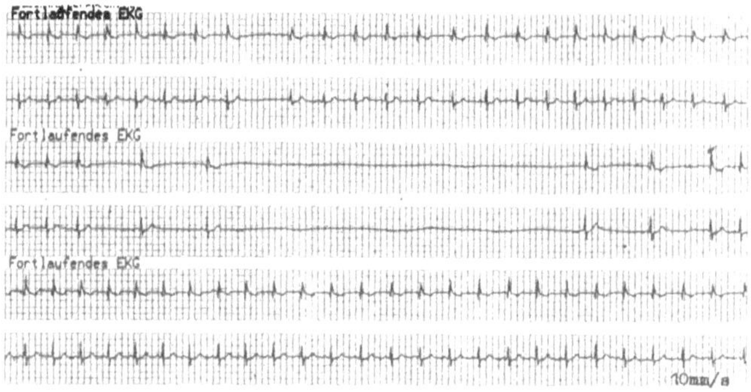

Abb. 6 b

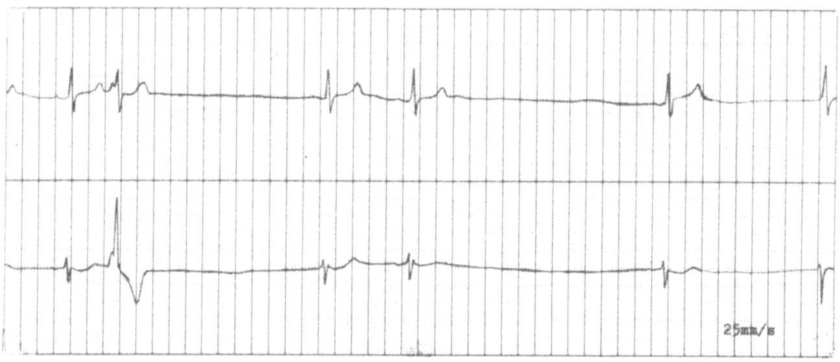

Abb. 6 c

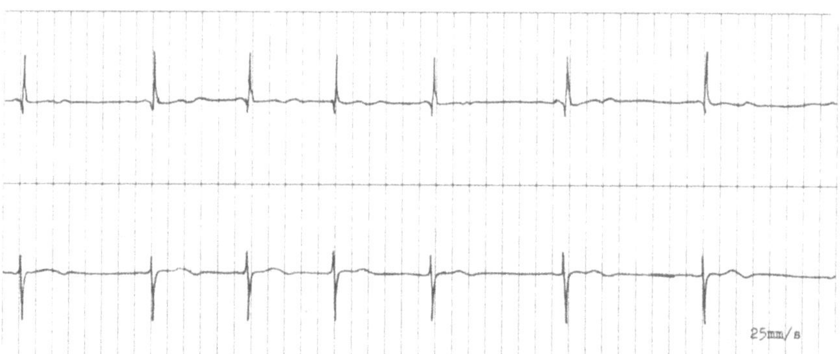

Abb. 6 d

Abb. 6 Bradykarde Rhythmusstörungen
a) Sinusbradykardie; b) Sinusstillstand; c) Sinusstillstand mit supraventrikulärem Ersatzrhythmus; d) Sinusbradyarrhythmie; e) Sinusrhythmus im Wechsel mit Vorhofersatzrhythmus; f) Sinuatriale Blockierungen; g) AV-Block I°; h) AV-Block II°, Typ Wenckebach; i) AV-Block II°, Typ Mobitz 2; j) Intermittierender AV-Block III°

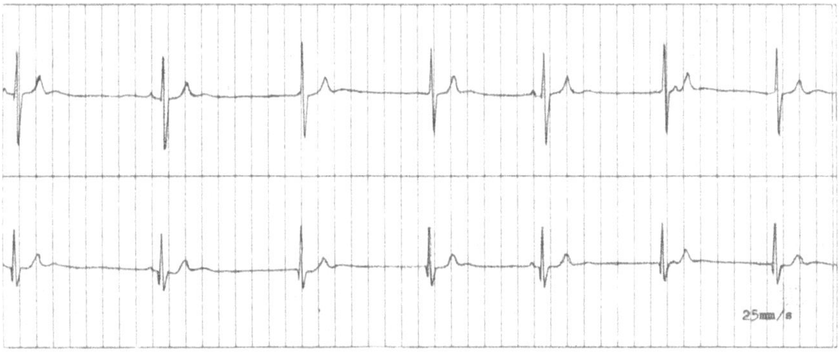

Abb. 6e

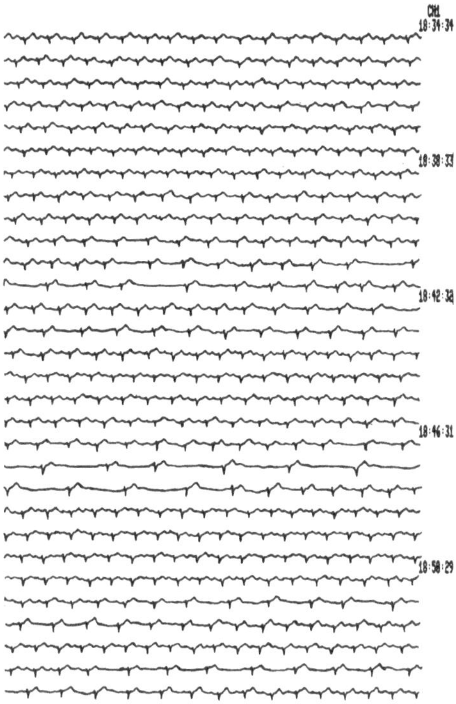

Abb. 6f

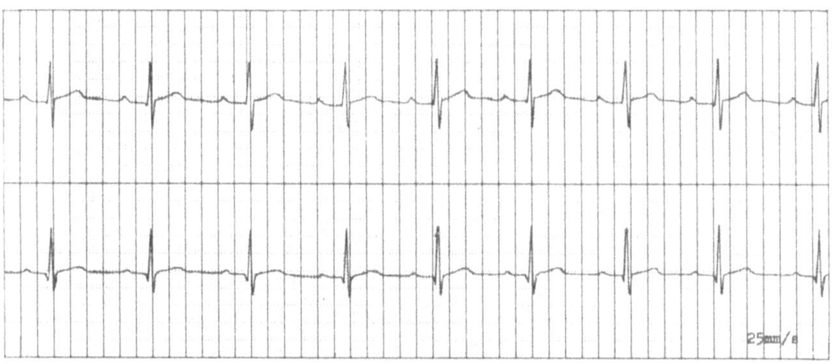

Abb. 6g

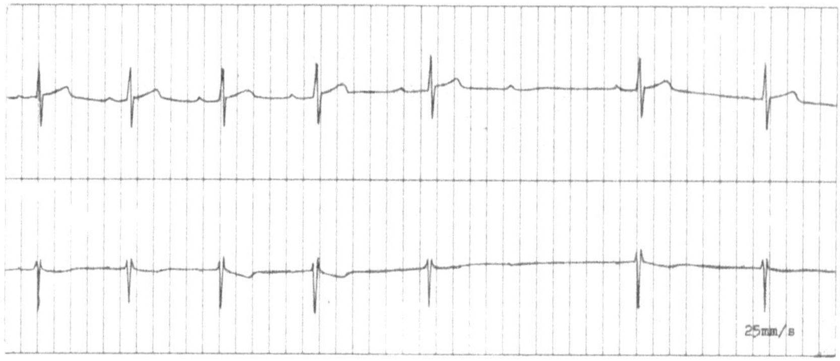

Abb. 6h

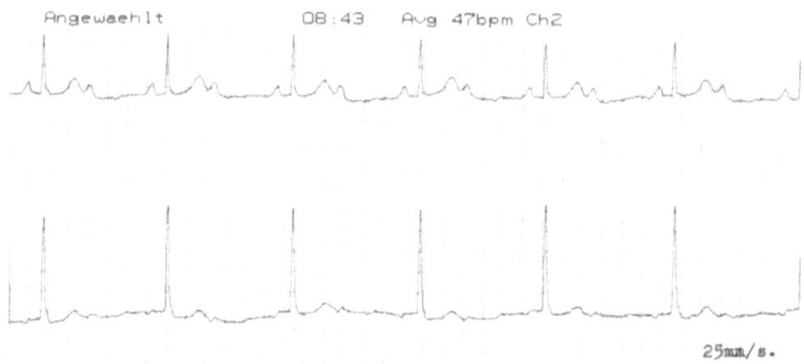

Abb. 6i

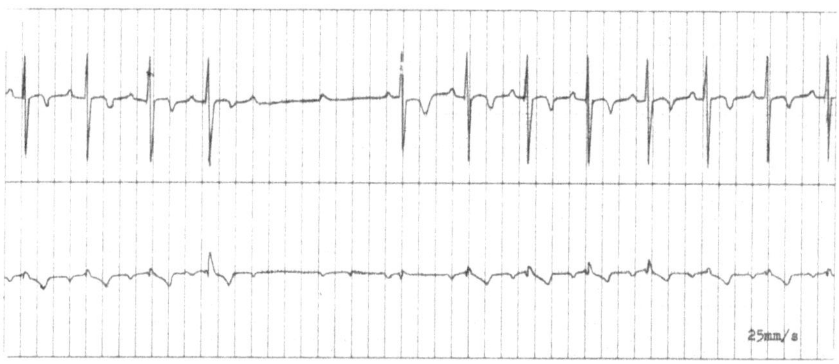

Abb. 6j

werden auch als suprahisische Blockierungen, mittlere Blockierungen als intrahisische und distale Blockierungen als infrahisische Leitungsblockierungen bezeichnet. AV-Blockierungen II. Grades Typ Wenckebach stellen meistens einen suprahisischen Block dar, während beim Mobitz-Typ-II-Block in der Mehrzahl der Fälle das His-Bündel oder die Tawara-Schenkel bzw. das trifaszikuläre Lei-

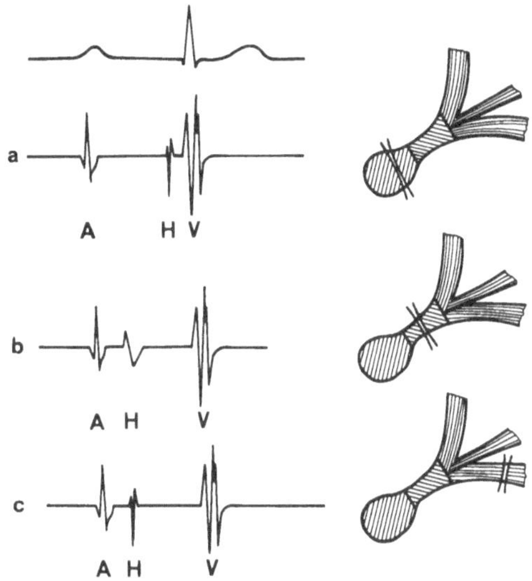

Abb. 7 Schema der AV-Überleitungsstörungen
a) suprahisische Leitungsverzögerung; b) intrahisische Leitungsverzögerung; c) infrahisische Leitungsverzögerung

tungssystem oder aber das gesamte His-Purkinje-System betroffen sind. Dementsprechend ist die Prognose dieser Leitungsstörungen verschieden. Bei angeborenem totalem AV-Block liegt in aller Regel eine suprahisische Leitungsunterbrechung vor, während bei erworbenem totalem AV-Block die distale Blockierung mit Unterbrechung der Erregungsleitung in den 3 intraventrikulären Faszikeln vorherrscht.

Als Erregungsleitungsstörungen unterhalb des His-Bündels werden Rechts- und Linksschenkelblock bzw. linksanteriorer (LAHB) und linksposteriorer (LPHB) Hemiblock unterschieden. Kriterien eines LAHB sind dabei ein nach links gerichteter Hauptvektor von QRS (zwischen $-30°$ und $-70°$) und ein Q_IS_{III}-Typ bei einer QRS-Breite von 0,11 s. Der seltenere LPHB kann durch einen nach rechts gerichteten Hauptvektor von QRS in der Frontalebene (+ 110%) und eine S_I-Q_{III}-Konstellation ohne wesentliche Verspätung der Ventrikelerregung (QRS $< 0{,}12$ s) diagnostiziert werden.

Neben sinuatrialen und atrioventrikulären Blockierungen als Ursache von Bradykardien können intraatriale Überleitungsblockierungen mit Verlängerung der atrialen Leitungszeiten auftreten. Dabei sind komplette intraatriale Blockierungen sehr selten.

Bradykarde Rhythmusstörungen sind – besonders häufig im höheren Lebensalter – Ausdruck eines Syndroms des „Kranken Sinusknoten“ (Sick-Sinus-Syndrom).

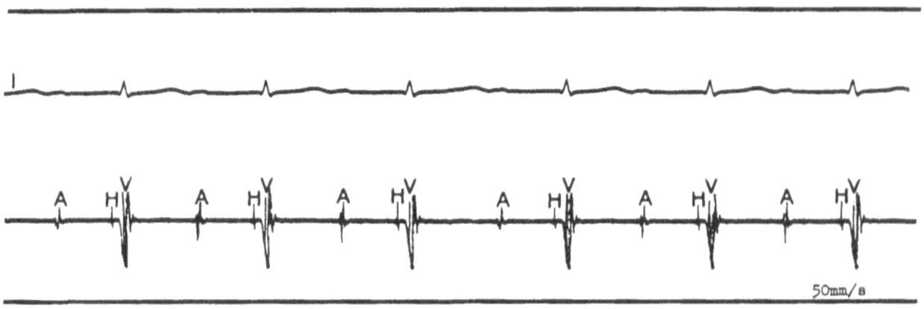

Abb. 8 a

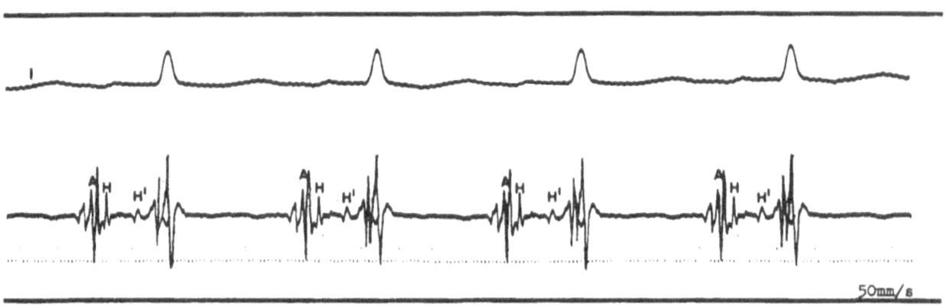

Abb. 8 b

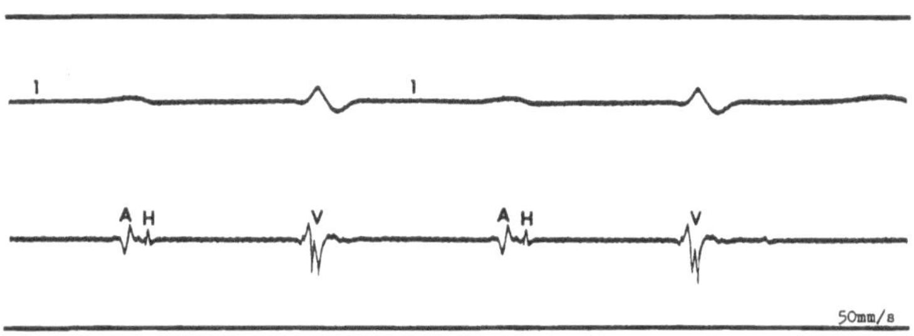

Abb. 8 c

Abb. 8 AV-Überleitungsstörungen
a) suprahisischer Leitungsblock; b) intrahisischer Leitungsblock („split His“); c) infrahisischer Leitungsblock

Dieses Syndrom ist durch Störungen der Sinusknotentätigkeit (Sinusbradykardie, Sinusstillstand, sinuatriale Blockierungen, pathologisch langsame Sinusfrequenz nach Elektrokonversion von Vorhofflimmern, verlängerte Sinusknotenerholungszeit) und/oder der AV-Leitung gekennzeichnet. Beim Sinusknotensyndrom werden jedoch auch gehäuft Rhythmusstörungen beobachtet, deren Vorkommen nicht unmittelbar einer gestörten Sinusknotenfunktion gleichzusetzen ist (z. B. Vorhofflattern, Vorhofflimmern, supraventrikuläre Tachykardien). Als Sonderform wird das Bradykardie/Tachykardie-Syndrom unterschieden, welches durch

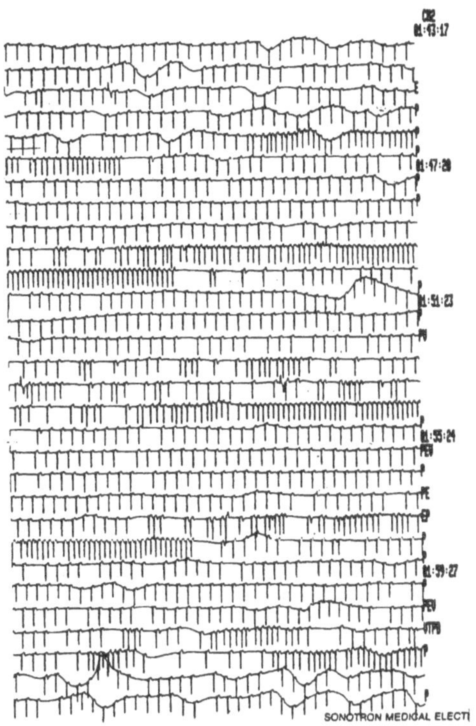

Abb. 9 Bradykardie-Tachykardie-Syndrom; Wechsel von bradykarden und tachykarden Phasen

einen Wechsel von tachykarden und bradykarden Phasen gekennzeichnet ist (Abb. 9). Die Neigung zur Tachykardie kann in vielen Fällen als Folge der Bradykardien erklärt werden, die bei langer Diastolendauer günstige Voraussetzungen für das Wirksamwerden ektoper Schrittmacher bzw. für die Auslösung „kreisender" Erregungen bieten.

Intermittierende Bradykardien bis hin zur Asystolie sind auch für das Syndrom des hypersensitiven Karotissinus typisch (Abb. 10). Dieses Syndrom ist durch eine Frequenzsenkung um über 10 Schläge pro Minute bzw. Asystolien von mehr als 2 Sekunden bei Karotisdruck, begleitet von intermittierenden klinischen Symptomen (Schwindel, Synkopen) charakterisiert. Neben einem mit Bradykardien einhergehenden kardioinhibitorischen Typ wird ein vasodepressiver Typ unterschieden, bei dem der Blutdruckabfall im Vordergrund steht. Die reine vasodepressive Form ist selten, häufiger ist ein Mischtyp zu beobachten.

In seltenen Fällen werden Bradykardien als Folge von Leitungsstörungen durch blockierte Extrasystolen vorgetäuscht. Ein Beispiel hierfür sind blockierte His-Bündel-Extrasystolen, die das Bild einer höhergradigen AV-Blockierung imitieren können.

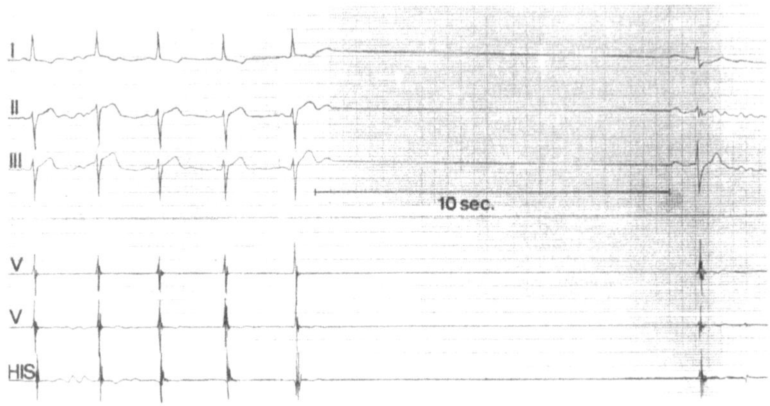

Abb. 10 Karotis-Druckversuch; pathologische Asystolie nach Karotis-Druck bei Karotis-Sinus-Syndrom

3.2 Ektope Rhythmusstörungen

Ektope Arrhythmien können im Vorhof einschließlich des Sinus- und AV-Knoten-Gewebes und im Ventrikel entstehen. Dabei werden elektrokardiographisch unterschieden:

3.2.1 Vorhof

a) Vorhof-Ersatzrhythmen (s. Abb. 6)

Bei Verlangsamung der Sinusknotentätigkeit kann ein Vorhof-Ersatzrhythmus auftreten. Das Erregungsbildungszentrum dieses Ersatzrhythmus liegt in der Mehrzahl der Fälle im AV-Knoten bzw. in dessen proximalen oder distalen Verbindungszonen. Erfolgt die Vorhoferregung retrograd vor Beginn der Kammererregung, so spricht man von einem oberen AV-Rhythmus, bei gleichzeitiger Erregung von Vorhöfen und Kammern von einem mittleren AV-Rhythmus. Eine Vorhoferregung nach Beginn der Kammererregung ist als unterer AV-Rhythmus definiert. AV-Rhythmen können auch ohne Verlangsamung der Sinusknotentätigkeit als aktive Heterotopie auftreten. Als „wandernder Schrittmacher“ wird eine Frequenzinterferenz zwischen Schrittmacherzentren des Sinusknotens bzw. der AV-Knoten-Region bezeichnet.

Bei Versagen der AV-Überleitung kann die Schrittmacherfunktion des AV-Knotens ausnahmsweise durch das His-Bündel übernommen werden (schlanke Kammerkomplexe mit einer Frequenz von ca. 40 – 60/min in Ruhe, Ansprechen auf Atropin, β-Stimulation und körperliche Belastung). Bei intrahisischer Blokkierung sind die Kammerkomplexe des Ersatzrhythmus ebenfalls im allgemeinen schmal, die Frequenz liegt jedoch hier meistens unter 40/min, ohne daß durch Atropin eine Anhebung erfolgt. Bei infrahisischer Blockierung können tertiäre Ersatzzentren (Kammerersatzrhythmus mit Frequenzen $\leqq 20-30$/min) eintreten; nicht selten resultiert jedoch in diesen Fällen ein Kammerstillstand.

b) Vorhof-Extrasystolen (Abb. 11)

Bei den im Vorhof auftretenden Ektopien kann zwischen Sinusextrasystolen, Vorhof-Extrasystolen und AV-Extrasystolen (einschließlich His-Bündel-Extrasystolen) unterschieden werden. Eine Differenzierung kann in der Mehrzahl der Fälle durch Beachtung der Form der P-Welle und der zeitlichen Koordination des Kammerkomplexes erfolgen. Die Annahme einer Sinusknotenextrasystolie ist dabei meist hypothetisch, da eine Abgrenzung der Sinusarrhythmie im allgemeinen nicht möglich ist. Vorhof-Extrasystolien sind durch eine deformierte, oft verbreiterte P-Welle gekennzeichnet; in der Regel folgt der Vorhof-Extrasystole eine nicht vollkompensierende Pause. Der anschließende Kammerkomplex ist – von Ausnahmen abgesehen – nicht verbreitert. Gehäufte frühzeitige (d.h. kurz hinter QRS einfallende) Vorhof-Extrasystolen sind nicht selten Auslöser von Vorhoftachykardien mit Block, Vorhofflattern und Vorhofflimmern. Bei den AV-Extrasystolen können ebenso wie bei den AV-Rhythmen obere, mittlere und untere Formen unterschieden werden. Diese sind von His-Bündel-Extrasystolen zu differenzieren. Dabei ist die postextrasystolische Pause bei His-Bündel-Extrasystolen meist kompensatorisch, da in der Mehrzahl der Fälle keine Rückleitung auf die Vorhöfe bzw. den Sinusknoten erfolgt. Selten sind schenkelblockartig deformierte

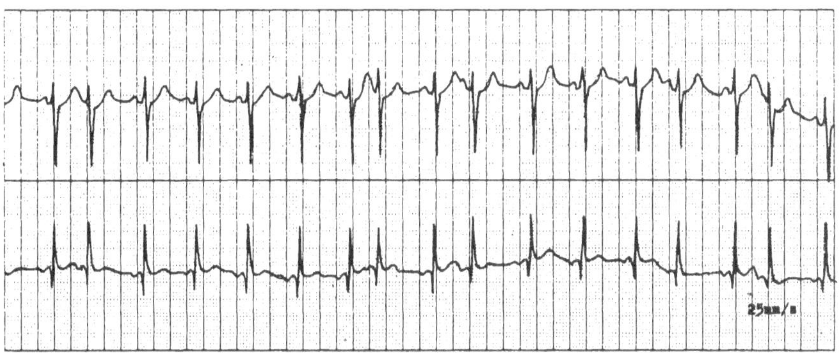

Abb. 11 a

Abb. 11 Vorhofextrasystolen
a) vereinzelte Vorhofextrasystolen; b) häufige Vorhofextrasystolen; c) Vorhof-Bigeminus; d) Vorhofextrasystolen – salvenartiger Einfall mit aberrierender Leitung

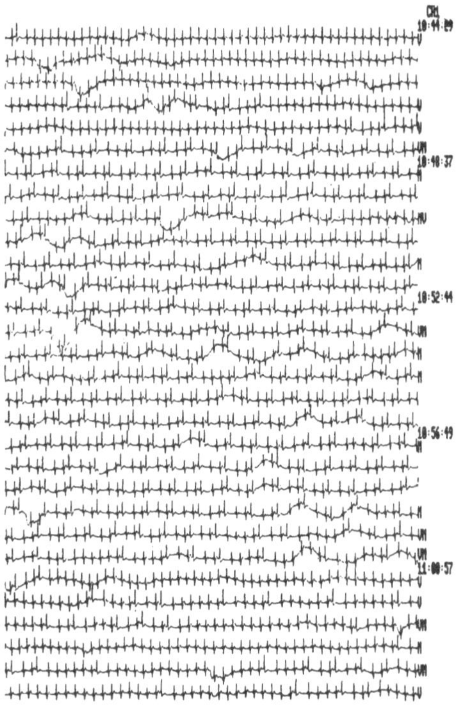

Abb. 11 b

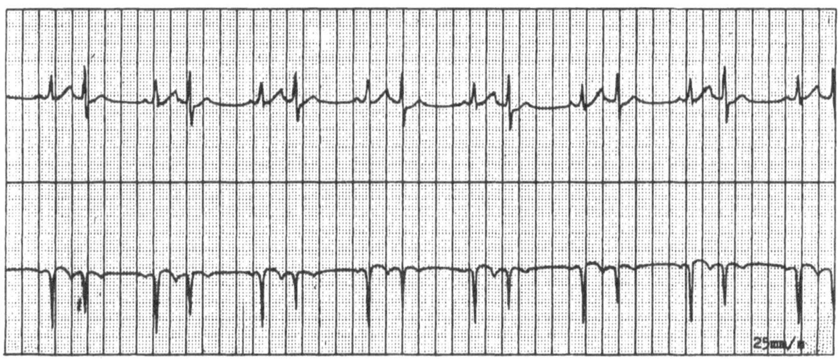

Abb. 11 c

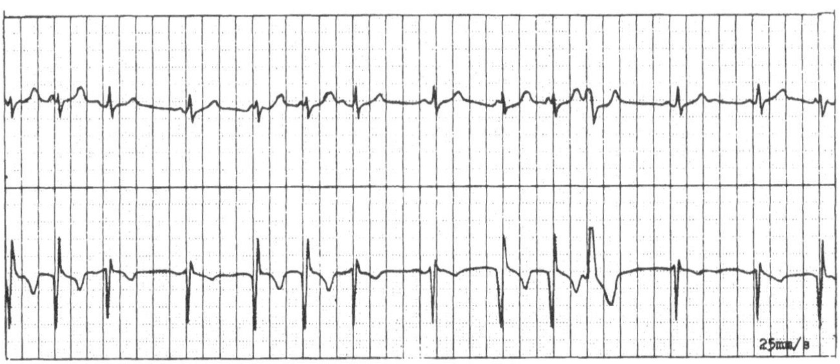

Abb. 11 d

Komplexe (sog. aberrierende Leitung). Die aberrierende Leitung betrifft besonders häufig den rechten Tawara-Schenkel. Beginnt eine supraventrikuläre Extrasystole früh bzw. bestehen erhebliche atrioventrikuläre Leitungsstörungen, so kann der Vorhoferregung kein Kammerkomplex folgen. In diesen Fällen spricht man von blockierten supraventrikulären Extrasystolen.

Unterschieden werden monomorphe und polymorphe supraventrikuläre Extrasystolen, supraventrikulärer Bigeminus, supraventrikuläre Couplets (2 eng aufeinanderfolgende supraventrikuläre Extrasystolen) und supraventrikuläre Salven (3 – 5 eng aufeinanderfolgende supraventrikuläre Aktionen).

3.2.2 Kammer

a) Ventrikuläre Extrasystolen (Abb. 12)

Ventrikuläre Extrasystolen weisen meist eine grobe Deformierung des Kammerkomplexes mit schenkelblockartigen Bildern auf. Entsprechend der Einordnung in die Herzschlagfolge wird zwischen interponierten und kompensierten ventrikulären Extrasystolen unterschieden. In einem Teil der Fälle folgt eine retrograde Vorhoferregung, diese bleibt jedoch häufig in den Kammerkomplexen der Extrasystole verborgen. Erfolgt die Erregung der Kammer partiell im Anschluß an die

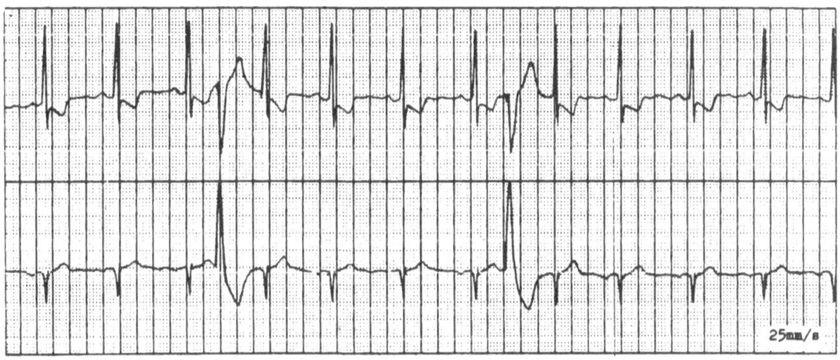

Abb. 12 a

Abb. 12 Ventrikuläre Ektopien
a) interponierte ventrikuläre Extrasystolen; b) ventrikuläre Extrasystolen mit kompensatorischer Pause; c) seltene monomorphe ventrikuläre Extrasystolen – Lown 1; d) häufige monomorphe ventrikuläre Extrasystolen – Lown 2; e) polymorphe ventrikuläre Extrasystolen – Lown 3 a; f) polymorphe ventrikuläre Extrasystolen – Lown 3 a; g) ventrikulärer Bigeminus – Lown 3 b; h) ventrikulärer Bigeminus – Lown 3 b; i) ventrikuläre Couplets – Lown 4 a; j) häufige ventrikuläre Couplets – Lown 4 a; k) ventrikuläre Triplets – Lown 4 b; l) ventrikuläre Arrhythmien – Lown 4 b; m) ventrikuläre Arrhythmien – Lown 4 b

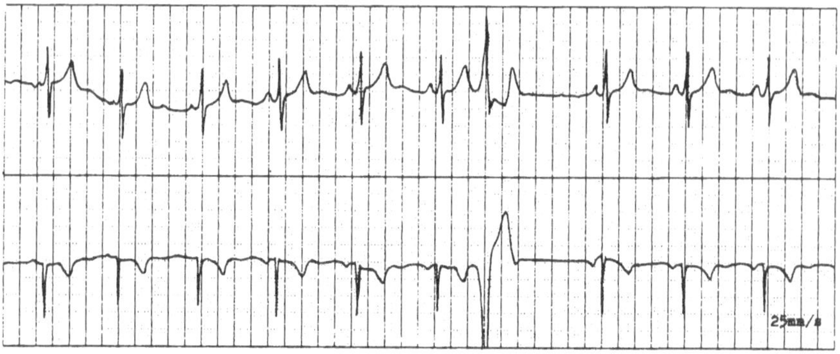

Abb. 12 b

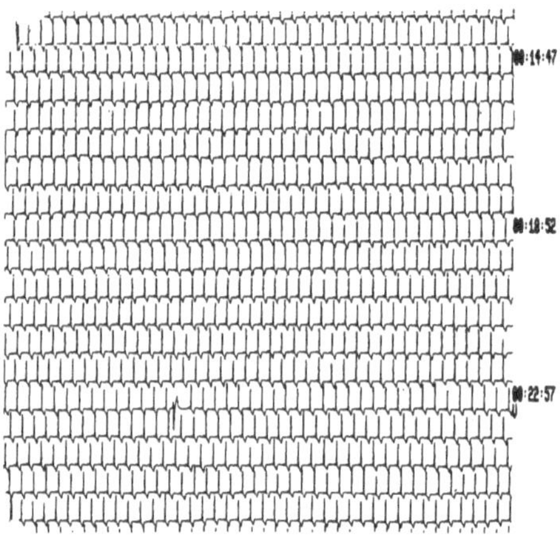

Abb. 12 c

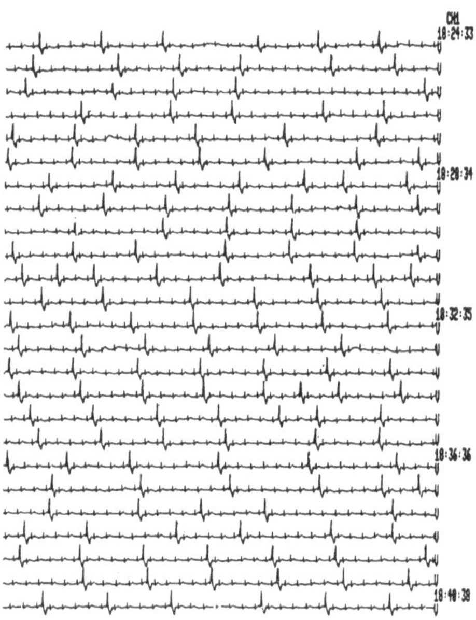

Abb. 12 d

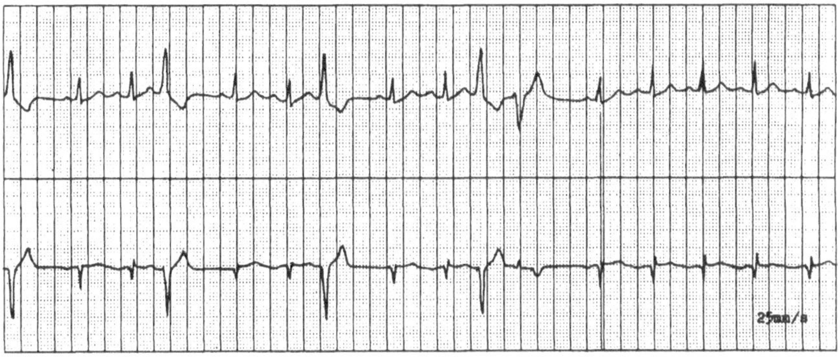

Abb. 12 e

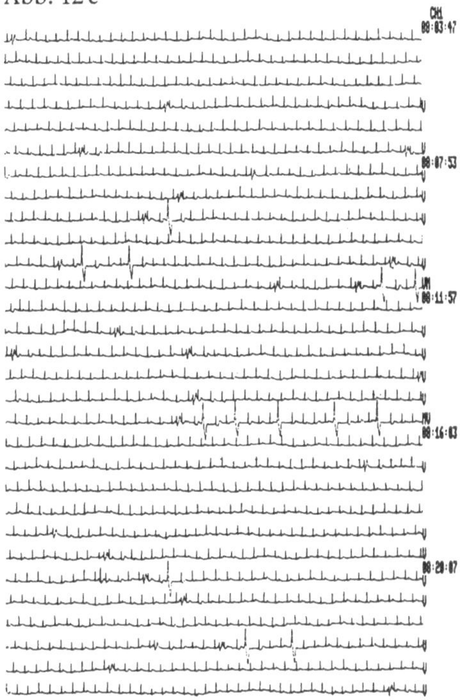

Abb. 12 f

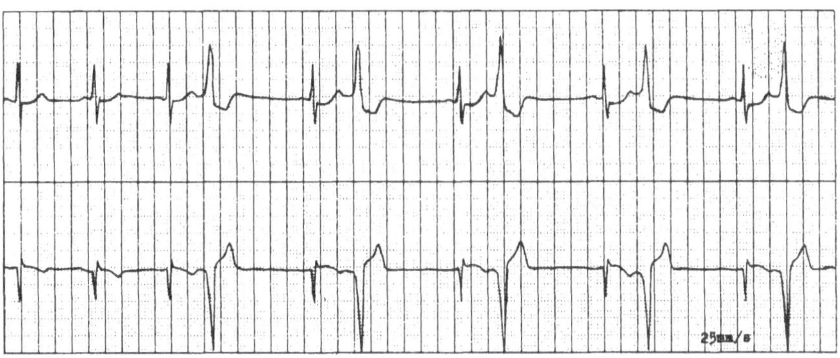

Abb. 12 g

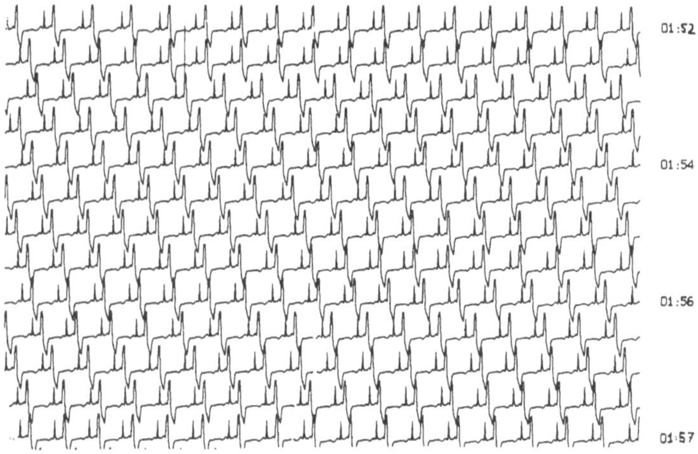

Abb. 12h

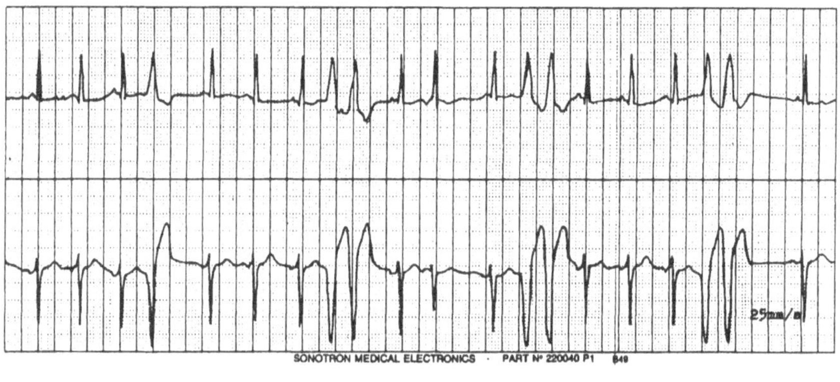

Abb. 12i

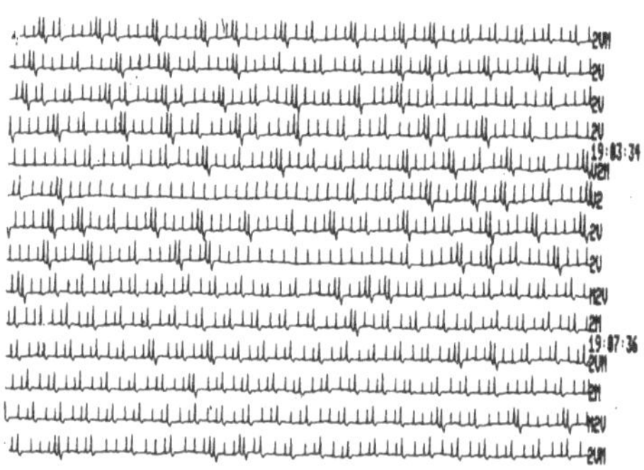

Abb. 12j

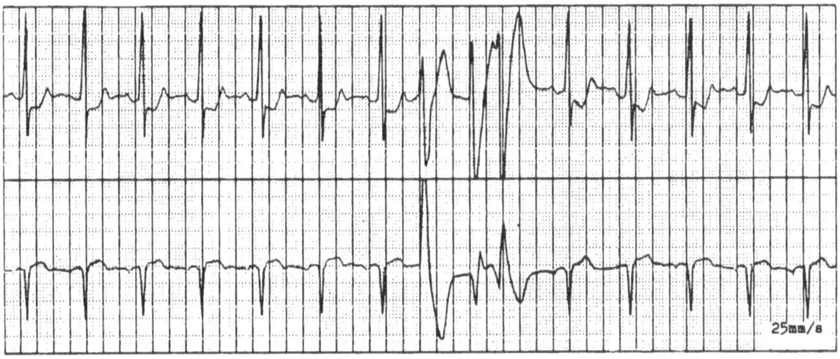

Abb. 12 k

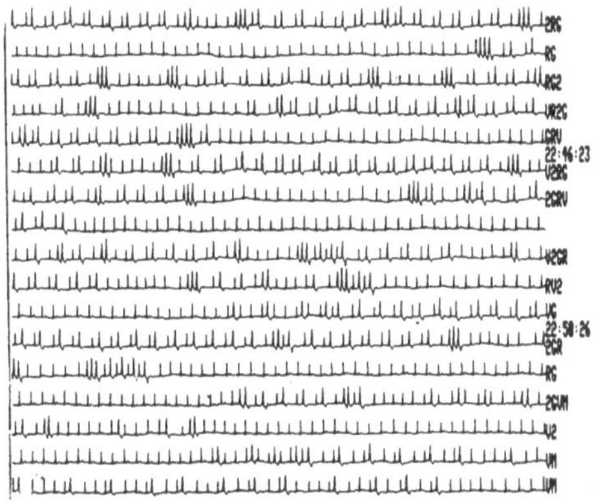

Abb. 12 l

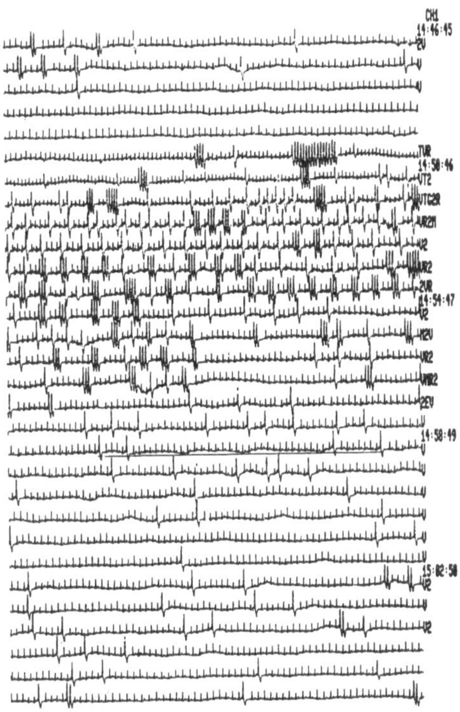

Abb. 12 m

Tabelle 5 Klassifizierung ventrikulärer Arrhythmien (nach [87])

Stadium 0	keine ventrikulären Arrhythmien
Stadium I	vereinzelt monomorphe ventrikuläre Extrasystolen (< 30/min)
Stadium II	gehäuft monomorphe ventrikuläre Extrasystolen (> 30/min)
Stadium III a	polymorphe ventrikuläre Extrasystolen
Stadium III b	ventrikulärer Bigeminus
Stadium IV a	ventrikuläre Couplets
Stadium IV b	≧ 3 konsekutive ventrikuläre Ektopien (außer ventrikuläre Ersatzrhythmen)
Stadium V	R- auf T-Phänomene

Vorhoferregung, partiell aus spät auftretenden ventrikulären Ektopien, so spricht man von Kombinationssystolen. Nach der Form der Extrasystole werden rechts- und linksventrikulär sowie septal, basal oder apikal entstehende Ektopien unterschieden. Für linksventrikuläre Extrasystolen ist das Bild eines Rechtsschenkelblocks, für rechtsventrikuläre Extrasystolen das Bild eines Linksschenkelblocks typisch. Extrasystolen mit Ursprungsort direkt unterhalb des His-Bündels gehen oft mit nur geringer QRS-Deformierung und ohne Veränderungen des Kammerendteils einher. Die Differenzierung ventrikulärer Extrasystolen nach ihrem Entstehungsort aus dem Oberflächen-EKG ist jedoch oft mit erheblichen Fehlern behaftet.

Ventrikuläre Extrasystolen werden nach Lown in unterschiedliche Schweregrade unterteilt (Tab. 5). Die Bestimmung von Häufigkeit und Schweregrad ventrikulärer Extrasystolen erlaubt in Verbindung mit der kardiologischen Grunderkrankung u. U. prognostische Aussagen. Dabei wurde die Bedeutung der Lown-Graduierung in der Vergangenheit jedoch wesentlich überschätzt.

3.3 Tachykarde Rhythmusstörungen

3.3.1 Vorhof (Abb. 13)

Bei den tachykarden Vorhofrhythmusstörungen werden elektrophysiologisch und pharmakodynamisch differente Arrhythmieformen unterschieden:

a) Sinustachykardie infolge gesteigerter Automatie des Sinusknotens

Die Sinustachykardie (= Steigerung der Sinusfrequenz > 100/min in Ruhe) als Folge gesteigerter Automatie des Sinusknotens ist die weitaus häufigste Form der Sinustachykardien. Tachykardiebeginn und Ende der Tachykardie erfolgen allmählich, nicht sprunghaft. Als Ursache der Automatiesteigerung kommt eine Vielzahl verschiedener Faktoren in Betracht. Die Therapie ist symptomatisch und

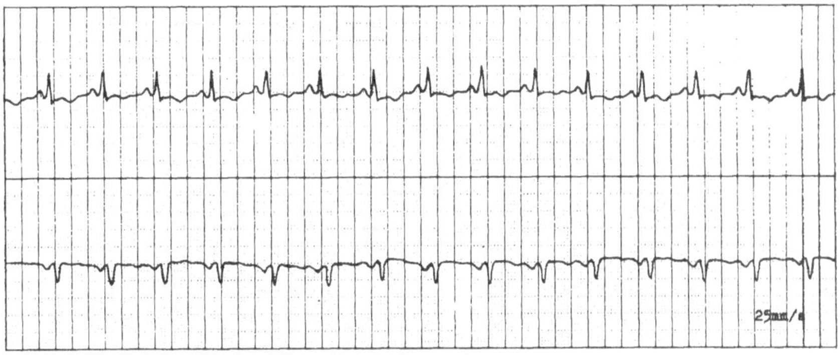

Abb. 13 a

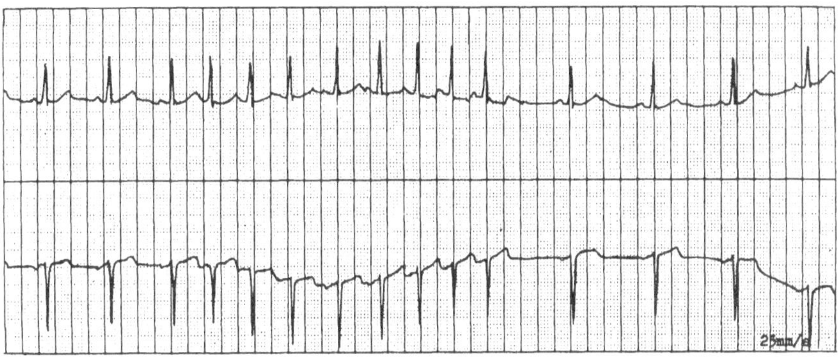

Abb. 13 b

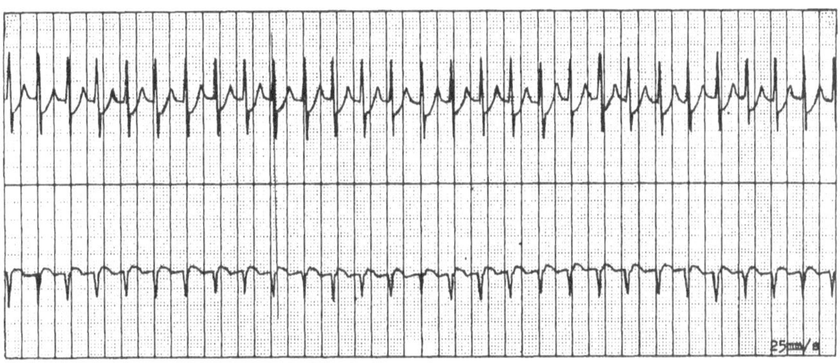

Abb. 13 c

Abb. 13 a) Sinustachykardie; b) nicht anhaltende supraventrikuläre Tachykardie; c) supraventrikuläre Tachykardie mit 1:1 AV-Überleitung (DD AV-Knoten-Reentry Tachykardie; Atrioventrikuläre Reentry Tachykardie); d) Vorhofflattern; e) absolute Arrhythmie bei Vorhofflimmern; f) absolute Tachyarrhythmie bei Vorhofflimmern; g) absolute Arrhythmie bei Vorhofflattern – passager langsame Überleitung; h) absolute Arrhythmie bei Vorhofflimmern – passager langsame Überleitung; i) supraventrikuläre Tachykardie mit aberranter Leitung; j) Vorhoftachykardie mit Übergang in Kammertachykardie

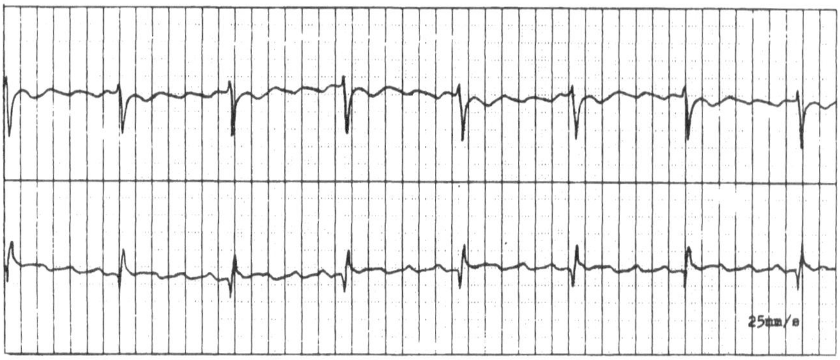

Abb. 13 d

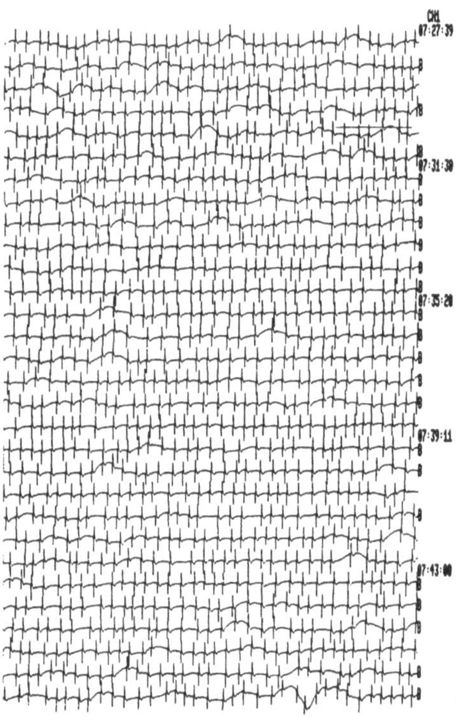

Abb. 13 e

entspricht den Ursachen bzw. der Grundkrankheit. Nur in seltenen Fällen ist eine spezifische Therapie angezeigt (s. Abschn. 10.1).

b) Sinusknoten-Reentry-Tachykardie

Diese Form der Sinustachykardie ist selten und durch geringfügige Formabweichungen der P-Welle gegenüber Sinusrhythmus charakterisiert. Eine sichere Abgrenzung gegenüber der Sinustachykardie infolge Automatiesteigerung ist jedoch

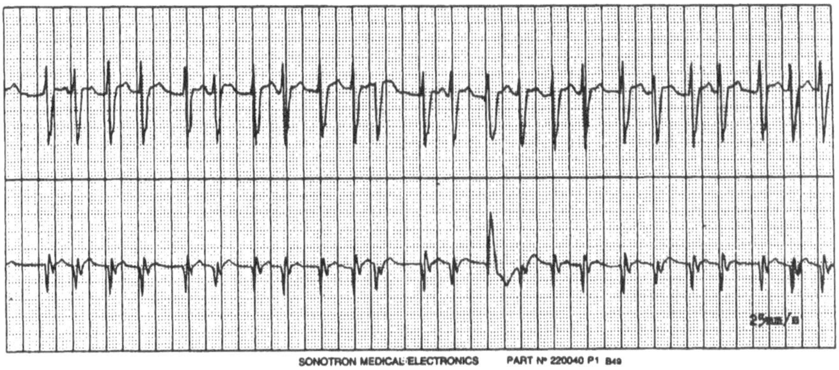

Abb. 13 f

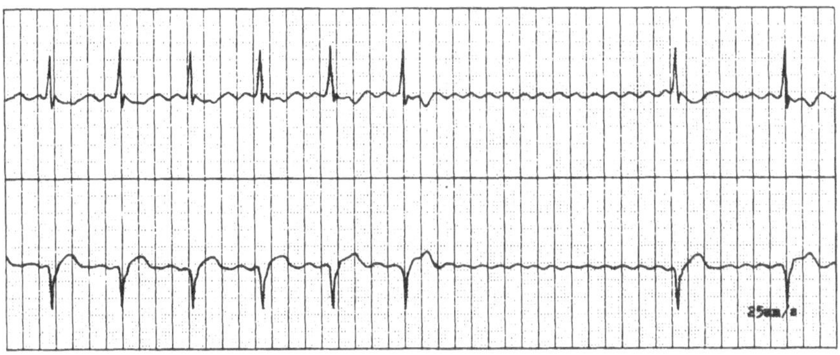

Abb. 13 g

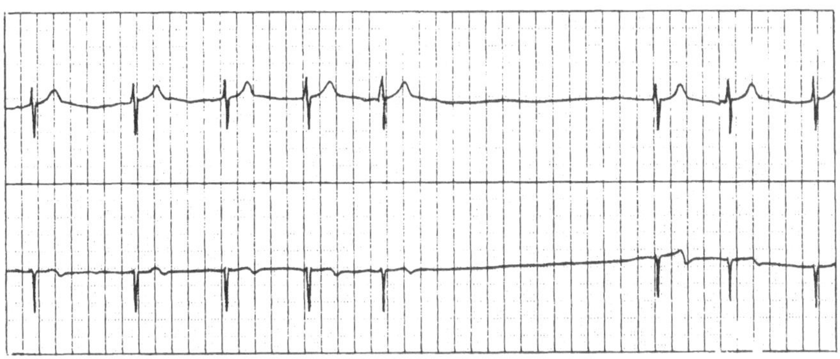

Abb. 13 h

aus dem Oberflächen-EKG nur teilweise möglich. Charakteristisch sind abrupter Beginn und Terminierung der Arrhythmie. Eine differentialdiagnostische Abgrenzung kann durch intrakardiale EKG-Ableitungen und programmierte atriale Stimulation erfolgen; Einzelheiten s. [75, 129].

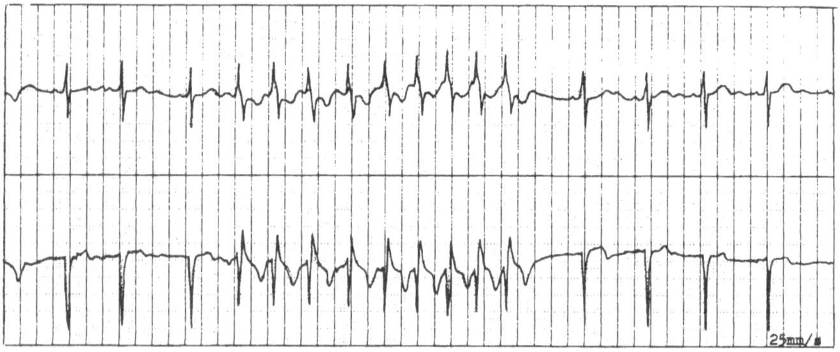

Abb. 13 i

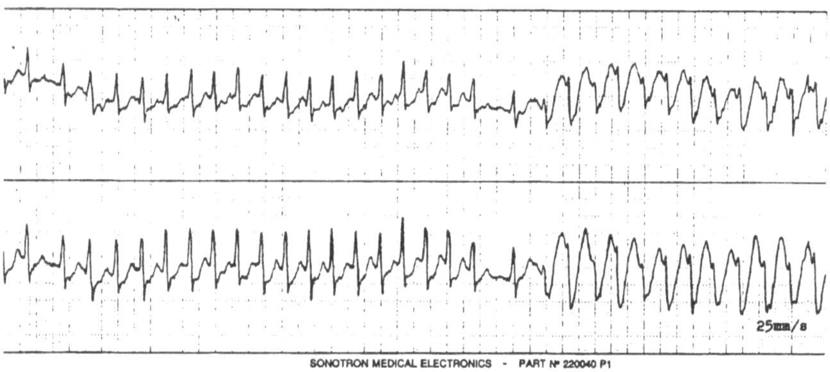

Abb. 13 j

c) AV-Knoten-Reentry-Tachykardie

Die AV-Knoten-Reentry-Tachykardie ist die häufigste Form der supraventrikulären Tachykardien ohne intermittierende AV-Blockierungen. Die Tachykardiefrequenz liegt typischerweise zwischen 180–220 Aktionen/min. Sie beruht auf der Eigenschaft des AV-Knotens, über funktionell getrennte Leitungsbahnen mit unterschiedlicher Leitungsgeschwindigkeit und verschiedenartigem Refraktärverhalten zu verfügen. Hierdurch können kreisende Erregungen entstehen (Abb. 14). Diagnose und Abgrenzung dieser Arrhythmien gegenüber anderen Formen von Vorhoftachykardien erfordern in einem Teil der Fälle den Einsatz elektrophysiologischer Untersuchungstechniken (s. [75]). Elektrophysiologische Kriterien sind: Beginn der Tachykardie bei sprunghaft verlängerter AH-Zeit, Nachweis zwei verschiedener antegrader Refraktärzeitkurven bzw. Diskontinuität der Kurve der funktionellen Refraktärzeit des AV-Knotens sowie Nachweis einer retrograden Vorhoferregung. Im Oberflächen-EKG kann das Auftreten verschiedener PQ-Zeiten bei supraventrikulären Extrasystolen mit gleichem Kopplungsintervall auf zwei Leitungswege hinweisen. In den Ableitungen des Oberflächen EKGs sind

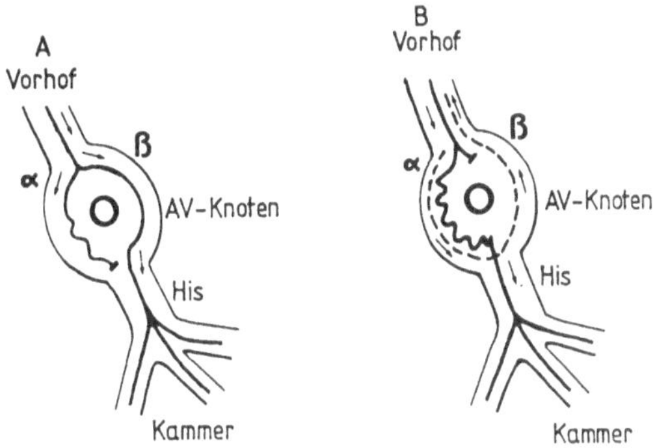

Abb. 14 Schema der AV-Knoten-Reentry-Tachykardie
A: langsam leitende α-Bahn mit kurzer Refraktärzeit, schnell leitende β-Bahn mit langer Refraktärzeit; B: bei intermittierender unidirektionaler anterograder Blockierung der β-Bahn, z. B. infolge vorzeitiger Vorhoferregung, Auslösung der Tachykardie nach dem Schema der „Kreisenden Erregung" (siehe Abb. 4)

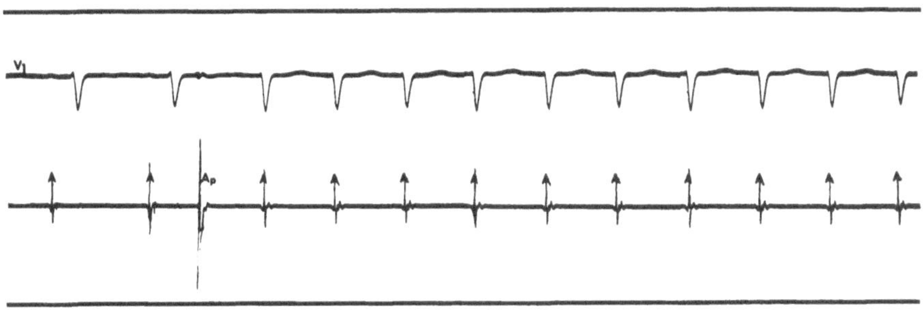

Abb. 15 a AV-Knoten-Reentry-Tachykardie
Fast gleichzeitige Erregung von Vorhof (A-intraatriale EKG-Ableitung) und Kammer (V1)

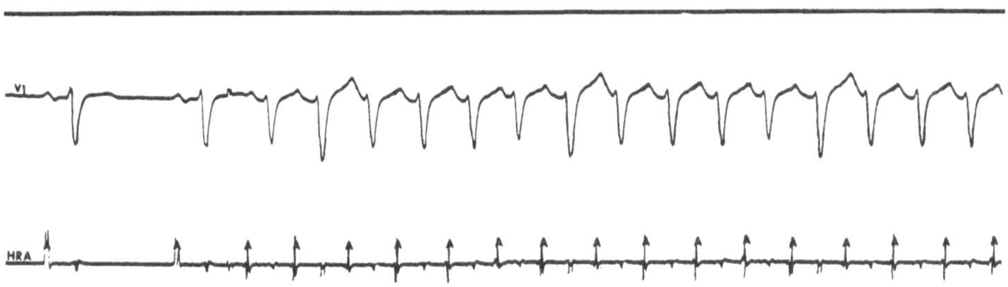

Abb. 15 b Atrioventrikuläre Reentry-Tachykardie. Linksatrialer Bypass-Trakt. Vorhoferregungen (A) zwischen Kammererregungen

die plötzliche Zunahme des PR-Intervalls im Beginn der Arrhythmie sowie das Fehlen von P-Wellen und AV-Blockierungen wegweisend. In der Regel ist der Kammerkomplex schmal, in einzelnen Fällen infolge Ermüdung der Leitungsbahnen verbreitert. Differentialdiagnostisch kommen in erster Linie ein LGL-Syndrom oder andere Formen der ventrikulären Präexzitation in Betracht (Abb. 15 a u. 15 b); Einzelheiten s. [75, 129].

d) Atrioventrikuläre-Reentry-Tachykardie

Atrioventrikuläre-Reentry-Tachykardien können bei Vorliegen akzessorischer Leitungsbahnen zwischen Vorhof- und Kammermyokard auftreten (Präexzitationssyndrome) (Tab. 6). Die Diagnose beruht bei Sinusrhythmus im Fall des Wolff-Parkinson-White-Syndroms auf der Verbreiterung der QRS-Gruppe auf Kosten des AV-Intervalls. In vielen Fällen ist die Präexzitation aus dem Oberflächen-EKG jedoch nicht oder nur intermittierend erkennbar. Die akzessorische Bahn muß nicht notwendigerweise in anterograder Richtung leiten. Bei ausschließlich ventrikuloatrialer Leitung ist eine Diagnose aus dem Oberflächen-EKG nicht möglich. Bei einem Teil der Patienten gelingt der Nachweis der Präexzitation nur durch invasive elektrophysiologische Untersuchungen (intrakardiale EKG-Ableitung über Elektrodenkatheter, sog. EKG „Mapping“, programmierte Stimulation; ausführliche Darstellung s. [75, 91, 129].

Tabelle 6 Nomenklatur akzessorischer Leitungsbahnen (nach [91])

	Verlauf
1. Akzessorische atrioventrikuläre Muskelbündel (Kent-Bündel)	Vorhof zu Kammermyokard
2. Akzessorische nodoventrikuläre Muskelbündel	Knotenregion zu Kammermyokard
3. Atriofaszikuläre Umgehungstrakte	Vorhofmyokard zu His-Bündel
4. Akzessorische faszikuläre Verbindungen (Mahaim-Fasern)	Ventrikuläres Erregungsleitungssystem zu Ventrikelmyokard
5. Intranodale Umgehungsbahnen (James-Bündel)	Umgehung des ganzen oder von Teilen des AV-Knotens

e) Automatische Vorhoftachykardie, Vorhof-Reentry-Tachykardie einschließlich Vorhofflattern/Vorhofflimmern

Bei der automatischen Vorhoftachykardie und den Vorhof-Reentry-Tachykardien (einschließlich Vorhofflattern, Vorhofflimmern) handelt es sich in fast allen Fällen um Vorhoftachykardien mit intermittierenden AV-Blockierungen. Entstehung und Ausbreitung der Arrhythmien erfolgen im Arbeitsmyokard der Vorhöfe. Die Diagnose kann im allgemeinen aus dem Oberflächen-EKG, eventuell ergänzt durch das Ösophagus-EKG, gestellt werden. Vorhofflattern ist als regelmäßige Folge von P-Wellen mit einer Frequenz von 280 – 320/min definiert. Dabei wird ein Typ I mit negativen P-Wellen in II, III und aVF von einem Typ II mit positiven P-Wellen in II, III und aVF unterschieden. Übergänge von Typ II nach Typ I (z. B. unter Vorhofstimulation) sind möglich. In einzelnen Fällen muß zusätzlich ein intrakardiales EKG abgeleitet werden.

Vorhofflimmern ist die häufigste supraventrikuläre Tachyarrhythmie. In der erwachsenen Bevölkerung ist mit einer Häufigkeit von 0,5%, bei über 60 Jahre alten Personen von 2 – 4% zu rechnen. Zu unterscheiden sind primäre Formen ohne begleitende kardiale Erkrankung („lone atrial fibrillation") von sekundären Formen als Folge verschiedener kardialer und extrakardialer Erkrankungen. Die häufigsten organischen Ursachen stellen Mitralklappenfehler, arterielle Hypertonie, Koronarerkrankungen, Hyperthyreose, sonstige organische Erkrankungen des Herzens und Alkoholabusus dar. Die Arrhythmie kann paroxysmal rezidivierend, chronisch persistierend oder passager auftreten.

Elektrokardiographisch kann die Unterscheidung zwischen aberrant geleiteten Herzaktionen und ventrikulären Extrasystolen erhebliche Schwierigkeiten bereiten bzw. unmöglich sein. Im His-Bündel-EKG geht der Kammeraktion ein His-Bündel-Signal voraus, so daß eine Differenzierung möglich ist. Im Oberflächen-EKG spricht ein langes RR-Intervall vor einem verbreiterten QRS-Komplex für aberrierend übergeleitete Aktionen.

3.3.2 **Kammer** (Abb. 16)

a) Idioventrikuläre Tachykardie („accelerated ventricular rhythm", „slow ventricular tachycardia")

Idioventrikuläre Rhythmen sind durch einen spätdiastolischen Beginn der Arrhythmie, Frequenzinterferenz mit dem Sinusrhythmus, Auftreten von „fusion beats" und sog. „capture beats" am Ende der Tachykardien charakterisiert. Ihr Vorkommen wird bei verschiedenen organischen Herzerkrankungen, besonders häufig bei Vorderwandinfarkten und im Zusammenhang mit der Reperfusion passager okkludierter Koronarstromgefäßbezirke (sog. „Reperfusionsarrhythmien") beobachtet. Die ventrikulären Rhythmen werden häufig – besonders bei Einfall nur weniger aufeinanderfolgender Aktionen – als ventrikuläre Extrasystolen fehlgedeutet.

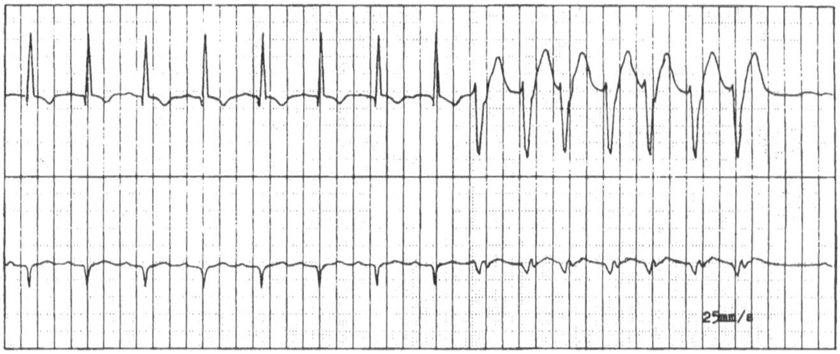

Abb. 16 a

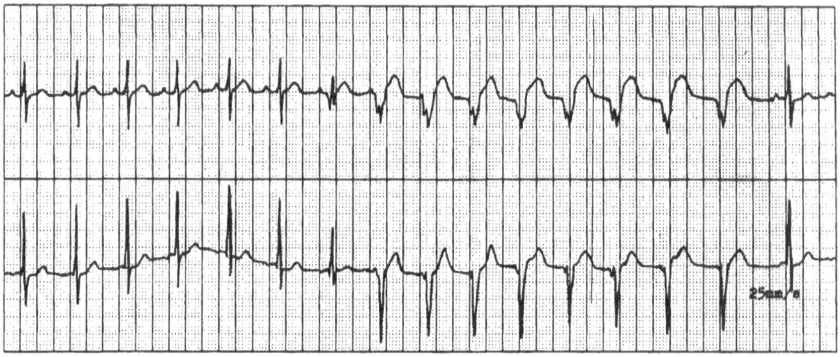

Abb. 16 b

Abb. 16 Ventrikuläre Tachykardien
a) nicht anhaltende ventrikuläre Tachykardie; b) Idioventrikular-Tachykardie; c) häufig rezidivierende Idioventrikular-Tachykardien; d) „schnelle" ventrikuläre Tachykardie; e) häufig rezidivierende „schnelle" ventrikuläre Tachykardien; f) unablässig rezidivierende ventrikuläre Tachykardie

b) Ventrikuläre Tachykardie

Eine ventrikuläre Tachykardie ist definiert als drei oder mehr konsekutive Erregungen ventrikulären Ursprungs. Gewöhnlich wird die Tachykardie durch eine ventrikuläre Extrasystole ausgelöst. Der QRS-Komplex ist im allgemeinen verbreitert (> 120 msec), im Einzelfall ist eine ventrikuläre Tachykardie von supraventrikulären Tachykardien mit breitem QRS-Komplex zu unterscheiden. Auch das Vorhandensein akzessorischer atrioventrikulärer Leitungsbahnen ist differentialdiagnostisch zu erwägen.

Hochfrequente Tachykardien, bei denen keine scharfe Trennung zwischen Kammeranfangsgruppe und Kammerendteil möglich ist, werden als Kammerflattern bezeichnet. Während das Kammerflattern durch gleichgeformte, regelmäßig

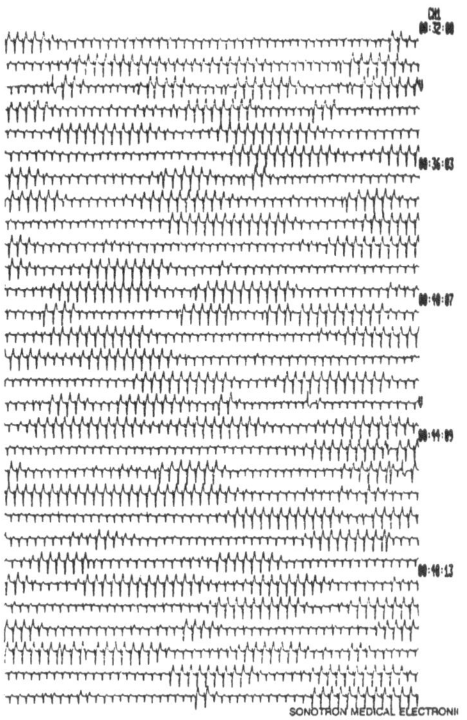

Abb. 16 c

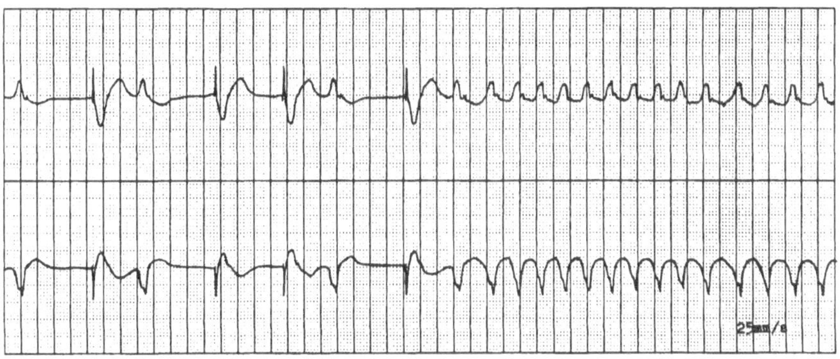

Abb. 16 d

einfallende Aktionen gekennzeichnet ist, ist das Kammerflimmern durch völlig irregulär einfallende Wellen charakterisiert.

Eine Sonderform der Kammertachykardie stellt die „torsade de pointes"-Arrhythmie dar. Diese Arrhythmie ist durch ein periodisches An- und Abschwellen der QRS-Amplituden im Wechsel von 10–20 Kammeraktionen charakterisiert.

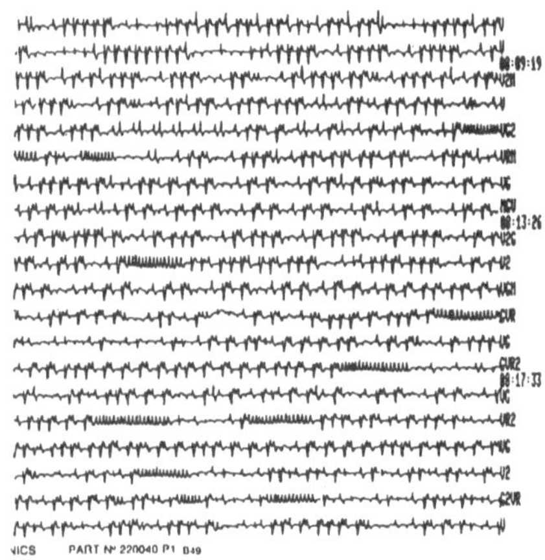

Abb. 16 e

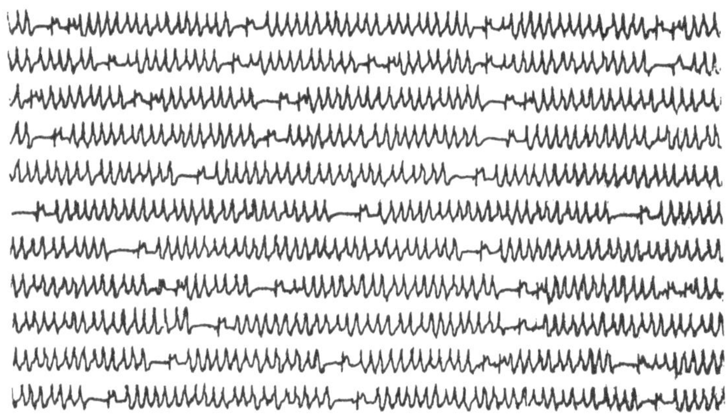

Abb. 16 f

Ursächlich kommen vor allem Elektrolytstörungen, Bradykardien und Medikamenteneffekte (insbesondere repolarisationsverlängernde Pharmaka) in Betracht. Selten handelt es sich um angeborene Störungen (s. Abschn. 5.2).

In der wissenschaftlichen Terminologie wird eine Kammertachykardie < 30 s Dauer als nicht-persistierend bezeichnet. Als persistierende Tachykardie wird eine Kammertachykardie definiert, die $\geqq 30$ s anhält oder vorher eine Intervention zu ihrer Beendigung erfordert. „Monomorphe" ventrikuläre Tachykardien haben eine einheitliche, „polymorphe" ventrikuläre Tachykardien eine wechselnde QRS-Morphologie. Kammerflattern ist als monomorphe ventrikuläre Tachykardie mit Frequenzen ~ 300/min definiert.

3.4 Klassifizierung ventrikulärer Arrhythmien nach Lown

Tabelle 5 enthält das von Lown [87] entwickelte Einteilungsschema ventrikulärer Arrhythmien, welches in Klinik und Praxis zur Klassifizierung ventrikulärer Rhythmusstörung häufig eingesetzt wird. Dabei wird zwischen monomorphen ventrikulären Ektopien unterschiedlicher Häufigkeit (Stadium I und II), polymorphen Ektopien (Stadium III a), ventrikulärem Bigeminus (Stadium III b), ventrikulären Couplets (Stadium IVa), ventrikulären Tachykardien (3 oder mehr aufeinanderfolgende ventrikuläre ektope Aktionen, Stadium IV b) und sogenanntem „R-auf-T-Phänomen", d. h. Ektopien, die in die vulnerable Phase der vorausgegangenen Herzaktion einfallen (Stadium V), unterschieden. Die Bedeutung der Lown-Klassifizierung für Diagnostik und Therapieentscheidungen wurde in der Vergangenheit überschätzt.

4 Arrhythmien bei Elektrolytstörungen

4.1 Kalium

Hyper- und Hypokaliämie können zu bradykarden und tachykarden Rhythmusstörungen führen. Für die Arrhythmogenese ist die Geschwindigkeit, mit der sich eine Hyper- bzw. Hypokaliämie entwickelt, von großer Bedeutung. Erhöhung der Serum-Kalium-Konzentration > 6,0 mval/l führt zu einer signifikanten Verlängerung der intrakardialen Leitungszeiten mit Verbreiterung des QRS-Komplexes und spitz positiven T-Wellen. Sinusbradykardie, Sinusstillstand mit supraventrikulärem Ersatzrhythmus, supraventrikuläre Tachykardien einschließlich Vorhofflimmern, polymorphe ventrikuläre Ektopien, irreguläre ventrikuläre Tachyarrhythmien einschließlich Kammerflimmern, aber auch ventrikuläre Asystolien, sind häufig zu beobachtende Rhythmusstörungen. Erniedrigung der Serum-Kaliumkonzentration < 3,0 mval/l führt ebenfalls zu einer Verlängerung der intrakardialen Leitungszeiten und zu einer Verbreiterung des QRS-Komplexes. Die ST-Strecke im Oberflächen-EKG wird negativ, die Amplitude der T-Welle nimmt ab, die Amplitude der U-Welle nimmt zu. Im EKG werden häufig supraventrikuläre und ventrikuläre Extrasystolen, atriale Tachykardien mit Block, AV-Dissoziationen und ventrikuläre Tachyarrhythmien, teilweise vom Typ der „Torsade de pointes", beobachtet. Eine Suppression der Arrhythmien kann bei Hyperkaliämie durch Kaliumreduktion, bei Hypokaliämie durch therapeutische Kaliuminfusion erreicht werden.

4.2 Kalzium

Bei Patienten mit Niereninsuffizienz und Hyperkaliämie ist nicht selten das Serum-Kalzium erniedrigt. Dies führt zu einer Verstärkung der atrioventrikulären und intraventrikulären Leitungsstörung, außerdem zu einer vermehrten „Vulnerabilität" des Myokards für tachykarde Arrhythmien. Aus einer Hyperkalzämie resultieren umgekehrte Effekte. Charakteristische EKG-Befunde bei Hypokalzämie sind Verlängerung des ST-Segments und von QT; bei Hyperkalzämie sind ST und QT verkürzt. T geht unmittelbar aus dem abfallenden Schenkel von R hervor.

4.3 Magnesium

Eine Hypomagnesiämie geht mit ähnlichen EKG-Veränderungen wie die Hypokaliämie einher, ebenso ist die Neigung zu tachykarden supraventrikulären und ventrikulären Arrhythmien erhöht. Hypermagnesiämie erzeugt umgekehrt ähnliche EKG-Veränderungen wie das erhöhte Kalium, außerdem werden bradykarde Rhythmusstörungen bis hin zum Herzstillstand beobachtet. Infusion von Magnesium führt zu einer Verlängerung der Sinusknotenerholungszeit, Zunahme der AV-Überleitungszeit, der Refraktärzeit des AV-Knotens und der Kammerdepolarisation. Bei speziellen Arrhythmieformen, insbesondere „Torsade de pointes"-Arrhythmien, kann durch therapeutischen Einsatz von Magnesium eine Suppression der Arrhythmie erreicht werden (s. Abschn. 11.5). Weitere Beispiele sind die fokale atriale Tachykardie und digitalisinduzierte Rhythmusstörungen.

Ausführliche Darstellung der Zusammenhänge siehe [141].

5 Tachykardien bei elektrischen Anomalien des Herzens

Tachykardien treten gehäuft im Rahmen angeborener oder erworbener Syndrome mit elektrischen Anomalien des Herzens auf. Hierzu gehören in erster Linie Syndrome mit ventrikulärer Präexzitation sowie Syndrome mit verlängerter QT-Dauer.

5.1 Syndrome mit ventrikulärer Präexzitation

(ausführliche Darstellung siehe [75, 91, 111, 129])

Präexzitationssyndrome sind durch eine zusätzliche Erregung der Herzkammern infolge akzessorischer AV-Leitungsbahnen charakterisiert. Über Formen und Lokalisation derartiger Leitungsbahnen informieren Tabelle 6 und Abbildung 17. Unterschieden werden das Wolff-Parkinson-White-Syndrom mit abnorm kurzem atrioventrikulärem Intervall (< 120 msec), intermittierend oder permanent verbreitertem QRS-Komplex infolge verlängerter Dauer der Kammeranfangsschwankung mit trägem Initalteil (Delta-Welle) und deformiertem ST-T-Abschnitt, und das Lown-Ganong-Levine-Syndrom, bei dem die PQ-Zeit ebenfalls verkürzt ist,

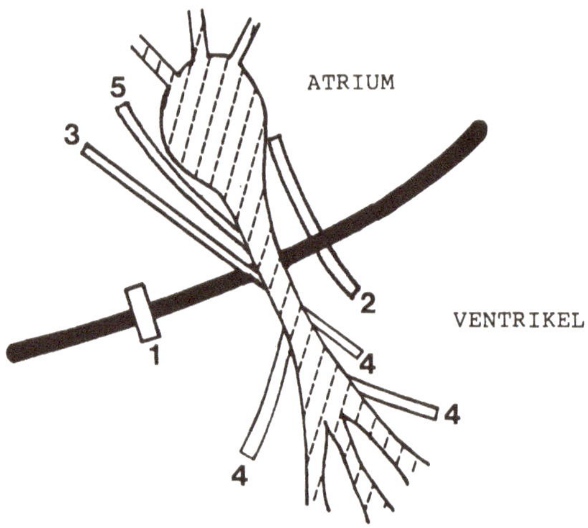

Abb. 17 Mögliche Lokalisation akzessorischer Leitungsbahnen. Nomenklatur siehe Tab. 6

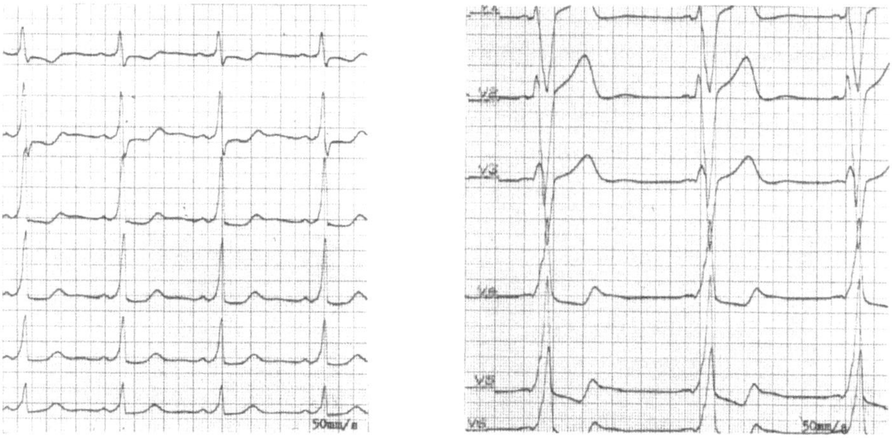

a b

Abb. 18 EKG-Beispiele des WPW-Syndroms
a) Typ A: „sternalpositiv“; b) Typ B: „sternalnegativ“

aber keine Delta-Welle auftritt. Beim WPW-Syndrom wird zwischen einem Typ A (= sternal-positiv; meist linksseitiger atrioventrikulärer Bypass) und einem Typ B (= sternal-negativ; meist rechtsseitiger atrioventrikulärer Bypass) unterschieden (Abb. 18). Die Präexzitation kann permanent oder intermittierend auftreten. Paroxysmale supraventrikuläre Tachyarrhythmien können mit schmalem QRS-Komplex (anterograde AV-Leitung über den AV-Knoten, retrograde VA-Leitung über die akzessorische Bahn) oder mit breitem QRS-Komplex (anterograde AV-Leitung über die akzessorische Bahn, retrograde AV-Leitung über den AV-Knoten) oder mit einem Wechsel von schmalen und breiten Kammerkomplexen auftreten. Dies trifft sowohl für atrioventrikuläre Reentrytachykardien als auch für intraatriale Tachykardien zu. In einem Teil der Fälle mit akzessorischen Leitungsbahnen sind die anterograde und/oder retrograde Überleitung blockiert, so daß atrioventrikuläre Reentry-Tachykardien nicht auftreten können.

Beim WPW-Syndrom mit Tachykardien handelt es sich in ca. 70–80% der Fälle um paroxysmale supraventrikuläre Reentry-Tachykardien. Intraatriale Tachykardien treten in ca. 10% der Fälle auf. Kammertachykardien sind ohne sonstige Erkrankungen des Herzens sehr selten. Auslösend sind meist supraventrikuläre Extrasystolen. Wie bei jeder anderen supraventrikulären Tachykardie können aberrante Leitungen infolge intermittierender Rechts- bzw. Linksschenkelblockierung auftreten. Tritt die Blockierung auf der Seite des Bypass auf, so wird die Tachykardie langsamer, weil der Bypass verspätet erreicht wird. Bei AV-Knoten-Tachykardie und aberrierender Leitung ändert sich die Tachykardiefrequenz dagegen nicht.

Beim LGL-Syndrom kommen als Erklärung für die kurze PQ-Zeit verschiedene Mechanismen, u. a. ein anatomisch kleiner AV-Knoten, eine komplette oder partielle Umgehung des AV-Knotens durch akzessorische Leitungsbündel und eine Längsdissoziation der Erregungsleitung innerhalb des AV-Knotens in schnell und langsam leitende Fasern in Betracht.

Bei der elektrophysiologischen Diagnostik im Rahmen von Präexzitationssyndromen werden folgende Parameter bestimmt: a) das Ausmaß der Präexzitation bei Stimulation im rechten und linken Vorhof (Sinus coronarius) in Abhängigkeit von der Frequenz, b) die anterograden und retrograden Leitungs- und Refraktärzeiten akzessorischer Bahnen und des AV-Knotens bei atrialer und ventrikulärer Stimulation, c) Induktions- und Terminierungsmodi der Tachykardie bei atrialer und ventrikulärer Stimulation und Stimulation im Sinus coronarius, d) rechtsventrikuläre Stimulation während der Tachykardie zur Analyse der atrialen Insertion, e) Bestimmung der maximalen Kammerfrequenz bei Vorhofflimmern, f) Analyse pharmakologischer Wirkungen. Die Differentialdiagnose zwischen verborgenem Präexzitationssyndrom und AV-Knoten-Reentry-Tachykardie (s. Abschn. 3.3.1) gelingt in den meisten Fällen durch Analyse der Sequenz der Vorhof- und Kammersignale. Bei der AV-Knoten-Reentry-Tachykardie sind die P-Wellen im Kammerkomplex verborgen, da Vorhöfe und Kammern nahezu gleichzeitig aktiviert werden. Bei verborgenen Präexzitationssyndromen erfolgt die Vorhoferregung durchschnittlich 150 – 300 ms nach der Kammerdepolarisation; P-Wellen sind dementsprechend zwischen den QRS-Komplexen nachzuweisen.

5.2 Syndrome mit verlängerter QT-Dauer

QT-Syndrome [122] treten selten auf hereditärer Basis, relativ häufig erworben als Folge verschiedener Störungen (Tab. 7) auf. Sie sind durch eine signifikante Verlängerung der frequenzkorrigierten QT-Zeit und paroxysmale ventrikuläre Tachyarrhythmien, häufig verbunden mit schwerwiegenden klinischen Symptomen, z. B. Synkopen, charakterisiert. Basis der Tachyarrhythmien ist eine vermehrte Inhomogenität der Erregungsrückbildung (Arrhythmiebeispiel

Tabelle 7 QT-Syndrome

- angeboren
  - rezessiver Erbgang: Jerwell-Lange-Nielsen-Syndrom
  - dominanter Erbgang: Romano-Ward-Syndrom
- erworben
  - regionale und globale Myokarderkrankungen
  - zentralnervöse Erkrankungen
  - Elektrolytstörungen (s. Kap. 4)
  - Pharmaka (u. a. Antiarrhythmika der Klassen I a, c und III, trizyklische Psychopharmaka, Prenylamin)

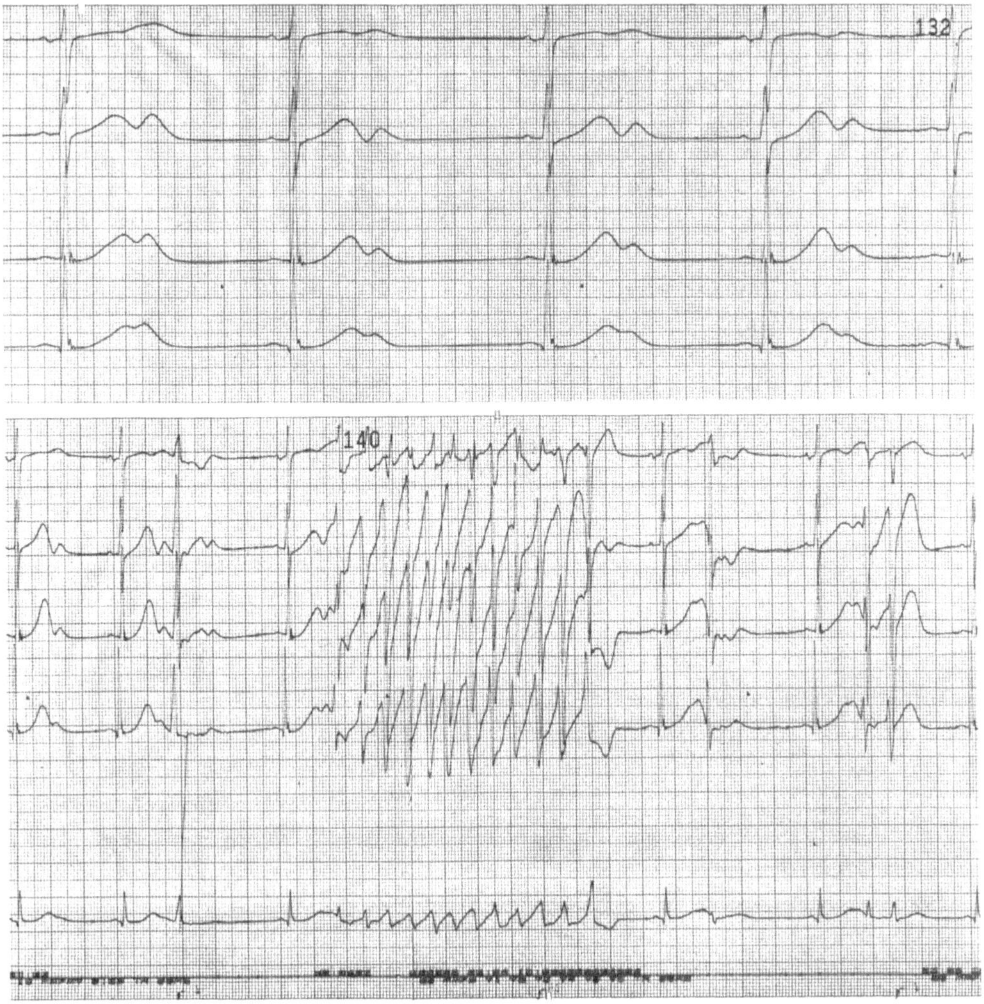

Abb. 19 QT-Syndrom: hochfrequente ventrikuläre Tachykardie bei inhomogener Repolarisation. Ursächlich Hypokaliämie (K 2,5 mval/l)

Abb. 19). In einem Teil der Fälle treten Arrhythmien vom Typ „Torsade de pointes" auf.

Als Jervell-Lange-Nielsen-Syndrom wird eine rezessiv vererbte Form mit Innenohrschwerhörigkeit, als Romano-Ward-Syndrom eine dominant vererbte Form ohne Innenohrschwerhörigkeit bezeichnet. Erworbene QT-Verlängerungen können bei allen regionalen und globalen, koronaren und strukturellen Erkrankungen des Herzens, bei zahlreichen Erkrankungen des zentralen Nervensystems, durch Elektrolytstörungen und durch verschiedene Pharmaka induziert werden (Tab. 7).

6 Diagnostik der Herzrhythmusstörungen

Die chronische Therapie von Herzrhythmusstörungen setzt eine Diagnostik der Grunderkrankung (kardiologisch/nicht-kardiologisch, s. S. 1) und eine exakte rhythmologische Diagnostik voraus.

Das diagnostische Vorgehen zur Feststellung der Grundkrankheit richtet sich dem Einzelfall und der speziellen Symptomatik angepaßt nach den in Lehrbüchern der Inneren Medizin bzw. Kardiologie dargelegten Grundsätzen.

Die rhythmologische Diagnostik (Tab. 8) gründet sich in der Mehrzahl der Fälle auf nichtinvasive Untersuchungsverfahren, bei einzelnen Patienten mit unklarer Symptomatik oder mit schwerwiegenden Symptomen (s. u.) sowie bei den meisten Patienten mit ventrikulären Tachykardien müssen darüber hinaus invasive Methoden eingesetzt werden.

Tabelle 8 Rhythmologische Diagnostik

- Nicht-invasive Untersuchungsverfahren
  - 12-Kanal-EKG (unter Einschluß der Brustwandableitungen)
  - Ösophagus-EKG
  - Langzeit-EKG
  - Belastungs-EKG
  - mit/ohne pharmakologische Funktionsprüfungen (z. B. Vagolytika, bradykardisierende Pharmaka)
- Invasive Untersuchungsverfahren
  - intra-/epikardiale EKG-Ableitung
  - intra-/epikardiales EKG-Mapping
  - programmierte Stimulation, Pace-Mapping
  - mit/ohne pharmakologische Funktionsprüfungen (z. B. Vagolytika, Sympathomimetika, bradykardisierende Pharmaka, Antiarrhythmika)

6.1 Nichtinvasive Untersuchungsverfahren

6.1.1 12-Kanal-EKG

Ein 12-Kanal-EKG mit Einschluß der Brustwandableitungen sollte bei allen Patienten mit Rhythmusstörungen angefertigt werden. Es ist einerseits Bestandteil der Diagnostik zur Feststellung der kardialen Erkrankung. Darüber hinaus kann hierdurch in vielen Fällen eine genaue rhythmologische Diagnose durch Analyse des zeitlichen Ablaufs von Vorhof- und Kammererregungen erfolgen. Gelingt die Darstellung der Arrhythmie im 12-Kanal-EKG, so können auf dem Boden dieser Information auch komplizierte rhythmologische Diagnosen in der Mehrzahl der Fälle in einer für die praktische Therapie ausreichenden Zuverlässigkeit gestellt werden.

6.1.2 Ösophagus-EKG

Die Ösophagus-Elektrokardiographie beruht auf der Ableitung von EKG-Signalen aus dem Ösophagus in Höhe des Herzens über speziell angefertigte Sonden. Abbildung 20 gibt schematisch die Lage der Sonde sowie mögliche Ableitungs-

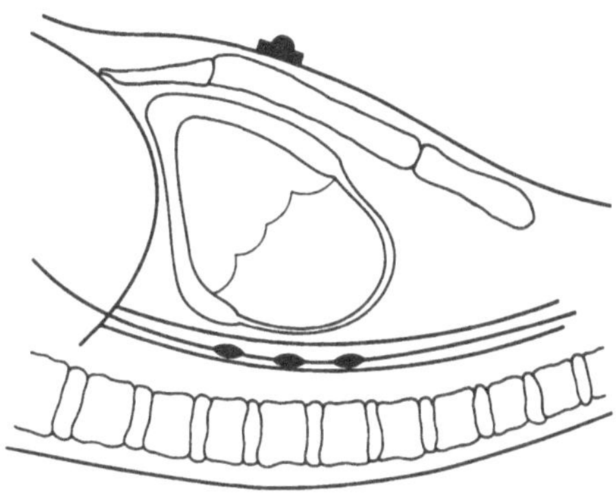

Abb. 20 Ösophagus-EKG-Ableitung; schematische Darstellung der Sondenlage

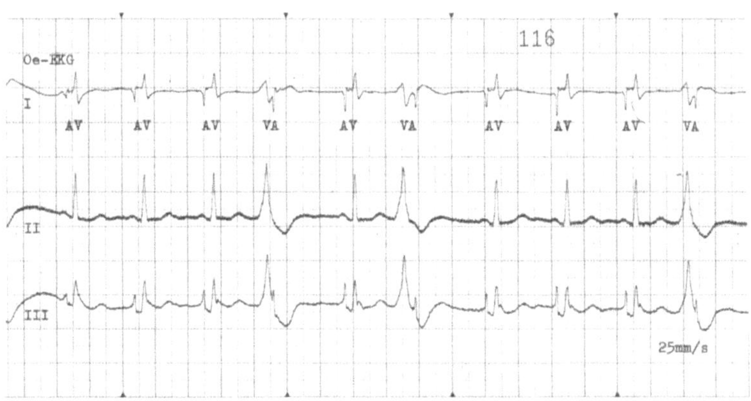

Abb. 21 Beispiel einer Ösophagus-EKG-Ableitung (oben) im Vergleich zu den Standard-EKG-Ableitungen II und III. A: Vorhofsignal; V: Kammersignal

positionen des EKGs wieder. Die Einführung der Sonde entspricht der Technik der Applikation von Magensonden. Entsprechend individuellen anatomischen Größenunterschieden wird die Sonde verschieden weit, in der Regel ca. 35 cm, eingeführt. Aus Abbildung 21 wird deutlich, daß Vorhofsignale mit größerer Verstärkung als im Oberflächen-EKG erfaßt werden können. Eine Indikation zur Ösophagus-Elektrokardiographie ist dementsprechend dann gegeben, wenn die Interpretation des rhythmologischen Befundes aufgrund nicht ausreichend beurteilbarer Vorhofsignale im konventionell abgeleiteten EKG erschwert oder unmöglich ist.

6.1.3 Langzeit-EKG

Eine Langzeit-Rhythmusbeobachtung kann telemetrisch oder als Holter-Monitoring durchgeführt werden [13, 66]. Telemetrieanlagen bestehen aus einem Sende- und einem Empfangsteil. An der Körperoberfläche angebrachte Elektroden führen das EKG-Signal einem transportablen Sender zu, den der Proband trägt. Durch kontinuierliche Beobachtung des Signals über einen Empfangsteil können intermittierend auftretende Arrhythmien erkannt, im Falle von lebensbedrohlichen Arrhythmieformen kann unmittelbar therapeutisch eingegriffen werden. Die Ergebnisse können darüberhinaus auf Papier oder Magnetband gespeichert werden.

Im Mittelpunkt der Langzeit-EKG-Diagnostik steht das Holter-Monitoring. Hierbei wird das EKG-Signal mit einem tragbaren Aufnahmegerät kontinuierlich oder intermittierend auf Magnetband aufgenommen. Dabei soll das Aufnahmegerät eine Registrierdauer von mindestens 24 Stunden bei kompletter Erfassung des EKGs, außerdem die Aufzeichnung von mindestens 2 EKG-Ableitungen sowie eine getrennte zusätzliche Aufzeichnung einer Zeitmarkierung ermöglichen. Weitere Forderungen sind, daß der Frequenzbereich der Aufzeichnung zwischen 0,05 und 75 Hz liegt und daß im Amplituden-Bereich von $\pm$ 5 mV eine lineare Registrierung erfolgt. Das aufgezeichnete EKG wird über ein Wiedergabegerät einer Analyseeinheit zugeführt. Die Analyse kann dabei in Echtzeit, zeitgerafft, unterstützt durch ein Computersystem bzw. miniaturisiert durch Komplettausschreibung des EKGs erfolgen.

Das Langzeit-EKG hat in der nicht-invasiven Diagnostik und Therapiekontrolle von Rhythmusstörungen eine zentrale Bedeutung. Dies ist vor allem darauf zurückzuführen, daß Rhythmusstörungen in der Mehrzahl der Fälle in Ausmaß und zeitlichem Verlauf so ausgeprägt variieren, daß Hochrechnungen von Ereigniszahl und Schweregrad der Arrhythmie aus Kurzzeitregistrierungen des EKGs nicht zuverlässig möglich sind.

Die Ursachen dieser sogenannten „Spontanvariabilität“ sind nur teilweise aufgeklärt. Von Bedeutung scheinen unter anderem Einflüsse des autonomen Nervensystems, Änderungen hämodynamischer Parameter, biologische Rhythmen usw. Unter Berücksichtigung der Spontanvariabilität der Arrhythmien ist davon auszugehen, daß durch kontinuierliche Registrierung des EKGs über 24 Stunden in höchstens 50–70% der Fälle, bei Registrierungen über 48 Stunden in ca. 70–90% der Fälle der maximale Schweregrad der jeweiligen Arrhythmie ermittelt wird. Dies bedeutet, daß nur positive Ereignisse diagnostisch zuverlässig verwertbar sind.

6.1.4 Auswertung des Langzeit-EKGs

Die Qualität von Langzeit-EKG-Aufzeichnungen und damit die Zuverlässigkeit der Auswertung sind entscheidend von der Anlage- und Ableitungstechnik abhängig. Dabei sind vor allem adäquate Hautvorbereitung, die Auswahl geeigneten Elektrodenmaterials, individuell optimierte Elektrodenpositionen und eine sorgfältige Befestigung von Elektroden und zuführenden Leitungen von Bedeutung (Einzelheiten s. [13, 66]).

Eine zeitgeraffte Analyse des Langzeit-EKGs ist nicht empfehlenswert, da die Korrelation zum Echtzeit-Befund außerordentlich ungünstig ist. Bei computerisierter Analyse ist die Genauigkeit der Systeme, gemessen an „positiver Korrektheit“ bzw. „Sensitivität“, in bezug auf verschiedene Parameter wie Extrasystoliequote, Häufigkeit von Asystolien usw. zu berücksichtigen. Eine ausführliche Darstellung der Zusammenhänge findet sich bei [13, 66]. Generell kann eine vollautomatische Auswertung mittels Arrhythmie-Computern nicht empfohlen werden. Im Einzelfall können erhebliche Fehlbewertungen des EKGs, meist durch Artefakte, resultieren. Darüber hinaus ist zu bedenken, daß das Oberflächen-EKG, gestützt auf nur 2 Ableitungen, auch bei guter Ableitetechnik nicht immer eine zutreffende Diagnose erlaubt. In jedem Fall ist eine visuelle Kontrolle der Befunde durch den Untersucher anzustreben. Dies kann am besten durch eine miniaturisierte Komplettausschreibung, ergänzt durch zusätzliche Echtzeit-Analyse unklarer Befunde, erfolgen (Beispiele s. Abb. 12, 13, 16).

6.1.5 Auswahl der Langzeit-EKG-Systeme

Bei Langzeit-EKG-Systemen ist zwischen kontinuierlich und diskontinuierlich registrierenden Systemen zu unterscheiden. Bei kontinuierlich aufzeichnenden Systemen wird das EKG komplett gespeichert, während bei diskontinuierlich aufzeichnenden Geräten eine Analyse des EKGs bereits im Moment der Aufzeichnung erfolgt. Der Wert der diskontinuierlichen EKG-Analyse ist daher unmittelbar von der Analysegenauigkeit des jeweiligen Arrhythmie-Computers, darüber hinaus von der Speicherkapazität abhängig. Bei der Mehrzahl der heute verfügbaren Geräte ist die „positive Korrektheit" bzw. die „Sensitivität" in bezug auf bestimmte Parameter wie Asystolie usw. nach wie vor ungünstig, so daß in erster Linie der Gebrauch von kontinuierlich aufzeichnenden Geräten für die Durchführung von Langzeit-EKG-Registrierungen empfohlen werden muß.

6.1.6 Indikationen zur Langzeit-EKG-Registrierung

Über Indikationen zur Durchführung von Langzeit-EKG-Registrierungen informiert Tabelle 9. Bei symptomatischen Patienten mit Rhythmusstörungen hat das Langzeit-EKG zentrale Bedeutung für Diagnostik und Therapiekontrolle. Darüber hinaus sind auch ohne Symptome einer Rhythmusstörung solche Patienten einer Langzeit-EKG-Diagnostik zuzuführen, die ein erhöhtes Risiko für plötzliche kardiale Todesfälle (meistens als Folge paroxysmaler ventrikulärer Tachyarrhythmien) aufweisen. Hierzu gehören alle Patienten mit schwerwiegenden koronaren und/oder strukturellen Erkrankungen des Herzens. Eine weitere, praktisch wichtige Indikation stellt die Kontrolle der Schrittmachertherapie dar. Schließlich ist das Langzeit-EKG auch bei unklaren neurologischen Symptomen (Schwindelattacken, Synkopen usw.) von großer diagnostischer Bedeutung, da hierdurch in einer beträchtlichen Anzahl diagnostisch unklarer Fälle eine Aufklärung der Ursachen als Basis einer effektiven Therapie erfolgen kann.

Tabelle 9 Indikationen zur Langzeit-EKG-Registrierung

1. Diagnostik und Therapiekontrolle der Herzrhythmusstörungen
2. Rhythmologische Diagnostik bei ätiologisch unklarer Symptomatik, z. B. Schwindel, Synkopen
3. Analyse des Herzrhythmus bei Patienten mit erhöhtem Risiko für plötzliche kardiale Todesfälle (z. B. ischämische Herzkrankheit, dilatative bzw. hypertrophe Kardiomyopathie, elektrische Anomalien usw.)

Ausführliche Darstellung der Bedeutung des Langzeit-EKGs für Diagnostik und Therapiekontrolle siehe [124].

6.1.7 Belastungs-EKG

Das Belastungs-EKG hat einen eigenständigen Stellenwert in der Diagnostik von Herzrhythmusstörungen. Die praktische Durchführung erfolgt entsprechend den Richtlinien für die Ischämiediagnostik. Zwar belegen verschiedene Untersuchun-

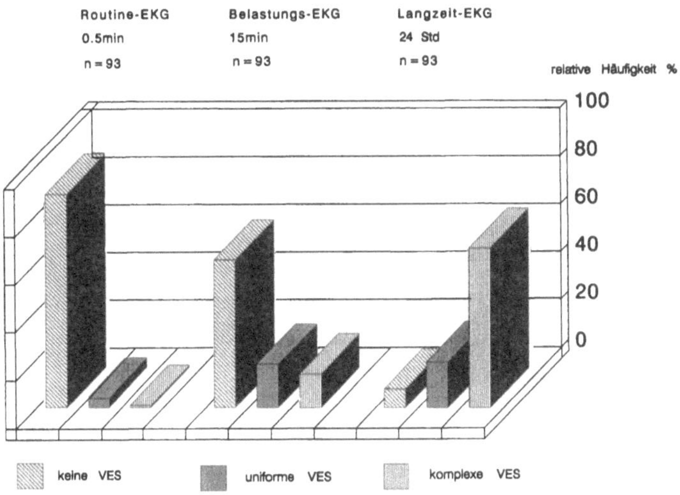

Abb. 22 Sensitivität von Kurzzeit-EKG (0.5 min), Langzeit-EKG (24 h) und Belastungs-EKG (15 min) in der Erfassung ventrikulärer Arrhythmien (nach [13])

gen übereinstimmend, daß die Sensitivität des Langzeit-EKGs der Sensitivität des Belastungs-EKGs im Hinblick auf die Erfassung von Rhythmusstörungen überlegen ist (Abb. 22). Bestimmte Formen von Arrhythmien (z. B. frequenzkorrelierte Rhythmusstörungen, unter Belastung persistierende Bradykardie, ischämieinduzierte Arrhythmien) können jedoch im Einzelfall besser und mit größerer Zuverlässigkeit durch Belastungsuntersuchungen erfaßt werden. Bei dem Einsatz des Belastungs-EKGs in der Therapiekontrolle ist die außerordentlich hohe Spontanvariabilität belastungsabhängiger Rhythmusstörungen zu berücksichtigen. Infolgedessen scheint eine Therapiekontrolle nur dann sinnvoll, wenn zuvor in *wiederholten* Belastungsuntersuchungen an verschiedenen Tagen die Reproduzierbarkeit der Arrhythmie dokumentiert wurde.

6.2 Invasive Untersuchungsverfahren

Invasive Untersuchungsverfahren (ausführliche Darstellung s. [75, 129, 140]) dienen sowohl der Diagnostik als auch der Therapiekontrolle von Herzrhythmusstörungen und sind bei einem Teil der Patienten in Ergänzung zu den nichtinvasiven Untersuchungsmethoden angezeigt. Dabei können grundsätzlich Verfahren der intra/epikardialen EKG-Ableitung von Methoden der intra/epikardialen Stimulation unterschieden werden. Im allgemeinen werden EKG-Ableitung und Stimulation kombiniert eingesetzt.

6.2.1 Intra/epikardiale EKG-Ableitung

Die Ableitung des EKGs kann von einzelnen Leitungsstrukturen (z. B. His-Bündel, Abb. 23) oder von multiplen Myokardarealen („EKG-Mapping“, Abb. 24), simultan oder sequentiell erfolgen. Intra/epikardiale EKG-Ableitungen dienen der Aufdeckung und Analyse von Leitungsstörungen (z. B. im Bereich der Vorhof-Kammer-Überleitung), darüber hinaus der Ursprungslokalisation von Arrhythmien und der Beschreibung ihrer Ausbreitungswege. Die intrakardiale EKG-Ableitung ist in der Mehrzahl der Fälle mit einer Stimulation des Herzens zur Aufdeckung frequenzabhängiger Phänomene zu verbinden.

His-Bündel-Elektrographie

Bei der Registrierung des His-Bündel-EKGs wird ein mehrpoliger Elektrodenkatheter über die rechte Vena femoralis eingeführt und im Bereich des septalen Segels der Trikuspidalklappe so plaziert, daß die Elektroden dem Ventrikelseptum anliegen. Die Ableitungen vom His-Bündel erfolgen simultan mit Oberflächen-EKG-Ableitungen. Erfaßt werden Vorhofpotentiale („A-spike“), im Abstand von 60 – 100 ms ein His-Signal („H-spike“), nach weiteren 30 – 50 ms eine Gruppe von Potentialen, die dem Beginn der Kammererregung entsprechen („V-spike“). Gemessen werden die PA-Zeit (25 – 50 ms), die AH-Zeit (60 – 100 ms) und die HV-Zeit (30 – 50 ms). Die Ableitung des His-Bündels erlaubt die Lokalisierung und Charakterisierung von Leitungsstörungen und Leitungsanomalien, die Definition verschiedener supraventrikulärer Rhythmen, eine Differenzierung ventri-

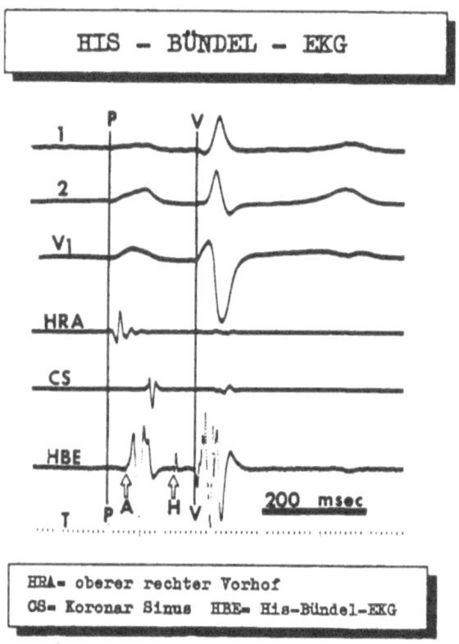

Abb. 23 His-Bündel-EKG zur Analyse der atrioventrikulären Überleitung. AH = suprahisische Erregungsleitung; HV = infrahisische Erregungsleitung

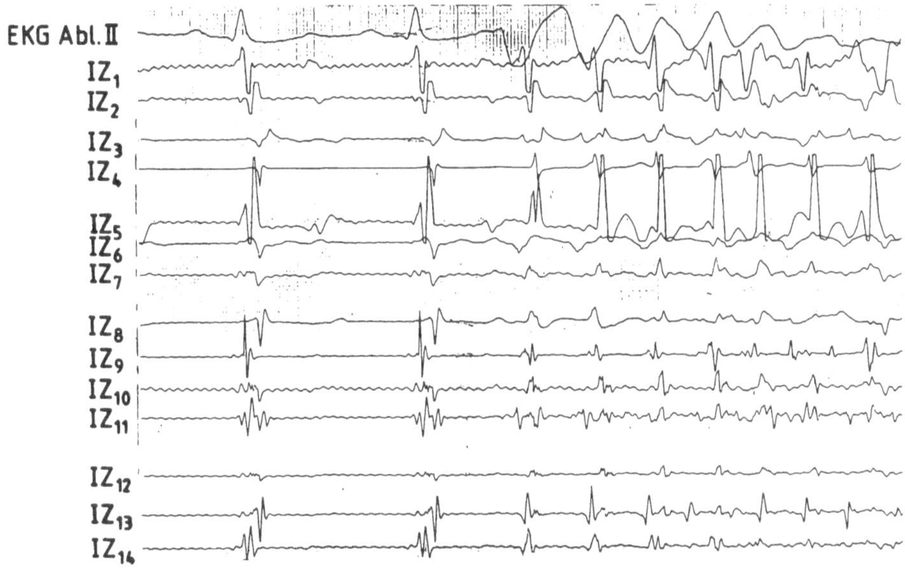

Abb. 24 Beispiel eines epikardialen EKG-Mappings bei regionaler Ischämie des Herzens. Nachweis von verzögerter Erregungsleitung, Erregungsblockierung und kontinuierliche elektrische Aktivität als Basis ventrikulärer „Kreiserregungen"

kulärer Arrhythmien von aberrierend geleiteten atrialen Erregungen, darüber hinaus die Interpretation und prognostische Beurteilung unterschiedlicher AV- und Schenkelblockbilder. Besonders wichtig ist die His-Bündel-Elektrographie für die Diagnostik akzessorischer atrioventrikulärer Querverbindungen (LGL-, WPW-Syndrom, usw.; s. Abschn. 5.1).

AV-Knoten

Die elektrophysiologischen Eigenschaften des AV-Knotens werden durch die AV-Knotenleitungszeit, den sogenannten Wenckebach-Punkt und die Refraktärzeit des AV-Knotens bestimmt. Die AV-Knotenleitungszeit entspricht der AH-Zeit im His-Bündel-EKG. Als Wenckebach-Frequenz wird diejenige spontane oder stimulierte Herzfrequenz bezeichnet, bei der ein AV-Block 2. Grades, Typ Wenkkebach auftritt. Für Patienten mit AV-Knoten-Reentry-Tachykardie (s. Abschn. 3.3.1) ist charakteristisch, daß Stimulationsfrequenzen > 200/min 1 : 1 übergeleitet werden, während die AH-Zeit kurz ist und bei Frequenzbelastung nur geringgradig ansteigt.

Die AV-Leitungszeit unterliegt wesentlich dem Einfluß des autonomen Nervensystems. Dies ist bei der Bewertung von Meßergebnissen von Bedeutung, gegebenenfalls kann durch Gabe von Parasympathikolytika zwischen überwiegend funktionellen und organischen Störungen differenziert werden. Hinsichtlich AV-Leitungsstörungen und AV-Blockierungen siehe Abschn. 3.1. Definition der Refraktärzeiten siehe Abschn. 6.2.2.

His-Purkinje-System

Die elektrophysiologischen Eigenschaften des His-Purkinje-Systems können durch die HV-Zeit im His-Bündel-EKG, das Auftreten intra- bzw. infrahisärer Leitungsblockierungen und die Refraktärzeiten des His-Purkinje-Systems charakterisiert werden. Intra- bzw. infrahisäre Leitungsstörungen sind häufig nur bei ausgeprägtem Befund darstellbar, da bei Vorhofstimulation im allgemeinen vor Erreichen der erforderlichen Stimulationsfrequenz eine suprahisische Leitungsblockierung auftritt. Auch die Bestimmung der Refraktärzeiten ist hierdurch eingeschränkt. Hinsichtlich Leitungszeiten, Definition der Refraktärperioden und Leitungsblokkierungen siehe Abschn. 3.1 bzw. 6.2.2.

6.2.2 Diagnostische Elektrostimulation

Bei der diagnostischen Elektrostimulation des Herzens werden über spezielle Elektrodenkatheter elektrische Impulse nach definierten Stimulationsprotokollen auf verschiedene Myokardareale appliziert. Durch differente Verfahren der starrfrequenten und/oder vorzeitigen Stimulation des Herzens können einerseits Reiz-

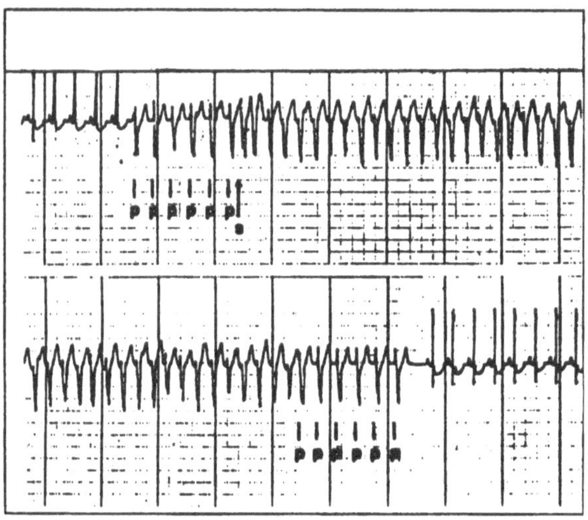

Abb. 25 Programmierte Kammerstimulation. Auslösung einer ventrikulären Tachykardie durch einen vorzeitigen Extrastimulus (s) bei ventrikulärem Pacing (p). Terminierung der Arrhythmie durch „underdrive pacing" (p)

bildungs- und Reizleitungsstörungen aufgedeckt und im einzelnen – auch unter pharmakologischen Aspekten – analysiert werden. Andererseits können Rhythmusstörungen, die auf „kreisenden Erregungen" (s. Abschn. 2.3) beruhen, durch „programmierte" Elektrostimulation induziert, terminiert (Beispiel: Abb. 25) und in ihrer pharmakologischen und physiologischen Beeinflußbarkeit geprüft werden. Durch sogenanntes „Pace-Mapping" kann die Lokalisationsdiagnostik von Rhythmusstörungen verbessert werden.

Methodik

Tabelle 10 enthält eine Übersicht über die gebräuchlichsten Stimulationsverfahren. Eine ausführliche Darstellung der Methodik einschließlich möglicher Komplikationen und Vorsichtsmaßnahmen findet sich bei [75, 129]. Der programmierten Stimulation sollte grundsätzlich ein strenges Stimulationsprotokoll entsprechend den Empfehlungen zur Qualitätskontrolle elektrophysiologischer Untersuchungen, herausgegeben durch die Deutsche Gesellschaft für Herz- und Kreislaufforschung, zugrundeliegen (s. Kapitel 16).

Tabelle 10 Übersicht über die gebräuchlichsten Verfahren der programmierten Stimulation

- Starrfrequente Stimulation
- Stimulation mit stufenlos ansteigender oder absteigender Frequenz („incremental"/ „decremental" pacing)
- Vorzeitig Einzel- und Mehrfachimpulsstimulation bei Sinusrhythmus
- Vorzeitige Einzel- und Mehrfachimpulsstimulation bei stimuliertem Grundrhythmus

Apparative Voraussetzungen

Die apparativen Voraussetzungen sind abhängig vom Umfang der angestrebten Untersuchungen (z. B. mit/ohne EKG-Mapping) verschieden. Generell werden eine Einrichtung zur kontinuierlichen Erfassung und Dokumentation des EKGs sowie ein Stimulationssystem benötigt. Die EKG-Erfassung und Dokumentation kann dabei in Untersuchungen ohne EKG-Mapping durch konventionelle mehrkanalige EKG-Schreiber, verbunden mit einer visuellen Kontrolle über Monitore erfolgen. In Untersuchungen mit gleichzeitigem EKG-Mapping bzw. mit Ableitung hochfrequenter EKG-Signale (z. B. des His-Bündels) sind die üblichen EKG-Registriereinheiten nicht geeignet. In diesem Fall sind Apparate mit einer unteren Frequenzbegrenzung von 20 – 50 Hz und einem Frequenzbereich von mindestens 500 Hz einzusetzen. Praktisch wichtig ist eine Selektorschaltung für die Auswahl beliebiger Ableitungen. Darüber hinaus sollte eine fortlaufende Erfassung des Untersuchungsablaufs durch geeignete Magnetbandsysteme erfolgen. Bei endokardialem „Mapping" ist eine biplane Durchleuchtungseinrichtung notwendig.

Für die programmierte Stimulation stehen verschiedene kommerziell verfügbare Systeme zur Verfügung (s. Kapitel 16; [75, 129]. Die Stimulation wird im allgemeinen bipolar mit Rechteckimpulsen von 1 – 2 ms Dauer bei 2facher diastolischer Schwellenreizstromstärke durchgeführt. Die meisten Stimulatoren besitzen eine Batteriestromversorgung. Notwendige Voraussetzungen sind die Auslösbarkeit von mindestens 3 konsekutiven vorzeitigen Herzaktionen mittels Extrastimulustechnik bei Pacing und Spontanrhythmus sowie eine stufenlose Änderung der Stimulationsfrequenz („incremental/decremental pacing"). Die Vorzeitigkeit der Extrastimuli sollte mit einer Genauigkeit von 1 – 2 ms einstellbar sein.

Als Katheter werden meist 2 – 4polige Elektrodenkatheter mit einem Elektrodenabstand von 0,5 – 1 cm benutzt.

Gefäßzugänge

Der Zugang zum Herzen erfolgt im allgemeinen über die Femoralvenen bzw. -arterien. Bei ausschließlicher Stimulation im rechten Ventrikel kann auch der venöse Zugang über die V. basilica gewählt werden. Zur Ableitung und Stimulation des linken Herzens wird die A. femoralis punktiert. Der Sinus coronarius kann am besten über die linke Vena brachialis erreicht werden. Der linke Vorhof kann u. U. direkt über ein offenes Foramen ovale erreicht werden. Die Einführung der Elektrodenkatheter erfolgt mit der Seldinger-Technik. Dabei können in den Femoralvenen unter Umständen 2 – 3 Schleusen plaziert werden. Die Positionierung der Katheter erfolgt mittels Röntgendurchleuchtung.

Definition der Refraktärzeiten bei programmierter Stimulation

(S_1, A_1, H_1, V_1: Stimulus Artefakt, Vorhof-, His-, Kammer-EKG-Signal bei Basis-Stimulations-Frequenz; S_2, A_2, H_2, V_2: Stimulus Artefakt, Vorhof-, His-, Kammer-EKG-Signal in vorzeitiger Aktion)

a) Vorhof

Als effektive Refraktärzeit des Vorhofs (ERP) wird das längste S_1-S_2-Intervall definiert, bei welchem kein A_2-Signal ausgelöst wird. Als funktionelle Refraktärzeit (FRP) wird das kürzeste A_1-A_2-Intervall bei S_1-S_2-Stimulation verstanden. Als relative Refraktärzeit (RRP) ist das längste S_1-S_2-Intervall definiert, bei welchem S_2-A_2 länger wird als S_1-A_1.

b) AV-Knoten

Als effektive Refraktärzeit (ERP) des AV-Knotens wird das maximale A_1-A_2-Intervall gemessen, das nicht von einem H_2-Signal gefolgt wird. Als funktionelle Refraktärzeit (FRP) ist das kürzeste H_1-H_2-Intervall bei A_1-A_2-Stimulation definiert. Als relative Refraktärzeit (RRP) gilt dasjenige A_1-A_2-Intervall, bei dem A_2-H_2 länger wird als A_1-H_1.

c) His-Purkinje-System

Als effektive Refraktärzeit (ERP) des His-Purkinje-Systems gilt das maximale H_1-H_2-Intervall ohne anschließendes V_2-Signal. Die funktionelle Refraktärzeit (FRP) ist das kürzeste V_1-V_2-Intervall bei A_1-A_2-Stimulation. Die relative Refraktärzeit (RRP) ist als H_1-H_2-Intervall definiert, bei dem H_2-V_2 länger als H_1-V_1 wird oder V_2 erstmals aberrierende Leitung zeigt.

d) Kammer

Die effektive Refraktärzeit (ERP) der Kammer ist das längste S_1-S_2-Intervall ohne anschließendes V_2-Signal. Als funktionelle Refraktärzeit (FRP) der Kammer gilt das kürzeste V_1-V_2-Intervall bei S_1-S_2-Stimulation. Als relative Refraktärzeit (RRP) ist das längste S_1-S_2-Intervall definiert, bei dem S_2-V_2 länger wird als S_1-V_1.

e) Retrograde (VA-) Leitung

Als effektive Refraktärzeit (ERP) des His-Purkinje-Systems bei retrograder Leitung wird das längste S_1-S_2- oder V_1-V_2-Intervall bezeichnet, bei welchem S_2 oder V_2 unterhalb des His-Bündels blockieren. Als funktionelle Refraktärzeit ist das kürzeste S_1-H_2 oder H_1-H_2-Intervall bei V_1-V_2-Stimulation definiert. Die effektive Refraktärzeit (ERP) des AV-Knotens bei retrograder Leitung ist das längste S_1-H_2 bzw. H_1-H_2-Intervall, bei welchem H_2 nicht auf den Vorhof übergeleitet wird. Die funktionelle Refraktärzeit (FRP) ist das kürzeste A_1-A_2-Intervall bei variablem H_1-H_2. Als effektive Refraktärzeit (ERP) des ventrikuloatrialen Leitungssystems wird das längste S_1-S_2-Intervall bezeichnet, bei dem keine Überleitung auf den Vorhof erfolgt. Als funktionelle Refraktärzeit (FRP) dieses Systems ist das kürzeste A_1-A_2-Intervall bei S_1-S_2-Stimulation im Ventrikel definiert. Die relative Refraktärzeit (RRP) des ventrikuloatrialen Leitungssystems ist das längste S_1-S_2-Intervall, bei dem S_2-V_2 länger wird als S_1-V_1.

6.3 Indikationen zur invasiven elektrophysiologischen Diagnostik [129]

6.3.1 Bradyarrhythmien

Umfangreiche vergleichende klinische und elektrophysiologische Untersuchungen haben die Möglichkeiten der Interpretation von Rhythmusstörungen aus dem Oberflächen-EKG wesentlich erweitert, so daß elektrophysiologische Untersuchungen in der Diagnostik von Bradyarrhythmien heute nur noch selten indiziert sind. Als spezielle Untersuchungsverfahren stehen die Bestimmung der Sinusknoten-Erholungszeit (SKEZ), der sinuatrialen-Leitungszeit (SALZ) und die Ableitung des His-Bündel-EKGs, verbunden mit einer programmierten Vorhofstimulation, zur Verfügung.

Die Bestimmung der SKEZ beruht auf einer Hemmung der Sinusknotenautomatie durch schnelle atriale Stimulation über mindestens 30 Sekunden und ist definiert als Zeitintervall zwischen der letzten, stimulusinduzierten Vorhoferregung und der ersten, vom Sinusknoten ausgehenden Vorhofaktion (Abb. 26). Dabei werden die atrialen Stimulationsfrequenzen um jeweils 10 Schläge pro Minute von 100–180 Schläge pro Minute stufenweise erhöht. Als frequenzkorrigierte SKEZ wird die Differenz zwischen maximaler SKEZ und spontaner Periodendauer vor Stimulationsbeginn bezeichnet. Die Bestimmung der SALZ erlaubt Aussagen über Leitungsstörungen im sinuatrialen Grenzgebiet. Das Verfahren beruht auf der Messung postextrasystolischer Zeitintervalle nach vorzeitiger atrialer Stimulation. Einzelheiten der Methodik, Normalwerte und Diskussion verschiedener Meßverfahren siehe [75, 91, 129].

Die Dauer der SKEZ ist in der Mehrzahl der Fälle zum Schweregrad der Sinusknotenfunktionsstörung korreliert. Die Sensitivität einer pathologisch verlängerten SKEZ beträgt ca. 65%, die Spezifität über 90%. Die SKEZ ist allerdings nur bei pathologischem Ausfall diagnostisch verwertbar. Der Bestimmung der SALZ kommt kein eigenständiger diagnostischer Wert zu. Allerdings kann durch zusätzliche Messung dieses Parameters in einigen Fällen eine fälschlich zu niedrige SKEZ erkannt werden.

Die Diagnostik des AV-Knotens schließt die Bestimmung des „Wenckebach-Punktes" sowie die Ableitung des His-Bündel-Elektrokardiogramms bei Spontanrhythmus (s. Abb. 23) und bei Vorhofstimulation ein. Die bei einer kritischen Stimulationsfrequenz auftretenden Leitungsblockierungen treten suprahisisch auf, da der AV-Knoten die längste Refraktärzeit im atrioventrikulären Leitungssystem aufweist. In seltenen Fällen können Blockierungen zuerst distal des AV-Knotens (intra- bzw. infrahisisch) beobachtet werden. Bei Stimulationsfrequenzen < 130 pro Minute ist dieser Befund pathologisch und gegebenenfalls therapiepflichtig.

Bei der Prüfung der Sinus- bzw. AV-Knoten-Funktion ist zu beachten, daß Einflüsse des autonomen Nervensystems wesentlich mitbestimmend sind. Aus dem Verhalten dieser Strukturen unter programmierter Stimulation kann daher im Einzelfall nur mit Einschränkungen auf entsprechende Veränderungen unter differenten physiologischen Bedingungen geschlossen werden. Die Funktionsprüfungen sollten in aller Regel pharmakologische Testungen (Atropin, eventuell bradykardisierende Substanzen, s. Abschn. 6.4) einschließen.

Die Indikation zur elektrophysiologischen Diagnostik (Tab. 11) ist individuell zu stellen und ergibt sich im allgemeinen dann, wenn ein Mißverhältnis zwischen klinischer Symptomatik und objektivierten Befunden besteht. Die Indikation kann somit bei Patienten mit schwerwiegenden, chronischen oder intermittierenden

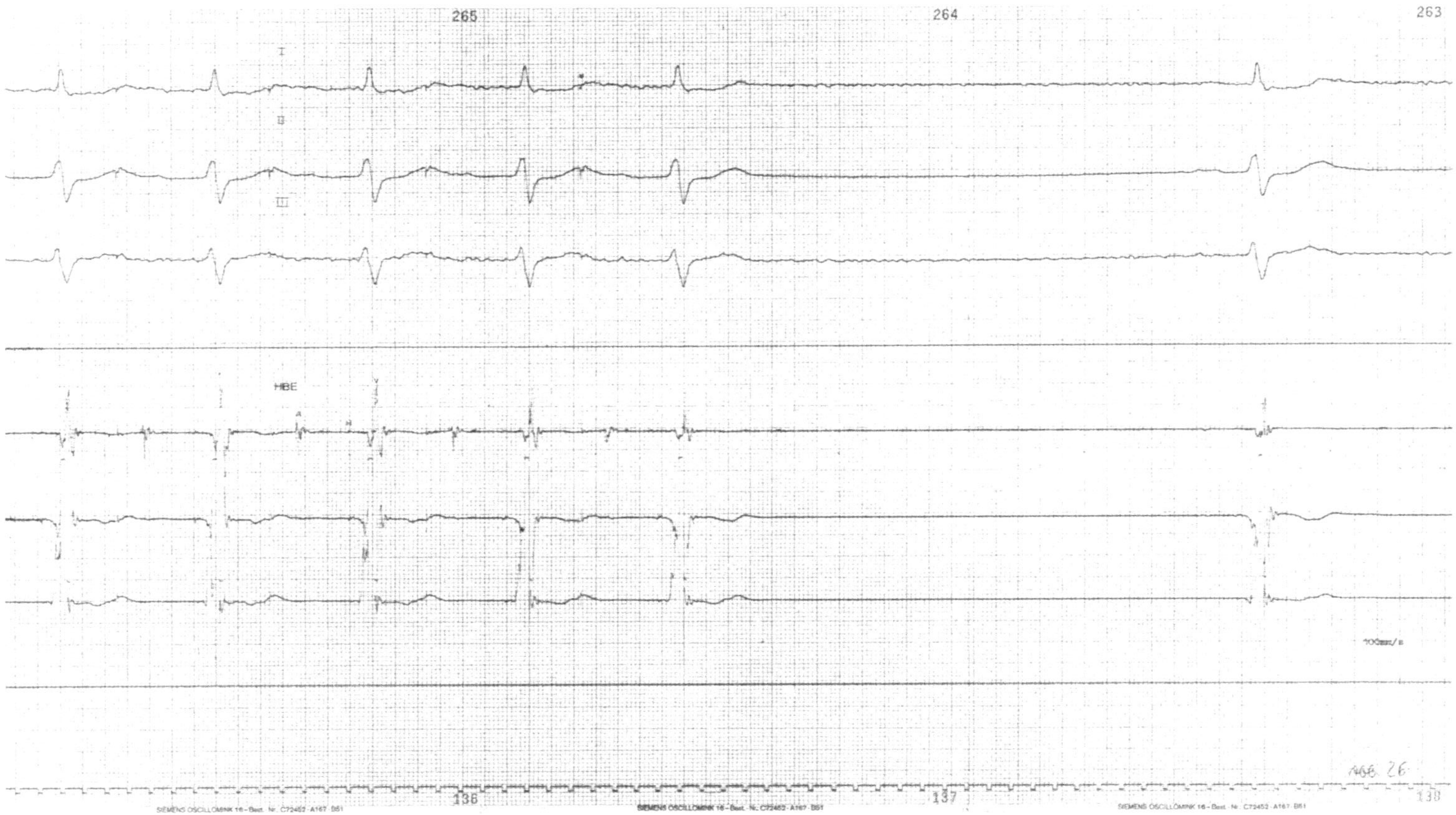

Abb. 26 Sinusknotenfunktionsprüfung: Verlängerung der Sinusknotenerholungszeit auf 2,6 sec

Tabelle 11 Indikationen zur elektrophysiologischen Diagnostik bei Bradyarrhythmie

- AV-Block I. und II. Grades, Typ Wenckebach, mit schwerwiegender klinischer Symptomatik
- AV-Block II. Grades, Typ Mobitz II, ohne klinische Symptomatik
- AV-Block I. Grades, LAHB + RSB mit/ohne klinische Symptomatik

Leitungsstörungen des AV-Knotens gegeben sein, ohne daß eine klinische Symptomatik (Schwindelattacken, Synkopen) besteht. Ein Beispiel hierfür sind Patienten mit AV-Blockierungen 1. Grades und zusätzlichen intraventrikulären Leitungsstörungen (linksanteriorer Hemiblock und Rechtsschenkelblock). Eine weitere Gruppe von Patienten stellen solche Fälle dar, bei denen eine schwerwiegende klinische Symptomatik vorliegt (z. B. Synkopen, Schwindelattacken), ohne daß ein adäquater elektrokardiographischer Befund – bei weitgehendem Ausschluß anderer Ursachen – dokumentiert worden wäre. Ein Beispiel hierfür sind Patienten mit Synkopen und AV-Blockierungen 1. Grades bzw. AV-Blockierungen 2. Grades, Typ Wenckebach, ohne sonstige Leitungs- oder Erregungsbildungsstörungen. In solchen Fällen kann spontan oder unter Vorhofstimulation eine intra- bzw. infrahisische Leitungsverzögerung bzw. Blockierung nachgewiesen werden, die dann als wahrscheinliche Ursache der intermittierenden klinischen Symptomatik gelten kann.

6.3.2. Supraventrikuläre Tachyarrhythmien

Bei tachykarden supraventrikulären Rhythmusstörungen können elektrophysiologisch und pharmakodynamisch differente Formen unterschieden werden (s. Abschn. 3.3.1). Die elektrophysiologischen Untersuchungsverfahren (unter Einschluß des EKG-Mapping) erlauben in fast allen Fällen eine sichere differentialdiagnostische Unterscheidung. Eine exakte rhythmologische Diagnose ist allerdings in vielen Fällen unter einem klinisch-therapeutischen Gesichtspunkt nicht notwendig. Umfangreiche vergleichende klinisch-elektrophysiologische Untersuchungen haben auch hier Verständnis und Interpretationsmöglichkeiten des Oberflächen-EKGs wesentlich erweitert, so daß die Diagnose meist ausreichend zuverlässig aus 12-Kanal-Ableitungen des EKGs, eventuell unterstützt durch das Ösophagus-EKG, gestellt werden kann, sofern eine elektrokardiographische Dokumentation der Arrhythmie gelingt. Indikationen zur Durchführung einer elektrophysiologischen Diagnostik sind gegeben (Tab. 12):

a) bei Patienten mit seltenen Tachyarrhythmien und schwerwiegender klinischer Symptomatik. In diesem Fall können die Auswahl eines geeigneten Therapieverfahrens und die Therapiekontrolle nur im Rahmen einer elektrophysiologischen Studie zuverlässig erfolgen;

Tabelle 12 Indikationen zur elektrophysiologischen Diagnostik bei supraventrikulären Tachyarrhythmien

- Seltene Tachyarrhythmien mit schwerwiegender Symptomatik
- Supraventrikuläre 1 : 1-Tachykardien und Tachyarrhythmien bei ventrikulärer Präexzitation
- Supraventrikuläre 1 : 1-Tachykardien bei schwerwiegender klinischer Symptomatik und Refraktärität gegenüber probatorischer medikamentöser Therapie
- Supraventrikuläre 1 : 1-Tachykardien bzw. Tachyarrhythmien bei geplanter Intervention (Ablation, chirurgische Therapie, antitachykarder Schrittmacher)

b) bei Patienten mit supraventrikulären Tachyarrhythmien und ventrikulärer Präexzitation (s. Abschn. 5.1). In diesen Fällen dient die Diagnostik der elektrophysiologischen und pharmakologischen Charakterisierung der AV-Überleitungswege. Dabei sind vor allem die maximale anterograde atrioventrikuläre Überleitungsfrequenz über die akzessorische Leitungsbahn und deren Refraktärzeit von Interesse. Diese Parameter erlauben eine Voraussage über die resultierende Kammerfrequenz bei tachykarden intraatrialen Arrhythmien. Bei kurzer Refraktärzeit und hoher Leitungsgeschwindigkeit ist eine Therapie (medikamentös-chirurgisch, s. Abschn. 14.12) zwingend notwendig;

c) bei Patienten mit häufig rezidivierenden supraventrikulären Tachykardien mit regelmäßiger 1 : 1-AV-Überleitung. In diesen Fällen dient die elektrophysiologische Diagnostik einerseits der Klärung der Diagnose, insbesondere dem Ausschluß bzw. der Aufdeckung einer latenten Präexzitation. Darüber hinaus können sich im Einzelfall aus der pharmakologischen Charakterisierung der Leitungswege und aus der Analyse der Auslöse- bzw. Terminationsmechanismen wesentliche Aspekte für die medikamentöse Therapie, darüber hinaus Entscheidungshilfen für alternative elektrische oder chirurgische Behandlungsverfahren ergeben;

d) bei Patienten mit regelmäßigen oder unregelmäßigen supraventrikulären Tachyarrhythmien, die sich bei schwerwiegender klinischer Symptomatik gegenüber medikamentösen Maßnahmen als refraktär erweisen. In diesen Fällen kommen elektrische oder chirurgische Behandlungsverfahren in Betracht (s. Abschn. 12.1.5). Die elektrophysiologische Diagnostik ist eine notwendige Voraussetzung für den adäquaten Einsatz derartiger Therapieverfahren. Sie schließt neben der Bestimmung der SKEZ und der SALZ (s. o.) die Analyse der Refraktärzeiten von Vorhof, AV-Knoten, eventuellen akzessorischen Leitungsbündeln und Kammer sowie die Bestimmung der Auslöse- und Terminierungsmechanismen, der Entstehungsorte und Ausbreitungswege der Tachykardien mit Hilfe verschiedener Techniken ein. Das diagnostische Vorgehen sollte dem von der Deutschen Gesellschaft für Herz- und Kreislaufforschung empfohlenen Untersuchungsprotokoll entsprechen (s. Kapitel 16). Diesem sind in Abhängigkeit von der individuellen Fragestellung spezielle Untersuchungsteile anzuschließen. Hinsichtlich Einzelheiten des methodischen Vorgehens bei programmierter Vorhofstimulation mit/ohne EKG-Mapping wird auf die spezielle Literatur [75, 91, 129] verwiesen.

6.3.3 Differentialdiagnose von Tachykardien mit breitem QRS-Komplex (Tab. 13)

Eine sichere Unterscheidung von supraventrikulären und ventrikulären Tachykardien ist bei breitem QRS-Komplex aus 12-Kanal-EKG-Ableitungen nicht immer möglich. Hämodynamische Auswirkungen und Ansprechen auf bestimmte Gruppen von Antiarrhythmika bzw. auf physikalische Maßnahmen sind unzuverlässige Kriterien. Auch eine regelmäßige 1 : 1-Beziehung zwischen Vorhof- und Kammeraktion ist diagnostisch nicht beweisend, da bei ventrikulären Tachykardien häufig eine konstante VA-Leitung vorliegt. Für eine Kammertachykardie sprechen AV-Dissoziation und – bei langsamen Formen – das Auftreten von Fusionsschlägen mit schmalem Kammerkomplex. Bei unklarer Diagnose und klinischem Beschwerdebild kann durch intrakardiale EKG-Ableitungen in Verbindung mit einer programmierten Vorhof- und/oder Kammerstimulation in jedem Fall eine Sicherung der Diagnose als notwendige Voraussetzung für adäquate Therapieentscheidungen und für die Auswahl geeigneter Pharmaka erfolgen.

6.3.4. Ventrikuläre Tachyarrhythmien (Tab. 13)

Bei ventrikulären Tachykardien sind „langsame“ Formen mit Frequenzinterferenz von Sinusrhythmus und ventrikulärem Rhythmus (s. Abschn. 3.3.2) von „schnellen“ Tachykardien ohne Frequenzinterferenz zu unterscheiden. Eine elektrophysiologische Diagnostik ist nur bei „schnellen“ Formen (außer „torsade de pointes“) angezeigt.

Tabelle 13 Indikationen zur elektrophysiologischen Diagnostik bei Verdacht auf ventrikuläre Arrhythmien

1. In einzelnen Fällen zur differentialdiagnostischen Abgrenzung gegenüber supraventrikulären Tachykardien mit breitem Kammerkomplex
2. Bei bekannten anhaltenden ventrikulären Tachykardien
3. Bei schwerwiegender klinischer Symptomatik, z. B. Synkopen, und bekannter kardialer Erkrankung
4. Bei geplanter Intervention (z. B. Ablation, chirurgische Therapie, antitachykarde Stimulation)

Als Untersuchungsverfahren stehen die programmierte Kammerstimulation, eventuell verbunden mit einer Vorhofstimulation, mit bzw. ohne EKG-Mapping, zur Verfügung. Hinsichtlich Einzelheiten des methodischen Vorgehens wird auf die Empfehlungen der Deutschen Gesellschaft für Herz-Kreislaufforschung bzw. auf spezielle Lehrbücher verwiesen (s. Kapitel 16; [75, 91, 129].

Die Indikation zur Durchführung der elektrophysiologischen Diagnostik ist generell bei allen Patienten mit anhaltenden ventrikulären Tachykardien, besonders bei schwerwiegender Symptomatik, z. B. Synkopen und bei schwerwiegender struktureller und/oder koronarer Erkrankung des Herzens gegeben. Bei diesen Patienten sind ventrikuläre Tachykardien ein wichtiger eigenständiger Risikofaktor für plötzliche kardiale Todesfälle.

Schwerwiegende Komplikationen können aber auch – abhängig von der Frequenz der Arrhythmie – bei Patienten mit ventrikulären Tachykardien ohne erkennbare Myokarderkrankung auftreten. Bei Patienten mit nicht anhaltenden Kammertachykardien ist dagegen eine programmierte Kammerstimulation in Fällen ohne schwerwiegende Symptomatik nicht generell angezeigt. Dies gilt insbesondere, wenn keine gesicherte kardiale Grunderkrankung vorliegt. Patienten in der Frühphase des akuten Myokardinfarkts sollten *nicht* einer invasiven Diagnostik bzw. Therapiekontrolle unterzogen werden, da die Ergebnisse der Stimulation bei frischer Nekrose nicht als repräsentativ für das Narbenstadium angesehen werden können. Eine verläßliche Beurteilung der ventrikulären „Vulnerabilität“ ist erst 2–8 Wochen nach dem akuten Ereignis gegeben.

Ziele der elektrophysiologischen Diagnostik bei Patienten mit ventrikulären Tachykardien sind die Dokumentation der Arrhythmie bzw. verschiedener Arrhythmieformen, die Analyse der Auslösemechanismen, die Feststellung maximaler Frequenzen, ihrer hämodynamischen Auswirkungen sowie Möglichkeiten der Akzelleration bzw. Termination, außerdem die Prüfung der pharmakologischen Beeinflußbarkeit sowie die Beurteilung der Prognose, besonders unter dem Einfluß pharmakologischer Maßnahmen.

Vergleichende Untersuchungen zeigen, daß die Effektivität der Therapie bei Patienten mit ventrikulären Tachykardien durch kombinierten Einsatz von elektrophysiologischen Untersuchungsverfahren und Holter-EKG-Analysen im Vergleich zur alleinigen Überwachung durch EKG-Registrierung verbessert werden kann.

Patienten, bei denen Tachykardien unter individuell optimierter medikamentöser antiarrhythmischer Therapie nicht mehr auslösbar sind, haben im Hinblick auf tödliche Komplikationen eine vergleichsweise günstige Prognose (Abb. 27).

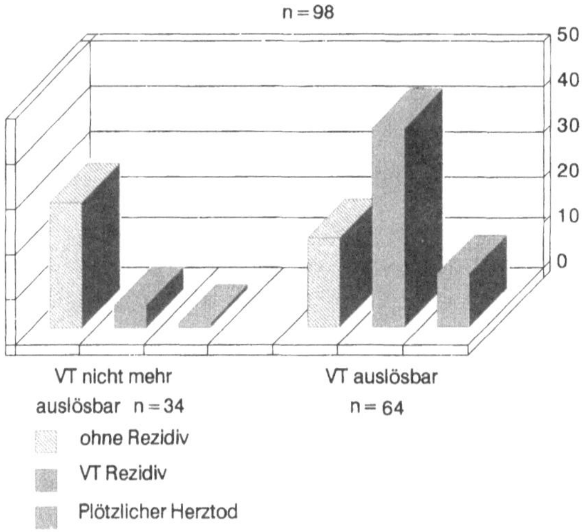

Abb. 27 Prognose ventrikulärer Tachykardien bei Patienten mit medikamentös einstellbarer bzw. medikamentös refraktärer Arrhythmie (nach [140])

Umgekehrt sterben Patienten, die sich als medikamentös refraktär erweisen, häufig am plötzlichen Herztod. Der Einsatz der programmierten Stimulation erlaubt somit eine prognostische Beurteilung ventrikulärer Tachykardien unter medikamentöser Therapie. Allerdings können im Einzelfall zwischen den Ergebnissen der elektrophysiologischen Diagnostik und Spontanverläufen der Arrhythmie erhebliche Unterschiede auftreten, besonders unter Therapie mit Antiarrhythmika. So können Antiarrhythmika durch Suppression von Ektopien mögliche Auslösefaktoren der Tachykardien unterdrücken und auf diese Weise deren Entstehung verhindern, ohne daß dieser Mechanismus durch die Technik der programmierten Stimulation adäquat erfaßt werden könnte. Umgekehrt können Änderungen der Serumkonzentration, Einflüsse des autonomen Nervensystems, intermittierend auftretende Myokardischämie, Frequenzeffekte usw. die Auslösebedingungen der Arrhythmien so verändern, daß die Ergebnisse der elektrophysiologischen Diagnostik nicht auf die aktuelle klinische Situation des Patienten übertragbar sind.

Eine wichtige Indikation zur elektrophysiologischen Diagnostik bei ventrikulären Tachyarrhythmien ist schließlich dann gegeben, wenn elektrische oder chirurgische Behandlungsmaßmahmen angestrebt werden. Dies trifft für die Mehrzahl der Patienten mit anhaltenden, medikamentös refraktären ventrikulären Tachykardien zu. Bei elektrischen Therapieverfahren (z. B. antitachykarde Stimulationssysteme, automatischer Defibrillator, s. Abschn. 12.1) dient die programmierte Stimulation der Festlegung eines adäquaten, individuell optimierten Stimulationsprotokolls. Bei chirurgischer Therapie oder Katheterablation sind Ursprungslokalisation und Analyse des Ausbreitungsweges der Arrhythmie notwendige Voraussetzungen für eine gezielte Resektion bzw. Ablation elektrophysiologisch inhomogener Myokardareale (s. Abschn. 12.1.5.3).

6.3.5 Synkopen und Kreislaufstillstand unklarer Genese

Bei Patienten mit Synkopen bzw. Kreislaufstillstand unklarer Genese ohne direkte Hinweise auf kardiale Ursachen stellt die elektrophysiologische Untersuchung – ebenso wie die Holter-Diagnostik (s. Abschn. 6.1.3) – eine wichtige Erweiterung der diagnostischen Möglichkeiten dar. Für die kardiale rhythmogen bedingte Synkope ist eine Bewußtlosigkeit von kurzer Dauer (Sekunden bis Minuten) mit plötzlichem Beginn typisch. Differentialdiagnostisch sind transitorische ischämische Attacken, Aortenstenose, Subclavian-Steal-Syndrom, Basilarissyndrom, Karotissinus-Syndrom, orthostatische Dysregulation, Husten-, Miktionssynkope usw. abzugrenzen. Durch die programmierte Stimulation kann in bis zu 30% der Fälle eine Klärung der Ursachen erreicht werden. Die elektrophysiologische Diagnostik schließt in diesen Fällen das gesamte Spektrum der atrialen und ventrikulären Stimulationsverfahren ein (s. o.). Sie ist dann angezeigt, wenn andere diagnostische Maßnahmen (z. B. neurologische, HNO-ärztliche, augenärztliche Untersuchungen, nicht invasive kardiologische Diagnostik) zu keiner Klärung der Ursachen der klinischen Symptomatik geführt haben. Dies gilt generell bei Patienten mit bedeutsamer koronarer und/oder struktureller Erkrankung des Herzens. Bei Patienten ohne erkennbare kardiale Erkrankung ist die Indikation im Einzelfall abzuwägen.

6.3.6 Grenzen der elektrophysiologischen Diagnostik in der Erkennung und Bewertung von Rhythmusstörungen

Die Bedeutung elektrophysiologischer Untersuchungsmethoden für Diagnostik und Therapie lebensbedrohender Herzrhythmusstörungen ist vielfach belegt. Einschränkungen ergeben sich dadurch, daß wichtige Auslösebedingungen der Arrhythmien und des plötzlichen Herztodes durch diese Untersuchungstechniken nicht adäquat erfaßt werden können. Von größter Bedeutung sind bei Vorhofarrhythmien Einflüsse des autonomen Nervensystems, bei ventrikulären Arrhythmien vor allem die akute Ischämie des Herzens als Folge intermittierender akuter koronarer Mangeldurchblutung (s. Abschn. 14.10).

Lebensbedrohliche Rhythmusstörungen können dabei sowohl als Folge einer akuten koronaren Minderperfusion als auch durch Reperfusion auftreten. Diese Rhythmusstörungen unterscheiden sich wesentlich in ihrer pharmakologischen

Beeinflußbarkeit von chronischen ventrikulären Arrhythmien bzw. Tachykardien unter programmierter Stimulation. Die Erfassung dieser wichtigen Auslösefaktoren und der durch sie begünstigten Rhythmusstörungen als Basis für eine Therapieentscheidung und individuelle Risikobewertung ist zur Zeit mit klinischen Mitteln nicht ausreichend möglich.

6.4 Ventrikuläre Spätpotentiale

Bei ventrikulären „Spätpotentialen" handelt es sich um niederamplitudige fraktionierte Signale, die mit Hilfe der Signalmittelungstechnik aus dem Oberflächen-EKG erkannt werden können. Die Potentiale entsprechen einer regional verzögerten fraktionierten Erregungsausbreitung. Ventrikuläre Spätpotentiale werden gehäuft bei Patienten mit ventrikulären Tachykardien erfaßt; sie haben Bedeutung für die Diagnostik, insbesondere für die Risikobeurteilung von Patienten mit ventrikulären Arrhythmien und für die Therapie bzw. Therapiekontrolle; die Frage einer routinemäßigen Erfassung der ventrikulären Spätpotentiale ist jedoch nicht endgültig geklärt. Ein besonderes Problem stellt die große Häufigkeit falsch positiver Ergebnisse dar. Einzelheiten des methodischen Vorgehens, spezielle Ergebnisse und praktische Problematik siehe [129].

6.5 Pharmakologische Funktionsprüfungen

Eine pharmakologische Funktionsprüfung kann mit Parasympatholytika, Sympathomimetika, eventuell mit Substanzen mit spezifisch leitungsverzögernder Wirkung in einzelnen Abschnitten des Reizleitungssystems durchgeführt werden. Dabei ist im Einzelfall zu entscheiden, ob die pharmakologische Testung im Rahmen einer elektrophysiologischen Untersuchung oder vor Durchführung bzw. unabhängig von einer derartigen Diagnostik erfolgen soll (s. o.).

6.5.1 Atropintest

Der Atropintest ist im Rahmen von Sinusknotenfunktionsprüfungen (mit/ohne „Sick-Sinus"-Syndrom, s. Abschn. 3.1) indiziert. Atropin wird in einer Dosis von 0,5 – 2 mg intravenös verabreicht, anschließend werden Spontanfrequenz, Sinusknotenerholungszeit, sinuatriale Leitungszeit usw. gemessen. Unter Normalbedingungen steigt die Herzfrequenz auf über 50% des Ausgangswerts an. Ein Frequenzanstieg unter 25% bzw. ein fehlender Anstieg über 90/min läßt das Vorliegen eines Sinusknotensyndroms vermuten. Hinsichtlich Durchführung des Atropintests/Auswertung der Ergebnisse und Bewertung der Befunde siehe [139].

6.5.2 Sympathomimetika

Die Gabe von Sympathomimetika zur Diagnostik von Rhythmusstörungen ist nur selten im Rahmen elektrophysiologischer Untersuchungen angezeigt. Sie dient der Provokation schwer auslösbarer Tachyarrhythmien. Im allgemeinen wird Orciprenalin in einer solchen Dosis infundiert, daß die Sinusfrequenz um 25/min ansteigt. Über Einzelheiten des methodischen Vorgehens informiert [75, 91, 129].

6.5.3 Pharmaka mit spezifisch leitungsverzögernder oder erregungshemmender Wirkung

Die Anwendung von leitungsverzögernden bzw. erregungshemmenden Pharmaka betrifft in erster Linie Funktionsprüfungen des Sinus- und AV-Knotens. Als Testsubstanzen kommen spezifisch bradykardisierende Substanzen (z. B. Falipamil), Beta-Sympathikolytika (z. B. Propranolol) und Kalzium-Antagonisten (z. B. Verapamil) in Betracht. In Einzelfällen kann ein behandlungsbedürftiges Syndrom des „Kranken Sinusknotens" demaskiert werden. Kontrolliert werden die Spontanfrequenz, die Sinusknotenerholungszeit, die sinuatriale Leitungszeit und Parameter der AV-Knoten-Überleitung vor und nach Gabe derartiger Pharmaka. Über die Indikation zur Diagnostik muß individuell unter Berücksichtigung der Kontraindikationen entschieden werden.

7 Ableitung von Therapieindikationen

Voraussetzung für die Therapie von Herzrhythmusstörungen ist – außer in Notfällen – die Feststellung der möglichen Ursachen, insbesondere die kardiologische bzw. internistische Diagnose, verbunden mit der Kenntnis der Ursachen und Mechanismen der Arrhythmie, ihrer Formen und ihrer Häufigkeit, ihres Schweregrades sowie ihrer speziellen Auslöse- und Terminationsbedingungen. Vor Einleitung spezieller antiarrhythmischer Maßnahmen muß überprüft werden, ob und nach welchen Kriterien eine Therapieindikation gegeben ist.

Da Rhythmusstörungen ein unspezifisches Symptom zahlreicher Erkrankungen darstellen, aber auch bei Herzgesunden auftreten und besonders im höheren Lebensalter fast regelhaft – auch ohne klinische Symptomatik und ohne kardiale Grunderkrankung – vorkommen, sind Therapiemaßnahmen, zumal bei Langzeittherapie, ohne klare Therapieindikation abzulehnen.

Therapieentscheidungen werden durch die subjektive Symptomatik, das Ausmaß hämodynamischer Effekte der Arrhythmie in Ruhe und/oder unter Belastung im Vergleich zu hämodynamischen Nebenwirkungen der Therapie und durch prognostische Aspekte bestimmt.

7.1 Subjektive Symptomatik

Die subjektive Symptomatik ist bei Patienten mit Herzrhythmusstörungen außerordentlich variabel. Häufig genannte Symptome sind Herzklopfen, Herzrasen, Herzstolpern, Herzjagen, „Kloßgefühl“, „kräftiger Herzschlag“, „Aussetzen“ des Herzschlags, ebenso Schwächegefühl, Schwindel, Unruhe, Angst, weiterhin Stenokardien, Angina pectoris, Dyspnoe, Bewußtlosigkeit usw. Insgesamt weisen weniger als 50% der Patienten mit Rhythmusstörungen eine subjektive Symptomatik auf. Schwere der Symptome und Schweregrad der Rhythmusstörung stimmen nur teilweise überein. Unabhängig vom Schweregrad der Arrhythmie rechtfertigen subjektive Symptome, die vom Patienten als behandlungsbedürftig empfunden werden, eine spezifische Therapie. Dies ist für hämodynamisch und prognostisch unbedeutende Arrhythmien insoweit einzuschränken, als Pharmaka mit potentiell schwerwiegenden Nebenwirkungen nicht angewandt werden sollten.

7.2 Hämodynamische Auswirkungen von Rhythmusstörungen in Ruhe und/oder Belastung

Die hämodynamischen Auswirkungen von Rhythmusstörungen werden durch eine Vielzahl verschiedener Faktoren bestimmt. Zu den wichtigsten Determinanten gehören Frequenz, Ventrikelfunktion, Entstehungsort der Arrhythmie, Vorhof-Kammersequenz während der Rhythmusstörung und peripher-vaskuläre Faktoren (Übersicht [144]).

Frequenz der Arrhythmie

Für Therapieentscheidungen sind die Minimal- bzw. Maximalfrequenzen in Ruhe und unter Belastung von Bedeutung. Beim gesunden Herzen liegen die Ruhe-Grenzfrequenzen bei ca. 40 bzw. 160 Schlägen pro Minute; bei Unter- bzw. Überschreiten dieser Frequenz fällt das Herzzeitvolumen ab, da die jeweiligen Änderungen der Frequenz bzw. des Schlagvolumens nicht mehr voll kompensiert werden können. Bei Störungen der Ventrikelfunktion ist dieser Grenzbereich in Abhängigkeit von der Schwere der Funktionsstörung auf die sogenannte „optimale Herzfrequenz" eingeengt (Abb. 28). Ein Teil der Patienten mit Bradykardie wird symptomatisch durch einen fehlenden Anstieg der Herzfrequenz unter Belastung, ohne daß die Herzfrequenz in Ruhe kritisch erniedrigt ist.

Ventrikelfunktion

Die hämodynamischen Auswirkungen von Frequenzänderungen werden entscheidend durch die Ventrikelfunktion beeinflußt. Für schwere linksventrikuläre Funk-

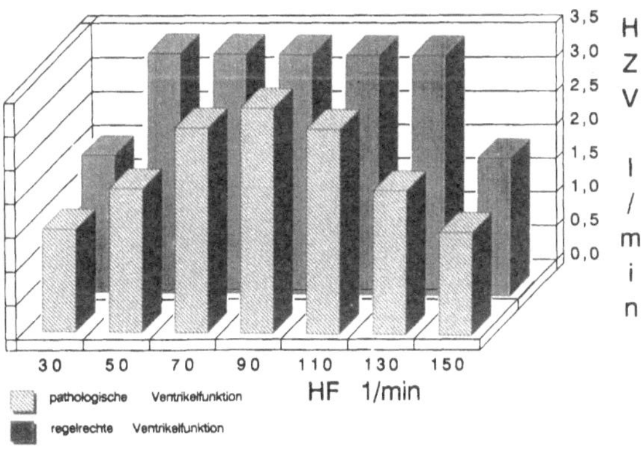

Abb. 28 Änderungen des Herzminutenvolumens in Abhängigkeit von der Herzfrequenz (schematisch)
a) bei Herzgesunden; b) bei Patienten mit pathologischer Ventrikelfunktion

tionsstörungen ist ein schmaler Bereich der „optimalen Herzfrequenz" charakteristisch, der oft nur 20 – 30 Schläge pro Minute beträgt. In diesen Fällen können auch „langsame" Tachykardien mit Frequenzen von ca. 100 – 120 Schläge pro Minute bereits zu schwerwiegender Kreislaufdepression führen.

Entstehungsort der Arrhythmie und Sequenz der Vorhof-Kammer-Aktivierung

Im allgemeinen entfalten Vorhofarrhythmien mit konsekutiver regelrechter Erregungsausbreitung in den Kammern geringere hämodynamische Auswirkungen als ventrikuläre Rhythmusstörungen. Bei Vorhof-Tachyarrhythmien mit fehlender physiologischer Vorhof-Kammer-Koordination (z. B. AV-Knoten-Reentry-Tachykardie) können diese Unterschiede jedoch gering sein oder sogar vollständig fehlen. Als hämodynamisch besonders ungünstig erweist sich dabei die Vorhofpfropfung, die sich bei verschiedenen supraventrikulären und ventrikulären Arrhythmien (z. B. bei kurzer retrograder ventrikuloatrialer Leitung) ausbilden kann (Abb. 29). Bei Patienten mit relativ langsamen ventrikulären Tachykardien (< 150 Schläge pro Minute), die bei befriedigender Ventrikelfunktion eine schwerwiegende klinische Symptomatik zeigen, besteht immer der Verdacht einer Vorhofpfropfung, die durch gezielte Therapiemaßnahmen beeinflußbar ist (s. Abschn. 13.2.2.2.3).

Periphere Gefäßfaktoren

Die hämodynamischen Auswirkungen von Rhythmusstörungen werden wesentlich durch periphere Gefäßfaktoren mitbestimmt. So können Ausmaß und

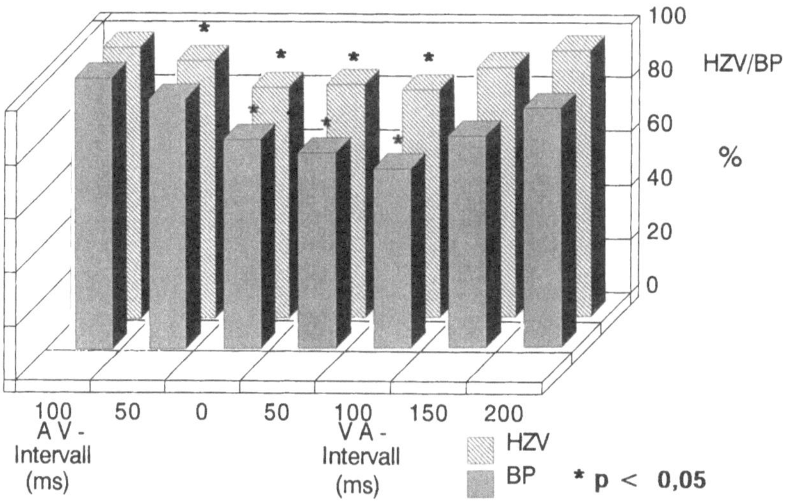

Abb. 29 Änderungen des Herzminutenvolumens (HZV) und des arteriellen Blutdrucks (BP) bei Vorhof- und Kammerstimulation mit verschiedenen AV- bzw. VA-Intervallen (nach [106])

Schweregrad der Kreislaufdepression bei Bradykardien und Tachykardien durch Symptome der Orthostase wesentlich gesteigert werden, andererseits können auch hochfrequente Tachykardien mit Frequenzen ~ 200/min bei guter unmittelbarer Kreislaufadaption unter Umständen ohne schwerwiegende Symptomatik toleriert werden. Die verstärkte Symptomatik der Patienten mit Rhythmusstörungen und unzureichender Kreislaufadaptation ist bei der Therapie durch zusätzliche Behandlungsmaßnahmen zu berücksichtigen.

7.3 Prognostische Aspekte

Prognostische Aspekte können Therapieentscheidungen bei bradykarden und tachykarden Rhythmusstörungen bestimmen. So läßt sich bei Patienten mit kritischen Pausenbildungen und hierzu korrelierter schwerwiegender klinischer Symptomatik zweifelsfrei belegen, daß durch rechtzeitigen Einsatz eines antibradykarden Stimulationssystems eine Prophylaxe tödlicher Komplikationen erreicht werden kann (Abb. 30). Bei Patienten, bei denen schwerwiegende komplexe Leitungsstörungen (z. B. AV-Blockierung 1. Grades und linksanteriorer Hemiblock und Rechtsschenkelblock) vorliegen, scheint dies auch bei fehlender klinischer Symptomatik zuzutreffen.

Tachykarde supraventrikuläre Arrhythmien gehen mit einem erhöhten Risiko plötzlicher kardialer Todesfälle einher, wenn bei schwerer Ventrikelfunktionsstörung oder auf dem Boden anderer Faktoren die Gefahr einer akuten kardialen

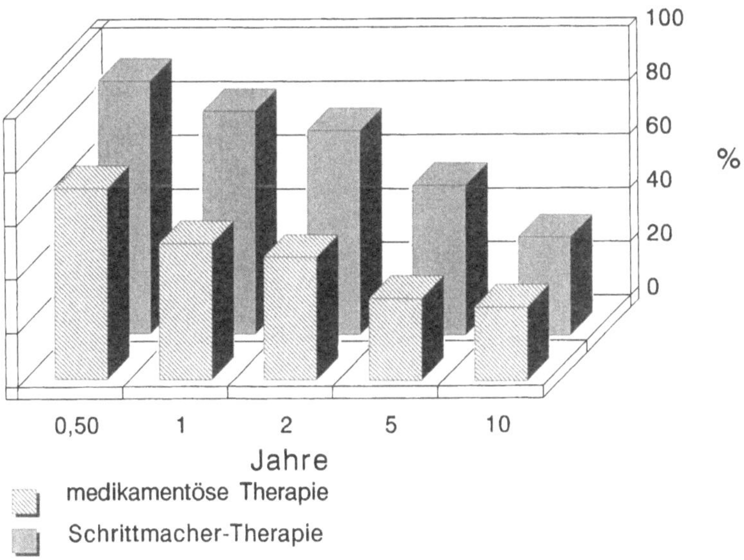

Abb. 30 Überlebensrate bei AV-Block III° (nach [127])

Dekompensation als Folge der Arrhythmie gegeben ist oder wenn ein Präexzitationssyndrom vorliegt, welches aufgrund besonderer Leitungseigenschaften der akzessorischen Bahn eine so hochfrequente anterograde Vorhof-Kammer-Überleitung der Erregung ermöglicht, daß tachykarde Vorhofarrhythmien unmittelbar in gleichfrequente ventrikuläre Tachykardien resultieren können. Diese seltene Komplikation bei Präexzitationssyndromen begründet die Indikation zur elektrophysiologischen Diagnostik bei allen Patienten mit derartigen Leitungsanomalien und paroxysmalen Tachyarrhythmien.

Von größter Bedeutung sind anhaltende ventrikuläre Tachykardien, die abhängig von Frequenz und zugrundeliegender kardialer Erkrankung mit einem erhöhten Risiko für plötzliche kardiale Todesfälle einhergehen. Ventrikuläre Tachykardien ergeben daher in der überwiegenden Mehrzahl der Fälle – besonders bei schwerer koronarer und/oder struktureller Erkrankung des Herzens – eine zwingende Behandlungsindikation aus prognostischen Überlegungen. Bei schwerwiegender kardialer Grunderkrankung, insbesondere bei chronisch ischämischer Herzkrankheit, scheint dies auch für andere Formen komplexer ventrikulärer Arrhythmien zuzutreffen, sofern die Rhythmusstörungen mit entsprechender Häufigkeit (> 10 – 20 Ereignisse/h) auftreten. Als prognostisch besonders ungünstig muß das Auftreten ventrikulärer Salven bzw. Tachykardien im Verlaufe des ersten Jahres nach überstandenem Myokardinfarkt gewertet werden. In diesen Fällen ist streng auf eine effektive Kontrolle der Wirksamkeit therapeutischer Maßnahmen zu achten. Bei Patienten mit anhaltenden ventrikulären Tachykardien reichen dabei in aller Regel nicht-invasive Untersuchungsverfahren zur Therapiekontrolle nicht aus, sondern sind mit einer programmierten Stimulation des Herzens zu verbinden.

Eine weitere Gruppe von Patienten, bei denen eine Behandlungsindikation unter prognostischen Aspekten besteht, stellen Patienten mit sogenanntem „Sudden death"-Syndrom dar. Betroffen sind Patienten mit Zustand nach Reanimation nach Arrhythmie-bedingtem Kreislaufstillstand. Ursächlich liegt neben intermittierenden Bradykardien und rezidivierenden ventrikulären Tachykardien häufig primäres Kammerflimmern vor, oft als Folge akuter intermittierender Myokardischämie (s. Abschn. 14.10) oder als Komplikation bei elektrisch instabilem Myokard.

8 Therapiekontrolle bei Herzrhythmusstörungen

In der Therapie von Herzrhythmusstörungen sind strenge Kontrollen der Effektivität der Behandlungsmaßnahmen notwendig, um unnötige Behandlungen zu vermeiden, arrhythmogene Effekte frühzeitig zu erkennen und eine Prophylaxe schwerwiegender Komplikationen – insbesondere plötzliche Todesfälle infolge nicht ausreichend supprimierter Arrhythmien – soweit wie möglich zu gewährleisten.

Für die Kontrolle der Wirksamkeit therapeutischer Maßnahmen kommen alle diagnostischen Verfahren in Betracht, die auch in der Diagnostik der Herzrhythmusstörungen von Bedeutung sind (s. Kapitel 6). Wichtig ist das 12-Kanal-EKG: Es dient vor allem der Analyse der kardialen Leitungszeiten vor und während antiarrhythmischer Therapie. Die Verlängerung der intraventrikulären Leitungszeiten sollte im allgemeinen nicht mehr als 25% betragen. Höhergradige Leitungsverzögerungen sind häufig als toxische Wirkungen aufzufassen und gehen mit einer erhöhten Inzidenz arrhythmogener Effekte, unter Umständen auch mit hämodynamischen Komplikationen einher.

In der Kontrolle der Wirksamkeit hat darüberhinaus das Langzeit-EKG – ebenso wie in der Diagnostik – eine zentrale Bedeutung. Die Registrierdauer ist dabei vom Ausmaß der Spontanvariabilität vor Therapie abhängig zu machen. Bei ventrikulären Arrhythmien sollte eine Verminderung der Ektopiequote um mindestens 80% entsprechend den aus Tabelle 14 abgeleiteten Empfehlungen angestrebt werden. Darüber hinaus wird als Kriterium einer erfolgreichen Therapie eine Reduzierung der Lown-Stadien > II (s. Abschn. 3.4) um 95% bzw.

Tabelle 14 Minimal für einen signifikanten Therapieeffekt erforderliche prozentuale Reduktion der Häufigkeit ventrikulärer Extrasystolen (nach [13])

Dauer der Registrierung	Häufigkeit der Registrierungen Kontrolle	Therapie	erforderliche VES-Reduktion
8 Stunden	1	1	– 90,3
12 Stunden	1	1	– 89,0
24 Stunden	1	1	– 83,4
8 Stunden	3	3	– 74,0
12 Stunden	3	3	– 73,4
24 Stunden	3	3	– 64,6
24 Stunden	7	7	– 49,3
24 Stunden	14	14	– 38,2

eine komplette Verhütung anhaltender ventrikulärer Tachykardien gefordert. Eine arrhythmogene Wirkung wird angenommen, wenn die Inzidenz ventrikulärer Extrasystolen um ca. $\geqq$ 150% und die Inzidenz gepaarter ventrikulärer Extrasystolen um ca. $\geqq$ 200–250% zunehmen.

Dabei scheint das Langzeit-EKG zur Therapiekontrolle nur dann geeignet zu sein, wenn Befunde vor und während Therapie in kurzen zeitlichen Abständen miteinander verglichen werden. Liegt die Kontrolluntersuchung vor Therapie sechs Monate oder länger zurück, so ist wegen der hohen Spontanvariabilität der Arrhythmien über eine solche Zeitspanne eine zuverlässige Kontrolle der therapeutischen Wirksamkeit im allgemeinen nur durch Auslaßversuche möglich. Lag vor Therapie eine schwerwiegende, potentiell lebensbedrohende Arrhythmie vor, so müssen Zeitpunkt und Indikation zum Auslaßversuch sorgfältig abgewogen werden; Voraussetzungen sind intensivmedizinische Überwachungsbedingungen und Therapiemöglichkeiten. Bei einem Teil dieser Patienen ist eine lebenslange Therapienotwendigkeit abzusehen, so daß Auslaßversuche nicht sinnvoll sind.

Für die Kontrolle der Wirksamkeit einer antiarrhythmischen Therapie hat auch das Belastungs-EKG Bedeutung; dabei ist die unter Belastung außerordentlich hohe Spontanvariabilität der Rhythmusstörungen in die Überlegungen zur Bewertung therapeutischer Maßnahmen miteinzubeziehen.

Eine Kontrolle der Wirksamkeit antiarrhythmischer Therapie durch elektrophysiologische Untersuchungstechniken (s. Abschn. 6.2 u. Kapitel 16) ist in folgenden Fällen indiziert:

1. Bei allen Patienten mit paroxysmalen supraventrikulären Tachykardien und schwerwiegender klinischer Symptomatik, jedoch nur sporadischem Auftreten der Rhythmusstörung;
2. bei allen Patienten mit supraventrikulären Tachyarrhythmien und Präexzitationssyndromen, wenn eine hochfrequente anterograde Überleitung der Erregung von den Vorhöfen auf die Kammern über akzessorische Leitungsbündel bzw. eine kurze Refraktärzeit der akzessorischen Bahnen nachgewiesen wurde;
3. bei allen Patienten mit anhaltenden ventrikulären Tachykardien;
4. bei Patienten mit „Sudden-Death"-Syndrom infolge paroxysmaler ventrikulärer Tachyarrhythmie.

Als befriedigende antiarrhythmische Einstellung wird eine Nicht-mehr-Auslösbarkeit bzw. erheblich erschwerte Auslösbarkeit mit wesentlich reduzierter Frequenz der Arrhythmie gewertet. Eine Tachykardie gilt dabei als nicht mehr auslösbar, wenn sie bei keinem der üblichen Stimulationsmodi induzierbar ist. Als erschwerte Auslösbarkeit ist definiert, wenn die Arrhythmie nur bei einer Steigerung des Stimulationsprotokolls um 2 Stufen (z.B. Applikation von 2 vorzeitigen Stimulationsimpulsen anstelle der Einfach-Impulsstimulation; Zunahme der erforderlichen Stimulationsgrundfrequenz um mindestens 40%) beobachtet wird. In Fällen mit unverändert auslösbaren Tachykardien kann aufgrund des Ergebnisses der Elektrostimulation unter Therapie über den Einsatz nicht-medikamentöser Behandlungsverfahren entschieden werden.

Therapiekontrolle durch Bestimmung der Serumkonzentration von Antiarrhythmika

Die Beurteilung der Wirksamkeit von Antiarrhythmika kann durch Serumkonzentrationsbestimmungen unterstützt werden. Bei der Mehrzahl der Antiarrhythmika der Klassen I und IV besteht eine lineare Beziehung zwischen Serumkonzentration und Ausmaß von Leitungsverzögerungen. Einzelne Substanzen, z. B. Amiodaron und Phenytoin, aber auch die β-Sympathikolytika weisen keine derartigen Beziehungen auf. Eine Indikation zur Blutspiegelbestimmung ist in folgenden Fällen gegeben:

1. bei einem Mißverhältnis zwischen verabreichter Dosis und objektiv meßbaren Befunden;
2. bei Störungen bzw. Besonderheiten der Pharmakokinetik;
3. bei Verdacht auf Intoxikation;
4. bei Antiarrhythmika mit geringer therapeutischer Breite;
5. bei Bestehen einer Schwangerschaft.

Die Blutspiegelbestimmungen werden dabei im allgemeinen durch Labore der Herstellerfirmen gewährleistet.

9 Therapie der Arrhythmien

9.1 Therapie der Grundkrankheit

Vor jeder spezifisch antiarrhythmischen Maßnahme ist zu prüfen, ob die jeweilige Rhythmusstörung durch geeignete Behandlung einer kardialen oder extrakardialen Ursache allein ausreichend beeinflußt werden kann bzw. ob eine derartige Maßnahme geeignet ist, die Behandlungsindikation einzuschränken.

Beispiele hierfür sind Rhythmusstörungen bei Herzinsuffizienz, die in einem Teil der Fälle allein durch erfolgreiche myokardiale Rekompensation beseitigt werden können, Arrhythmien bei akut entzündlichen Erkrankungen des Herzens bzw. der Herzklappen, in deren Gefolge nicht selten ein passager elektrisch instabiles Myokard entsteht, Rhythmusstörungen bei chronisch-ischämischer Herzkrankheit, die durch eine erfolgreiche Revaskularisation unter Umständen beseitigt werden oder nicht mehr zwingend behandlungspflichtig sind. Weitere Beispiele sind Arrhythmien infolge von Elektrolytstörungen bei verschiedenen internistischen Erkrankungen, Pharmakaeffekte (z. B. Digitalis), Arrhythmien bei Funktionsstörungen endokrin aktiver Organe usw. Rhythmusstörungen bei Elektrolytstörungen sind durch Substitution bei erniedrigter Konzentration bzw. Reduktion bei erhöhter Konzentration zu behandeln.

Die Therapie der Grundkrankheit stellt zweifellos eine der wichtigsten Faktoren in der Behandlung von Rhythmusstörungen dar. Die spezifische Behandlung beruht darüberhinaus bei ektopen und tachykarden Arrhythmien vorwiegend auf medikamentös-antiarrhythmischen Maßnahmen; bei Bradyarrhythmien steht die Elektrotherapie ganz im Vordergrund.

9.2 Grundsätze der Therapie mit Antiarrhythmika

In Deutschland sind zur Zeit über 40 verschiedene Antiarrhythmika (einschließlich der β-Sympathikolytika und der herzwirksamen Kalziumantagonisten) im Handel verfügbar. Über 10 weitere Präparate befinden sich zur Zeit in klinischer Prüfung. Die Substanzen lassen sich nach unterschiedlichen Kriterien einteilen.

9.2.1 Einteilung der Antiarrhythmika nach Vaughan Williams

Die Einteilung der Antiarrhythmika nach Vaughan Williams [145] (Tab. 15) basiert wesentlich auf einer unterschiedlichen Beeinflussung der transmembranären Ionenströme (s. Abschn. 2.1) durch die Substanzen der verschiedenen Stoffklassen.

Tabelle 15 Einteilung der Antiarrhythmika (nach [145])

Klasse I	Lokalanästhetika
Klasse I a	Chinidin, Disopyramid, Procainamid, Spartein
Klasse I b	Aprindin, Lidocain, Mexiletin, Phenytoin, Tocainid
Klasse I c	Ajmalin*, Flecainid, Lorcainid, Propafenon, Prajmaliumbitartrat*
Klasse II	β-Blocker Acebutolol, Alprenolol, Atenolol, Betaxolol, Bisoprolol, Bunitrolol, Bupranolol, Carazol, Carteolol, Celiprolol, Labetolol, Mepindolol, Metopranolol, Metoprolol, Nadolol, Oxprenolol, Penbutolol, Pindolol, Propranolol, Sotalol, Timolol
Klasse III	Amiodaron, Sotalol
Klasse IV	Kalzium-Antagonisten Diltiazem, Gallopamil, Verapamil

* Diese Einteilung erfolgt nach klinischen Gesichtspunkten. Unter Berücksichtigung der Aktionspotentialdauer ist auch eine Klassifizierung als I a-Antiarrhythmikum möglich.

Klasse I stellen die Lokalanästhetika dar. Ihre Hauptwirkung besteht in einer Hemmung des transmembranären Natriumeinstroms. Lokalanästhetika können hierdurch automatiehemmend *und* leitungsverzögernd wirken. Angriffspunkte dieser Wirkung sind in erster Linie die Arbeitsmuskulatur der Vorhöfe und der Kammern sowie die schnelleitenden Anteile des Reiz-Leitungs-Systems (His-Purkinje-System, Arbeitsmyokardfasern).

Abhängig von zusätzlichen Einflüssen auf die Aktionspotentialdauer werden Substanzen der Stoffklassen I a, I b und I c unterschieden (s. Tab. 15).

Klasse II umfaßt die β-Sympathikolytika. Die Wirkung dieser Substanzen als Antiarrhythmika besteht bei Akutgabe in einer Abschwächung bzw. Blockade adrenerger Effekte, die ihrerseits mit den transmembranären Ionenströmen interferieren. Bei chronischer Anwendung ist möglicherweise zusätzlich eine „Klasse-III-Aktivität“ wirksam.

Als Antiarrhythmika kommen alle im Handel befindlichen β-Sympathikolytika unabhängig von zusätzlichen Eigenschaften wie membranstabilisierender Wirkung, sympathomimetischer Eigenwirkung, kardioprotektiver Wirkung, Lipophilie oder Hydrophilie in Betracht. Allerdings sind unter dem speziellen Aspekt der Sekundärprävention, d. h. der Prophylaxe kardialer Todesfälle bei Postinfarktpatienten, β-Sympathikolytika ohne wesentliche sympathomimetische Eigenwirkung zu bevorzugen.

Als Klasse-III-Antiarrhythmika werden solche Pharmaka bezeichnet, deren antiarrhythmische Wirkung unabhängig von einer Hemmung des transmembranären Natriumstroms ist und mit einer Verlängerung der Repolarisationsphase (d. h. der Aktionspotentialdauer, im EKG der QT-Zeit) einhergeht. Der zugrundeliegende ionale Mechanismus dieser Wirkung ist noch weitgehend ungeklärt; als wichtiger Faktor wird u. a. die Beeinflußung des transmembranären repolarisierenden Kaliumausstroms diskutiert.

Dabei gibt es eine Reihe verschiedener Substanzen (z. B. Triamteren), die die Repolarisationsphase (im EKG die QT-Zeit) verlängern, ohne daß mit dieser Wirkung ein wesentlicher antiarrhythmischer Effekt verbunden ist. Nach bisherigen Erfahrungen scheinen Antiarrhythmika der Klasse III bei allen Formen ektoper und tachykarder Arrhythmien unabhängig von deren Ursprungsort wirksam zu sein.

Als Klasse-IV-Antiarrhythmika werden die herzwirksamen Kalziumantagonisten bezeichnet. Substanzen vom Typ des Nifedipin (u. a. Nifedipin, Nitrendipin, Nimodipin, Niludipin, Nisoldipin, Nicardipin usw.) haben am Herzen in situ keine elektrophysiologischen Wirkungen und sind dementsprechend antiarrhythmisch unwirksam. Die klinische Wirkung der Kalziumantagonisten als Antiarrhythmika beruht in erster Linie auf einer Beeinflußung des langsamen Kalziumeinwärtsstroms im Beginn der Erregungsausbreitung bei Myokardzellen mit sogenannten „langsamen“ Aktionspotentialen (Sinusknoten, AV-Knoten, s. Abschn. 2.1). Dabei werden Erregungsbildung und Erregungsausbreitung supprimiert. Unter bestimmten pathologischen Bedingungen können auch Rhythmusstörungen, die in der Arbeitsmuskulatur entstehen, wirksam unterdrückt werden [52].

Der elektrophysiologische Wirkungsmechanismus scheint in diesen Fällen in einer Beeinflußung spezieller Arrhythmiemechanismen (z. B. der „getriggerten Aktivität“) bzw. bei Myokardischämie in einer Anhebung des Ruhepotentials von Zellen mit Erregbarkeit über den „schnellen“ Natriumeinstrom zu bestehen.

Weitere Möglichkeiten der Einteilung von Antiarrhythmika nach klinischen und experimentellen Gesichtspunkten siehe [44].

9.2.2 Antiarrhythmika der Klasse I a (Tab. 16)

9.2.2.1 Chinidin (z. B. Chinidin-Duriles®, Optochinidin-Retard®)

Elektrophysiologische Wirkungen (Tab. 17 u. 18)

Durch Chinidin [69, 105, 124, 132] wird die Depolarisationsgeschwindigkeit des „schnellen" Aktionspotentials dosisabhängig vermindert. Die Amplitude des Aktionspotentials wird verkleinert, Dauer und Refraktärzeit werden verlängert. Am Herzen in situ werden Leitungsgeschwindigkeiten und Refraktärzeiten von Vorhof-, Kammermuskulatur und His-Purkinje-System dosisabhängig verlängert.

Chinidin verfügt neben lokalanästhetischen Wirkeigenschaften über zusätzliche anticholinerge Effekte. Am Herzen in situ steigt die Sinusfrequenz meist geringfügig an, die AV-Überleitung wird verkürzt.

Pharmakokinetik (Tab. 19)

Chinidin wird zu ca. 90% enteral resorbiert. Die Bioverfügbarkeit beträgt ebenfalls ca. 90%, der First-pass-Metabolismus ist dementsprechend geringfügig. Die Plasmaproteinbindung beträgt ca. 70–95%, der therapeutische Plasmaspiegel liegt bei 2–4 mcg/ml.

Tabelle 16 Strukturformel, Handelsname und Hersteller von Antiarrhythmika der Klasse I a

Substanz	Strukturformel	Handelsname	Hersteller
Chinidin	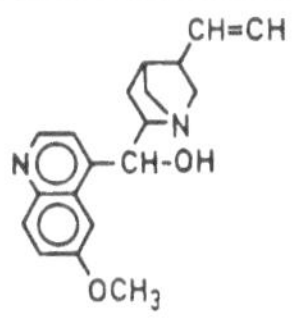	Chinidin-Duriles® Optochinidin-Retard®	Astra Chemicals Boehringer Mannheim
Disopyramid	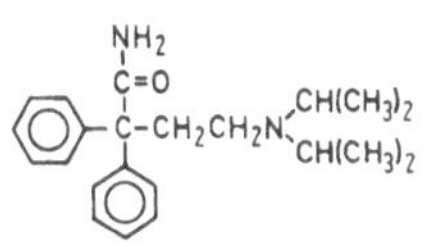	Rythmodul®	Roussel
Procainamid	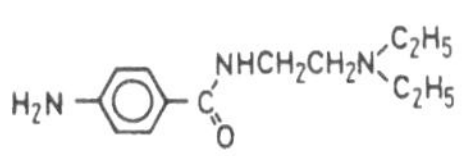	Procainamid-Duriles®	Astra Chemicals
Spartein	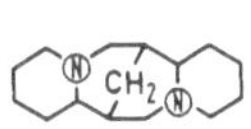	Depasan®	Giulini

Tabelle 17 Elektrophysiologische Wirkungen von Antiarrhythmika der Klasse I a

Substanz	Automatie	Depolarisationsgeschwindigkeit	Dauer des Aktionspotentials	Erholungsphase	Langsames Aktionspotential	Effektive Refraktärzeit	Beeinflussung autonomes Nervensystem
Chinidin	↓	↓	↑	○	○	↑	●
Disopyramid	↓	↓	↑	○	○	↑	●
Procainamid	↓	↓	↑	○	○	↑	●
Spartein	↓	↓	↑	○	○	↑	○

↓ Verlangsamung bzw. Hemmung; ↑ Verlängerung; ● anticholinerge Wirkung; ○ keine Wirkung

Tabelle 18 Klinisch elektrophysiologische Wirkungen von Antiarrhythmika der Klasse I a

Substanz	Sinusfrequenz	PQ-Zeit	AH-Zeit	HV-Zeit	QRS-Dauer	QTc-Intervall
Chinidin	–↑	–↓	↓	↑	↑	↑
Disopyramid	–↓	–↑	–↑	↑	↑	↑
Procainamid	–↑	–↓	↓	↑	↑	↑
Spartein	–↓	↑	–↑	↑	↑	↑

– keine wesentliche Wirkung; –↓ evtl. leichte Abnahme; ↓ Abnahme; –↑ evtl. leichte Zunahme; ↑ Zunahme bzw. Verlängerung

Tabelle 19 Pharmakokinetische Daten von Antiarrhythmika der Klasse I a

Substanz	Applikationsform	Bioverfügbarkeit	First-pass-Metabolismus	Therapeut. Plasmaspiegel (μg/ml)	Eliminationshalbwertzeit (h)	renale Ausscheidung	Dosierung (pro die)
Chinidin	p. o.	ca. 80%	●	2 – 4	ca. 6	ca. 25%	900 – 1500 mg
Disopyramid	p. o.	ca. 85%	●	2 – 5	ca. 5 – 6	ca. 75%	400 – 800 mg
Procainamid	p. o.	ca. 75%	●	4 – 8	ca. 2 – 7	ca. 40 – 60%	3 – 4,5 g
Spartein	i v.; p. o.	ca. 70%	●	0,2 – 0,5	ca. 2 – 3	ca. 60%	100 – 200 mg/kg i. v.; 200 – 600 mg p. o.

● gering; ●● deutlich; ●●● ausgeprägt

Die Eliminationshalbwertzeit von Chinidin beträgt ca. 6 (5 bis 12) Stunden. Ca. 25 (15 – 40)% werden unverändert renal ausgeschieden. 75 (60 – 85)% werden hepatisch metabolisiert (4 teilweise pharmakologisch aktive Metaboliten mit geringer Proteinbindung) und anschließend durch die Faeces eliminiert.

Die klinisch-therapeutische Anwendung von Chinidin sollte ausschließlich p. o. erfolgen. Die i. v.-Applikation kann mit erheblichen Nebenwirkungen (z. B. Blutdruckabfall) einhergehen und ist daher nicht indiziert.

Klinischer Anwendungsbereich (Tab. 20)

Einsatzschwerpunkte für Chinidin sind bestimmte Formen supraventrikulärer Arrhythmien (supraventrikuläre Extrasystolen, Vorhoftachykardie mit Block, Vorhofflattern, Vorhofflimmern), außerdem ventrikuläre Rhythmusstörungen, insbesondere ventrikuläre Extrasystolen. Der Einsatz bei supraventrikulären Tachyarrhythmien erfolgt mit dem Ziel der Wiederherstellung von Sinusrhythmus. Infolge anticholinerger Wirkungen kann eine Beschleunigung der AV-Überleitung auftreten, so daß eine Kombination mit Digitalis – besser mit Kalzium-Antagonisten vom Typ des Verapamil (z. B. Cordichin®, s. Abschn. 9.3.1) – empfohlen wird.

Tabelle 20 Klinische Anwendungsschwerpunkte für Chinidin

1.	Supraventrikuläre Extrasystolen (falls Therapie notwendig; s. Kap. 7)
2.	Vorhoftachykardie mit Block Vorhofflattern Vorhofflimmern Ziel: Wiederherstellung von Sinusrhythmus Kombination mit Digitalis und/oder Verapamil (z. B. Cordichin®) zur Prophylaxe einer schnellen AV-Überleitung
3.	Ventrikuläre Extrasystolen und Tachykardien (außer: „torsade de pointes“)

Nebenwirkungen

Eine vorbestehende Sinusknotendysfunktion kann – wie bei allen Substanzen dieser Stoffklasse – weiter verstärkt werden. Vorbestehende intraventrikuläre Leitungsstörungen werden dosisabhängig verstärkt. Chinidin entfaltet bei i. v.-Gabe deutliche negativ inotrope Wirkungen. Diese werden bei chronisch oraler Therapie durch die ausgeprägte arteriell-vasodilatierende Wirkung des Chinidins weitgehend antagonisiert. Der Blutdruck wird gesenkt. Zentralnervöse und anticholinerge Nebenwirkungen (Mundtrockenheit, verschwommenes Sehen, Miktionsstörungen, Schwindel, Nystagmus, Seh- und Hörstörungen), sowie gastrointestinale Störungen (insbesondere Diarrhoen) sind relativ häufig. Weitere Neben-

Tabelle 21 Nebenwirkungen von Antiarrhythmika der Klasse I a

Substanz	Intraventrikuläre Leitungsverzögerung	negativ inotrope Wirkung	zentralnervöse Wirkung	anticholinerge Wirkung	gastrointestinale Störungen	sonstige Nebenwirkungen
Chinidin	●●	●●	●	●	●●	Blutbildveränderungen, Fieber, Thrombozytopenien, Hepatopathien, Allergien
Disopyramid	●●	●●	●	●	●	Agranulozytose, Allergien, Cholestase
Procainamid	●●	●●	●	●	●●	Blutbildveränderungen, LE-ähnliches Syndrom
Spartein	●	●	○	○	●	vorzeitige Wehenauslösung

● gering, ●● deutlich, ●●● stark ausgeprägt, ○ nicht vorhanden
(Bei allen Präparaten sind arrhythmogene Nebenwirkungen bekannt.)

wirkungen siehe Tabelle 21. Eine Chinidinüberempfindlichkeit ist durch Applikation einer Probedosis vor Therapie auszuschließen.

Dosierung

Die durchschnittliche p.o.-Tagesdosis beträgt 0,5 – 1,5 g Chinidinhydrogensulfat bzw. Chinidinsulfat. Im Einzelfall können bis zu 3 g/24 h verabreicht werden.

Dosierung bei Organinsuffizienz, Verhalten bei Intoxikationen

Bei Leberzellinsuffizienz wird die Eliminationshalbwertzeit infolge verminderter Plasmaeiweißbindung verlängert. In diesen Fällen muß abhängig von klinischen und elektrokardiographischen Kriterien eine Dosisreduktion erfolgen (evtl. Plasmaspiegelbestimmung). Die Therapie bei Intoxikation ist symptomatisch. Eine Beschleunigung der Elimination der Substanz durch Hämodialyse bzw. Hämoperfusion ist nicht nachgewiesen.

Interaktionen

Chinidin verstärkt die Wirkungen von oralen Antikogulantien und Muskelrelaxantien. Barbitursäurederivate und Phenytoin verkürzen die Dauer der Chininwirkung, während Reserpin die Chinidinwirkung verlängert. Bei gleichzeitiger Gabe von Digitalispräparaten steigt der Digoxinspiegel signifikant an. In diesen Fällen ist eine Dosisreduktion von Digitalis erforderlich. Auch der Digitoxinspiegel wird, wenn auch weniger ausgeprägt, signifikant erhöht. Interaktionen sind auch mit Rifampicin bekannt.

9.2.2.2 Disopyramid (Rythmodul®)

Elektrophysiologische Wirkungen (s. Tab. 17 u. 18)

Die elektrophysiologischen Wirkungen von Disopyramid [31, 62] und Chinidin stimmen weitgehend überein (s.o.). Disopyramid verfügt ebenso wie Chinidin über anticholinerge Substanzeigenschaften.

Pharmakokinetik (Tab. 19)

Bioverfügbarkeit, First-pass-Metabolismus, therapeutische Plasmaspiegel und Eliminationshalbwertzeiten von Disopyramid zeigen im Vergleich zu Chinidin (s.o.) ebenfalls keine wesentlichen Unterschiede. Ca. 50% der Substanz werden unverändert über die Nieren ausgeschieden, ca. 25% in Form des antiarrhythmisch wirksamen Hauptmetaboliten N-Desisopropyldisopyramid.

Dosierung

Disopyramid steht für die i. v.-Applikation zur Verfügung. Dosis: 2 mg/kg über 5 – 15 min. Der Einsatz der Substanz sollte jedoch wegen ausgeprägter negativ inotroper Effekte in erster Linie p. o. und nur ausnahmsweise noch intravenös erfolgen. Durchschnittliche p. o.-Tagesdosis: 400 – 800 mg.

Dosierung bei Organinsuffizienz, Verhalten bei Intoxikationen

Bei Patienten mit eingeschränkter Nierenfunktion kommt es bei einer Kreatinin-Clearance unter 60 ml/min zu einer erheblichen Verlängerung der Eliminationshalbwertzeit auf bis zu 25 Stunden. In diesen Fällen ist eine Dosisreduktion um 50 – 75% vorzunehmen. Kreatinin-Clearance-Werte unter 40 ml/min gelten als Kontraindikation für den Einsatz von Disopyramid. Bei Intoxikationen kann durch Hämodialyse eine wirksame Verminderung der Serumkonzentration erreicht werden.

Klinischer Anwendungsbereich (Tab. 22)

Die Anwendungsschwerpunkte für Chinidin und Disopyramid stimmen weitgehend überein. Disopyramid ist für die Therapie einzelner Formen von Vorhofrhythmusstörungen (Vorhof-Extrasystolen, Vorhoftachykardien mit Block, Vorhofflattern, Vorhofflimmern) mit dem Ziel der Rhythmisierung besonders geeignet, darüberhinaus kommt der Einsatz dieser Substanz für die Behandlung ventrikulärer Arrhythmien in Betracht. In einzelnen Fällen kann bei Tachykardien mit ventrikulärer Präexzitation ein günstiger Effekt erreicht werden, jedoch ist Disopyramid unter dieser Indikation kein Antiarrhythmikum der ersten Wahl.

Tabelle 22 Klinische Anwendungsschwerpunkte für Disopyramid

1. Supraventrikuläre Extrasystolen (falls Therapie notwendig; s. Kap. 7)
2. Vorhoftachykardie mit Block
   Vorhofflattern
   Vorhofflimmern
   Ziel: Wiederherstellung von Sinusrhythmus
3. Ventrikuläre Extrasystolen und Tachykardien (außer „torsade de pointes“)

Nebenwirkungen (s. Tab. 21)

Disopyramid entfaltet ebenso wie Chinidin dosisabhängige automatiehemmende, leitungsverzögernde und negativ inotrope Wirkungen. Die Anwendbarkeit der Substanz ist bei reduzierter Ventrikelfunktion wegen der kardiodepressiven Effekte eingeschränkt. Dies gilt ganz besonders für die i. v.-Applikation. Im Unterschied zum Chinidin wird die negative inotrope Wirkung nicht durch eine Senkung der Nachlast partiell antagonisiert. Die gleichzeitige Verabreichung mit β-Sympathikolytika ist wegen der kombinierten negativ-inotropen Wirkung mit Vorsicht durchzuführen. Infolge der anticholinergen Substanzeigenschaften kann die AV-Überleitung beschleunigt werden, so daß die AV-Überleitungsfrequenz bei supraventrikulären Tachyarrhythmien unter Therapie mit Disopyramid ansteigen kann. In diesen Fällen ist eine Kombination mit Digitalis empfehlenswert.

Extrakardiale Nebenwirkungen betreffen in erster Linie das Zentralnervensystem bzw. resultieren aus den anticholinergen Substanzeigenschaften (Glaukom, Restharnbildung erhöht bei Prostataadenom, Mundtrockenheit, Akkomodationsstörungen, Sedierung, Kopfschmerzen, Schwindel). Der Blutdruck wird gesenkt. Auch gastrointestinale Störungen (Diarrhoen) werden beobachtet. Selten treten Cholestasen, periphere Neuropathien und allergische Hauterscheinungen auf.

Interaktionen

Die gleichzeitige Gabe von Rifampizin bzw. Phenylhydantoin führt zu einem vermehrten Abbau von Disopyramid in der Leber. Bei Verabreichung von Furosemid wird eine Beschleunigung der Elimination beobachtet. In derartigen Fällen kann eine Dosissteigerung notwendig werden. Die Plasmakonzentration von Digoxinpräparaten steigt nicht an.

9.2.2.3 Procainamid (Procainamid-Duriles®)

Elektrophysiologische Wirkungen (Tab. 17, 18)

Die elektrophysiologischen Wirkungen von Procainamid [69, 77, 132] und Chinidin stimmen weitgehend überein. Procainamid verfügt ebenso wie Chinidin und Disopyramid über anticholinerge Substanzeigenschaften.

Pharmakokinetik (Tab. 19)

Procainamid wird nahezu vollständig enteral resorbiert. Die Bioverfügbarkeit der Substanz beträgt ca. 75%. Plasmaspiegel zwischen 4–8 mcg/ml sind therapeutisch.

Die Eliminationshalbwertzeit beträgt 2–7 Stunden. Ca. 40–60% der Substanz werden unverändert renal eliminiert. Ca. 40–50% werden hepatisch metabolisiert. Der Hauptmetabolit Azetylprocainamid hat schwache antiarrhythmische Wirksamkeit, seine Halbwertzeit beträgt ca. 6 Stunden. Die Ausscheidung erfolgt überwiegend renal.

Dosierung

Die p. o.-Tagesdosis beträgt durchschnittlich 3 – 4,5 g. Maximaldosis: 6 g/24 h. Wegen seiner kurzen Halbwertzeit ist eine Verabreichung im Abstand von 4 – 5 Stunden notwendig. Die intravenöse Applikation (25 – 50 mcg/min i. v.; maximale 24-Stunden Gesamtdosis 1 g) ist nur sehr selten angezeigt.

Dosierung bei Organinsuffizienz, Verhalten bei Intoxikationen

Die Dosierung bei Leber-Zell-Insuffizienz bzw. Niereninsuffizienz muß individuell unter Berücksichtigung klinischer und elektrokardiographischer Befunde sowie von Plasmakonzentrationsbestimmungen erfolgen. Bei einer Kreatinin-Clearance von 10 – 50 ml/min sollte das Dosierungsintervall auf etwa 6 – 12 Stunden, unter 10 ml/min auf 8 – 14 Stunden verlängert werden. Die Therapie bei Intoxikationen ist symptomatisch. Hämoperfusion bzw. Dialysemaßnahmen sind nicht geeignet, die Elimination der Substanz zu beschleunigen.

Klinischer Anwendungsbereich (Tab. 23)

Procainamid ist wegen seiner kurzen Halbwertzeit und wegen häufiger und zum Teil schwerwiegender Organnebenwirkungen (s. u.) als Antiarrhythmikum nur in sonst therapierefraktären Fällen einzusetzen. Hauptanwendungsgebiet sind ektope und tachykarde ventrikuläre Arrhythmien. Über günstige Behandlungsergebnisse wurde auch bei supraventrikulären Tachykardien mit ventrikulärer Präexzitation und bei der medikamentösen Konversionsbehandlung von Vorhofflimmern berichtet. Eine Indikation zur Durchführung der Therapie mit Procainamid bei diesen Rhythmusstörungen ist jedoch nur sehr selten gegeben.

Tabelle 23 Klinischer Anwendungsbereich für Procainamid

– Behandlungspflichtige, sonst *therapierefraktäre* supraventrikuläre Tachyarrhythmien bei ventrikulärer Präexzitation und ventrikuläre Arrhythmien
Indikation zur Therapie *selten* gegeben

Nebenwirkungen (Tab. 21)

Procainamid entfaltet dosisabhängige leitungsverzögernde und negativ inotrope Wirkungen. Die negativ inotropen Effekte werden durch arteriell vasodilatierende Wirkungen teilweise antagonisiert. Das Herzzeitvolumen wird vermindert. Die Anwendbarkeit der Substanz bei schwerer linksventrikulärer Funktionsstörung ist eingeschränkt. Der Blutdruck wird gesenkt. Aufgrund der anticholinergen Wirkung kann es bei tachykarden supraventrikulären Arrhythmien zu einer Beschleunigung der AV-Überleitung kommen. In diesen Fällen ist die gleichzeitige

Gabe von Digitalis angezeigt. Unter den extrakardialen Nebenwirkungen sind gastrointestinale Störungen häufig. Ebenso treten verschiedene zentralnervöse Symptome – wie bei anderen Substanzen dieser Stoffklasse – auf. In einzelnen Fällen wurden Leukopenien, Agranulozytosen und unklare Fieberschübe mitgeteilt. Als schwerwiegende Komplikationen können außerdem bei Langzeittherapie Lupus erythematodes ähnliche Krankheitsbilder entstehen.

Interaktionen

Procainamid interferiert mit β-Sympathikolytika und Kalziumantagonisten vom Typ des Verapamil durch negativ inotrope Effekte. Weitere Wechselwirkungen können mit Aminoglykosiden und Anticholinergika auftreten.

9.2.2.4 Spartein (Depasan®)

Elektrophysiologische Wirkungen (Tab. 17 u. 18)

Die elektrophysiologischen Wirkungen von Spartein [4, 32, 36] stimmen in vitro weitgehend mit denen des Chinidin überein. In vivo werden bei therapeutischer Dosierung die intrakardialen Leitungs- und Refraktärzeiten allerdings nur geringgradig verändert.

Pharmakokinetik (Tab. 18)

Spartein wird zu ca. 96% enteral resorbiert, die Bioverfügbarkeit beträgt ca. 70%. Die therapeutische Plasmakonzentration liegt bei 0,2 – 0,5 mcg/ml. Die Plasmaproteinbindung beträgt ca. 50%.

Die Halbwertzeit beträgt ca. 2 – 3 Stunden. Spartein wird nahezu vollständig metabolisiert. Die Ausscheidung der Metabolite erfolgt zu 60% renal, zu 40% über die Galle. Bei ca. 5% der Patienten erfolgt keine Metabolisierung.

Dosierung

Spartein wird i. v. in einer Dosis von 100 – 200 mg appliziert. Die durchschnittliche p. o.-Tagesdosis beträgt initial 800 – 1000 mg/24 h und als Dauertherapie 400 – 500 mg/24 h.

Klinischer Anwendungsbereich

Über günstige antiarrhythmische Wirkungen von Spartein ist sowohl bei supraventrikulären Rhythmusstörungen (einschließlich von Sinus-Tachykardien) als auch bei ventrikulären Arrhythmien berichtet worden. Unter Berücksichtigung pharmakologischer Neuentwicklungen in dieser Stoffklasse ist jedoch der Einsatz dieser Substanz nur noch in Ausnahmefällen angezeigt.

Nebenwirkungen (Tab. 21)

Spartein entfaltet in klinisch-therapeutischer Dosierung negativ inotrope Wirkungen. Diese sind dosisbezogen geringer als bei Chinidin oder Disopyramid. Extrakardiale Nebenwirkungen betreffen gastrointestinale und zentralnervöse Symptome (Kopfschmerzen, Sehstörungen); bei Schwangeren wurde wiederholt über eine vorzeitige Wehenauslösung berichtet.

Interaktionen

Über Interaktionen mit Pharmaka anderer Stoffklassen liegen keine Mitteilungen vor. Bei 5% der Patienten kann es infolge fehlenden metabolischen Abbauweges zu einer dreifach verlängerten Halbwertzeit kommen, da die renale Elimination des Spartein begrenzt ist.

9.2.3 Antiarrhythmika der Klasse I b (Tab. 24)

9.2.3.1 Aprindin (Amidonal®)

Elektrophysiologische Wirkungen (Tab. 25 u. 26)

Die elektrophysiologischen Wirkungen von Aprindin [27, 37, 41, 79, 126] und Lidocain stimmen in vitro weitgehend überein. Die Hemmung der Depolarisations- und Leitungsgeschwindigkeit ist jedoch bei Aprindin in vitro und in vivo stärker ausgeprägt. Am Herzen in situ wird die Erregungsleitung in allen Abschnitten des spezifischen Leitungssystems sowie der Arbeitsmuskulatur der Vorhöfe und Ventrikel verzögert. Die Refraktärzeit des Vorhofes wird nicht verlängert, die Refraktärzeiten von AV-Knoten, His-Purkinje-System, Ventrikelmuskulatur und akzessorischen Leitungsbahnen nehmen zu.

Pharmakokinetik (Tab. 27)

Zwischen Aprindin und Lidocain bestehen erhebliche pharmakokinetische Unterschiede. Aprindin wird fast vollständig aus dem Darm resorbiert. Die Bioverfügbarkeit beträgt 85–95%. Der First-pass-Metabolismus ist vergleichsweise unbedeutend. Die therapeutischen Plasmaspiegel betragen ca. 1–2 mcg/ml. Die Eliminationshalbwertzeit beträgt 20–30 Stunden. Ca. 1% werden unverändert über die Nieren eliminiert. Ca. 65% werden nach hepatischer Metabolisierung über die Nieren, ca. 35% nach Durchlauf des enterohepatischen Kreislaufes über die Faeces ausgeschieden.

Tabelle 24 Strukturformel, Handelsname und Hersteller von Antiarrhythmika der Klasse Ib

Substanz	Strukturformel	Handelsname	Hersteller
Aprindin	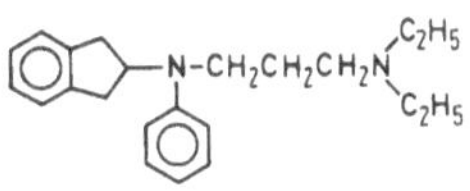	Amidonal®	Madaus
Lidocain	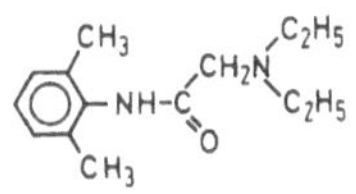	Xylocain®	Astra Chemicals
Mexiletin	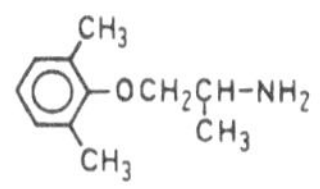	Mexitil®	Boehringer Ingelheim
Phenytoin	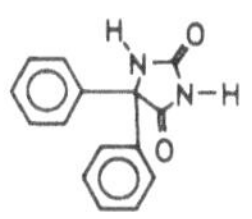	Phenhydan®	Desitin
Tocainid	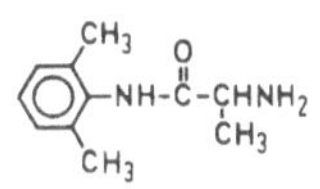	Xylotocan®	Astra Chemicals

Dosierung

Aprindin kann i. v. und p. o. verabreicht werden, im allgemeinen kommt jedoch nur eine p. o.-Applikation in Betracht. Tagesdosis: 100 – 200 mg.

Klinischer Anwendungsbereich (Tab. 28)

Anwendungsschwerpunkte für Aprindin sind: 1. supraventrikuläre Tachyarrhythmien bei Präexzitationssyndromen, 2. alle Formen ventrikulärer Tachyarrhythmien.

Dosierung bei Organinsuffizienz, Verhalten bei Intoxikationen

Infolge der hohen hepatischen Metabolisierungsrate ist bei Leber-Zell-Insuffizienz eine Dosisreduktion erforderlich. Auch bei Niereninsuffizienz kann eine Kumulation auftreten. Die Dosierung muß in diesen Fällen individuell unter enger Kontrolle von kardialen und klinischen Befunden und unter Einbeziehung von Plasmakonzentrationsbestimmungen erfolgen.

Tabelle 25 Elektrophysiologische Wirkungen von Antiarrhythmika der Klasse I b

Substanz	Automatie	Depolarisationsgeschwindigkeit	Dauer des Aktionspotentials	Erholungsphase	Langsames Aktionspotential	Effektive Refraktärzeit	Beeinflussung autonomes Nervensystem
Aprindin	↓	↓▽	↓	↑	○	↓	○
Lidocain	↓	↓▽	↓	↑	○	↓	○
Mexiletin	↓	↓	↓	↑	?	↓	○
Phenytoin	↓	↓▽	↓	○	■	↓	●
Tocainid	↓	↓▽	↓	↑	○	↓	○

↓ Verkürzung bzw. Hemmung; ↑ Verlängerung; ● anticholinerge Wirkung; ■ Wirkung; ▽ Wirkung bei niedrigem Aktionspotential verstärkt; ○ keine Wirkung

Tabelle 26 Klinisch elektrophysiologische Wirkungen von Antiarrhythmika der Klasse I b

Substanz	Sinusfrequenz	PQ-Zeit	AH-Zeit	HV-Zeit	QRS-Dauer	QTc-Intervall
Aprindin	–	↑	↑	↑	↑	↑
Lidocain	–	–	–	–↑	–↑	–
Mexiletin	–	–	–	–	–	–
Phenytoin	–	–	–	–	–	–
Tocainid	–	–	–	–	–	–

– keine wesentliche Wirkung; –↓ evtl. leichte Abnahme; ↓ Abnahme; –↑ evtl. leichte Zunahme; ↑ Zunahme bzw. Verlängerung

Tabelle 27 Pharmakokinetische Daten von Antiarrhythmika der Klasse I b

Substanz	Applikationsform	Bioverfügbarkeit	First-pass-Metabolismus	Therapeut. Plasmaspiegel (μg/ml)	Eliminationshalbwertzeit (h)	renale Ausscheidung	Dosierung (pro die)
Aprindin	(i. v.) p. o.	ca. 85 – 95%	●	1 – 2	ca. 20 – 30	< 5%	50 – 150 mg p. o.
Lidocain	i. v.	ca. 15 – 25%	●●●	1,4 – 2,8	ca. 1 – 2	ca. 10%	2 – 3 × 50 – 100 mg Bolus 2 – 4 mg/min i. v.
Mexiletin	i. v.; p. o.	ca. 80 – 90%	●	0,5 – 2	ca. 5 – 12	ca. 10%	600 – 1000 mg p. o.
Phenytoin	i. v.; p. o.	ca. 90%	●	10 – 25	ca. 20 – 40	ca. 90 – 95%	25 mg/min i. v.; max. 750 mg i. v. 300 mg p. o.
Tocainid	p. o.	ca. 95%	(●)	4 – 10	ca. 12 – 15	ca. 40%	1200 – 1600 mg

● gering; ●● deutlich; ●●● ausgeprägt

Tabelle 28 Klinische Anwendungsschwerpunkte für Aprindin

1. Supraventrikuläre Tachyarrhythmien bei Präexzitationssyndromen
2. Ventrikuläre Tachyarrhythmien

Einschränkung:
Der Einsatz von Aprindin ist nur bei schwerwiegenden, sonst therapierefraktären Rhythmusstörungen erlaubt (s. Nebenwirkungen)

Nebenwirkungen (Tab. 29)

Die erregungsleitungsverzögernden und hämodynamischen Nebenwirkungen von Aprindin sind vergleichsweise gering. Infolge zentralnervöser Effekte können neurologische Symptome (Tremor, Doppelsehen, Geruchs- und Geschmacksstörungen usw.) auftreten. Gelegentlich wurden Leberschädigungen mitgeteilt. Als schwerwiegende Nebenwirkung wurden mehrfach Agranulozytosen beobachtet. Aufgrund dieser in einigen Fällen tödlich verlaufenden Komplikationen wird von der Arzneimittelkommission der Deutschen Ärzteschaft empfohlen, Aprindin nur bei lebensbedrohenden, sonst therapierefraktären Rhythmusstörungen einzusetzen.

9.2.3.2 Lidocain (Xylocain®)

Elektrophysiologische Wirkungen (Tab. 25 u. 26)

Lidocain [98, 112, 115, 124] bewirkt eine dosisabhängige Verminderung der Anstiegsgeschwindigkeit des schnellen Aktionspotentials. Dieser Effekt ist besonders ausgeprägt bei hoher Frequenz und niedrigem Ruhepotential. Die Dauer des Aktionspotentials wird verkürzt. Die Gesamtrefraktärzeit steigt an, da die Erholung des schnellen Natriumkanals verzögert wird.

Die elektrophysiologischen Effekte am Herzen in situ sind bei therapeutischer Dosierung gering. Die Sinusknoten-Automatie wird nicht beeinflußt. Die intrakardialen Leitungszeiten werden nicht bzw. im höheren Dosisbereich geringfügig und statistisch nicht signifikant verlängert.

Pharmakokinetik (Tab. 27)

Für die orale Therapie ist Lidocain aufgrund seines ausgeprägten First-pass-Metabolismus von ca. 80%, seiner kurzen Halbwertzeit von ca. 100 min und einer bei hohen Dosen erheblichen zentralnervösen Toxizität der Metabolite nicht geeignet. Die Applikation erfolgt daher im allgemeinen als Bolusinjektion mit nachfolgender Infusion. Der therapeutische Plasmaspiegel beträgt 1,4 – 2,8 mcg/ml. Plasmaspiegel bei i.m.-Applikation liegen oft im subtherapeutischen Bereich.

Tabelle 29 Nebenwirkungen von Antiarrhythmika der Klasse I b

Substanz	intraventrikuläre Leitungsverzögerung	negativ inotrope Wirkung	zentralnervöse Wirkung	anticholinerge Wirkung	gastrointestinale Störungen	sonstige Nebenwirkungen
Aprindin	●	●	●	○	○	Hepatopathie, Agranulozytose
Lidocain	●	●	●●	○	○	○
Mexiletin	●	●	●●	○	●	○
Phenytoin	●	●	●●	○	○	Blutbildveränderungen, Hepatopathien, Gingivahyperplasien, LE-ähnliches Syndrom
Tocainid	●	●	●●	○	○	Agranulozytose, LE-ähnliches Syndrom

● gering, ●● deutlich, ●●● stark ausgeprägt, ○ nicht vorhanden

Lidocain wird nahezu vollständig hepatisch metabolisiert, die Elimination der Metabolite erfolgt überwiegend über die Faeces. Weniger als 3% werden unverändert renal ausgeschieden.

Dosierung

Lidocain ist als Bolusinjektion mit nachfolgender Infusion zu verabreichen. Die Applikation des Bolus (100 mg) kann unter Umständen wiederholt im Abstand von 5 – 10 min erfolgen. Durchschnittliche Infusionsrate: 2 – 4 mg/min.

Dosierung bei Organinsuffizienz, Vorgehen bei Intoxikationen

Bei manifester Herzinsuffizienz, Leberzellinsuffizienz und terminaler Niereninsuffizienz ist eine Dosisreduktion um ca. 50% erforderlich. Die Therapie der Intoxikationen ist symptomatisch.

Klinischer Anwendungsbereich (Tab. 30)

Indikationen zum Einsatz von Lidocain sind akute ektope bzw. tachykarde ventrikuläre Arrhythmien, insbesondere bei akutem Herzinfarkt und in anderen Notfallsituationen (s. Abschn. 10.9, 11.3, 14.10).

Tabelle 30 Klinischer Anwendungsbereich für Lidocain

1. Ventrikuläre Extrasystolen
2. Ventrikuläre Tachyarrhythmien
als Notfallantiarrhythmikum, besonders bei vorbestehenden intraventrikulären Leitungsstörungen, bei linksventrikulärer Dysfunktion

Nebenwirkungen (Tab. 29)

Die leitungsverzögernden und negativ inotropen Wirkungen von Lidocain sind geringfügig und erlauben den Einsatz dieser Substanz auch bei Herzinsuffizienz infolge Herzinfarkt und bei vorbestehenden schwerwiegenden intraventrikulären Leitungsstörungen. Extrakardiale Nebenwirkungen sind dosisabhängig und betreffen nahezu ausschließlich das Zentralnervensystem (u. a. Benommenheit, Schwindel, Seh- und Sprachstörungen, Krämpfe, komatöse Zustände usw.).

Interaktionen

Die Lidocain-Clearance wird durch gleichzeitige Gabe von Propranolol vermindert, so daß bei Kombinationsbehandlung eine Dosisreduktion erwogen werden muß.

9.2.3.3 Mexiletin (Mexitil®)

Elektrophysiologische Wirkungen (Tab. 25 u. 26)

Die elektrophysiologischen Wirkungen von Mexiletin [23, 26, 88, 109, 117], welches chemisch mit Lidocain verwandt ist, entsprechen in vitro und in vivo weitgehend denen des Lidocain.

Pharmakokinetik (Tab. 27)

Mexiletin wird nahezu vollständig enteral resorbiert. Die Bioverfügbarkeit beträgt ca. 80 – 90%, der First-pass-Metabolismus ist geringfügig. Plasmakonzentrationen von 0,5 – 2 mcg/ml sind therapeutisch. Die Eliminationshalbwertzeit liegt zwischen 5 und 12 Stunden. Die Ausscheidung erfolgt zu über 80% renal. 90 – 95% werden nach hepatischer Metabolisierung (4 Hauptmetabolite), 5 – 10% unverändert eliminiert. Die Metabolite besitzen keine antiarrhythmische Wirksamkeit.

Dosierung

Mexiletin kann i. v. und p. o. verabreicht werden. Therapieeinleitung und Aufsättigungsphase erfordern eine spezielle Dosierung; vom Hersteller wird für die i. v.-Gabe empfohlen, zunächst 250 mg über 5 – 10 min zu infundieren. Anschließend sollten 750 mg über 8 Stunden verabreicht werden. Die Erhaltungsdosis beträgt 500 mg alle 8 Stunden. Die durchschnittliche p. o.-Dosis beträgt ca. 600 – 1000 mg/24 h. Am ersten Tag der Therapie werden 800 – 1000 mg empfohlen.

Dosierung bei Organinsuffizienz, Verhalten bei Intoxikationen

Bei Patienten mit primärer Leberzellinsuffizienz bzw. mit Leberstauung ist mit einer Verlängerung der Halbwertszeit zu rechnen. In diesen Fällen ist zur Vermeidung überhöhter Serumspiegel eine Dosisreduktion erforderlich (Plasmaspiegelbestimmung!). Die Gefahr der Kumulation bei eingeschränkter Nierenfunktion ist demgegenüber gering. Die Behandlung von Intoxikationen ist symptomatisch. Mexiletin ist nicht dialysierbar.

Klinische Anwendungsbereiche (Tab. 31)

Mexiletin ist indiziert für die Behandlung ektoper und tachykarder ventrikulärer Herzrhythmusstörungen.

Tabelle 31 Klinischer Anwendungsbereich für Mexiletin

1. Ventrikuläre Extrasystolen
2. Ventrikuläre Tachykardien

Nebenwirkungen (Tab. 29)

Die leitungsverzögernden und negativ inotropen Wirkungen von Mexiletin sind gering und entsprechen denen des Lidocain. Extrakardiale Nebenwirkungen betreffen in erster Linie das zentrale Nervensystem. Gastrointestinale Störungen werden selten beobachtet.

Interaktionen

Rifampicin erhöht die Mexiletin-Clearance und senkt hierdurch die Plasmakonzentration. Cimetidin bewirkt eine Inhibition des hepatischen Metabolismus mit nachfolgender Erhöhung des Mexiletin-Plasmaspiegels. Opiate können die Aufnahme des in der Kapsel enthaltenen Mexiletins in die Blutbahn verzögern.

9.2.3.4 Phenytoin (Phenhydan®, Zentropil®)

Elektrophysiologische Wirkungen (Tab. 25 u. 26)

Phenytoin [78, 123, 132, 153, 154] hat in seinem elektrophysiologischen in vitro-Wirkungsspektrum Gemeinsamkeiten mit Lidocain, aber auch mit Kalzium-Antagonisten vom Typ des Verapamil. Die Substanz vermindert die Anstiegsteilheit und Amplitude sowohl „schneller" als auch „langsamer" Aktionspotentiale. Das Ruhepotential wird gesenkt. Die Dauer der Aktionspotentiale und die effektive Refraktärzeit werden verkürzt. Die Geschwindigkeit diastolischer Spontandepolarisationen wird vermindert. Die elektrophysiolgosichen Effekte von Phenytoin am Herzen in situ sind gering. Sinusfrequenz, intraatriale und intraventrikuläre Leitungszeiten werden nicht signifikant beeinflußt. Die Refraktärzeit der Kammern wird gering und statistisch nicht signifikant verkürzt.

Pharmakokinetik (Tab. 27)

Phenytoin wird zu ca. 90% resorbiert. Die Bioverfügbarkeit beträgt ebenfalls ca. 90%. Als therapeutische Plasmakonzentrationen werden Plasmaspiegel zwischen 10 und 25 mcg/ml angesehen. Über 90% der Substanz sind an Protein gebunden.

Die Pharmakokinetik ist nicht linear. Ab einer bestimmten, im Einzelfall unterschiedlichen Dosis steigt die Plasmakonzentration steil an, da die Möglichkeiten der Metabolisierung infolge Sättigung der Enzymsysteme erschöpft sind. Die Eliminationshalbwertzeit variiert dementsprechend in Abhängigkeit von der Dosis. Sie beträgt bei mittlerer Dosierung ca. 20 – 40 Stunden. Bei Langzeittherapie ist infolge Enzyminduktion eine Abnahme der Plasmaspiegel zu beobachten. Phenytoin wird ausschließlich in der Leber metabolisiert. Die Ausscheidung der Metabolite erfolgt in 90 – 95% renal, 5 – 10% werden durch die Faeces eliminiert.

Dosierung

Bei der Behandlung von Rhythmusstörungen kommt in erster Linie der intravenöse Einsatz von Phenytoin in Betracht. Dabei werden 125–250 mg mit einer Infusionsgeschwindigkeit von 25 mg/min verabreicht. Maximale Tagesdosis: 750 mg. p. o.-Therapie: 200–300 mg/die bei länger dauernder Behandlung.

Dosierung bei Organinsuffizienz, Verhalten bei Intoxikation

Bei Urämie beträgt die Eiweißbindung lediglich 70%, der therapeutische Plasmakonzentrationsbereich liegt in diesen Fällen zwischen 5 und 10 mcg/ml. Die jeweils erforderliche Dosis muß unter wiederholter Bestimmung der Plasmakonzentrationen ermittelt werden. Dies gilt auch für Patienten mit Leberzellinsuffizienz. Generell erscheint die Substanz auch bei Fehlen von Organinsuffizienzen wegen der langen und individuell stark schwankenden Halbwertszeit für eine Dauertherapie nicht geeignet. Die Therapie bei Intoxikationen ist unspezifisch. Dialyseverfahren bzw. Austauschtransfusionen haben keinen wesentlichen Einfluß auf die Elimination von Phenytoin.

Klinischer Anwendungsbereich (Tab. 32)

Der Einsatz von Phenytoin sollte ausschließlich auf behandlungsbedürftige, sonst nicht beeinflußbare supraventrikuläre bzw. ventrikuläre Arrhythmien infolge Digitalisintoxikation beschränkt werden. In diesen Fällen soll die Wirksamkeit der Substanz ca. 90% betragen. Nach Einführung von Digitalisantidot in die Therapie ist eine Indikation zum Einsatz von Phenytoin jedoch nur noch sehr selten gegeben.

Tabelle 32 Klinischer Anwendungsbereich für Phenytoin

● Ausschließlich bei Digitalisintoxikation und sonst therapierefraktären
- supraventrikulären Tachyarrthythmien
- ventrikulären Tachyarrhythmien

Strenge Indikation nur selten gegeben! Digitalis-Antidot zu bevorzugen!

Wirkungsmechanismus

Der Wirkungsmechanismus von Phenytoin bei digitalisinduzierten Arrhythmien ist ungeklärt. Neben direkten elektrophysiologischen Wirkungen wird eine zentrale Hemmung des Sympathikus als Ursache der antiarrhythmischen Effekte diskutiert.

Nebenwirkungen (Tab. 29)

Phenytoin hat negativ inotrope Wirkungen, vermindert das Herzminutenvolumen und senkt den arteriellen Blutdruck (periphere arterielle Vasodilatation). Extrakardiale Nebenwirkungen betreffen in erster Linie das zentrale Nervensysten (Nystagmus, Schwindel, Ataxie). Darüber hinaus sind schwere organtoxische Effekte bekannt (Blutbildveränderungen, Lymphadenopathie, cholestatische Hepatose, Hepatopathien, Lupus-erythematodes-ähnliche Krankheitsbilder, Gingivahyperplasie). Auch allergische Reaktionen treten auf. Herzinsuffizienz, schwere Hepatopathien und vorbestehende Knochenmarksschädigungen gelten als Kontraindikation.

Interaktionen

Wechselwirkungen mit anderen Pharmaka sind häufig (z. B. Barbiturate, Salizylate, trizyklische Psychopharmaka, Halothan, Chloramphenikol, Doxycyclin, Rifampizin, Cycloserin, PAS, INH, Kortikosteroide, Insulin, Antikoagulantien, Benzodiazepine, Disulfiran). Bei einzelnen Patienten kann aufgrund genetischer Besonderheiten die maximale Metabolisierung auf 1 – 2 mg/kg pro Tag begrenzt sein.

9.2.3.5 Tocainid (Xylotocan®)

Elektrophysiologische Wirkungen (Tab. 25 u. 26)

Tocainid [61, 71, 90, 110] ist chemisch mit Lidocain verwandt. Die elektrophysiologischen Wirkungen der beiden Substanzen stimmen in vitro und am Herzen in situ weitgehend überein.

Pharmakokinetik (Tab. 27)

Tocainid wird nahezu vollständig aus dem Darm resorbiert. Die Bioverfügbarkeit beträgt nahezu 100%, der First-pass-Metabolismus ist dementsprechend unbedeutend. Die therapeutischen Plasmakonzentrationen betragen 4 – 10 mcg/ml. Die Eliminationshalbwertzeit liegt bei 12 – 15 Stunden.

Die Ausscheidung erfolgt überwiegend renal. Ca. 40% werden in unveränderter Form eliminiert, ca. 60% nach Metabolisierung ausgeschieden. Bisher wurden 3 Hauptmetabolite identifiziert, die jeweils nur eine geringfügige pharmakologische Aktivität aufweisen.

Dosierung

Tocainid kommt in erster Linie für den p. o.-Einsatz in Betracht. Tagesdosis: 1200 – 1600 mg.

Dosierung bei Organinsuffizienz, Verhalten bei Intoxikationen

Bei schwerwiegenden Nieren- und Lebererkrankungen ist mit einer bedeutenden Verlängerung der Eliminationshalbwertzeit zu rechnen. Bei Reduktion der Kreatinin-Clearance unter 30 ml/min ist eine Dosisreduktion um 25%, bei Nierenversagen um 50% erforderlich. Bei dekompensierter Leberzirrhose sollte ebenfalls eine Verminderung der Dosis um 50% erfolgen. Bei Intoxikationen können pathologisch erhöhte Serumkonzentrationen durch Einsatz der Hämodialyse normalisiert werden.

Klinischer Anwendungsbereich (Tab. 33)

Tocainid ist zur Behandlung ektoper und tachykarder ventrikulärer Arrhythmien angezeigt. Aus der antiarrhythmischen Wirksamkeit von Lidocain kann im allgemeinen auf entsprechende Effekte von Tocainid geschlossen werden und umgekehrt.

Tabelle 33 Klinischer Anwendungsbereich für Tocainid

1. Ventrikuläre Extrasystolen
2. Ventrikuläre Tachykardien

Nebenwirkungen (Tab. 29)

Die leitungsverzögernden und negativ inotropen Wirkungen von Tocainid sind – ebenso wie die des Lidocains – geringfügig. Extrakardiale Nebenwirkungen betreffen in erster Linie das Zentralnervensystem. In ca. 20% der Fälle treten gastrointestinale Störungen auf. Bei einzelnen Patienten wurden Agranulozytosen und aplastische Anämien, in einem Fall ein Lupus erythematodes ähnliches Krankheitsbild berichtet. Im Hinblick auf die hämatologischen Komplikationen ist eine strenge Indikationsstellung zur Therapie mit Tocainid erforderlich.

Interaktionen

Über Interaktionen mit anderen Pharmaka liegen in der Literatur keine Mitteilungen vor. Der Serum-Digoxin-Spiegel steigt nicht an.

9.2.4 Antiarrhythmika der Klasse I c (Tab. 34)

9.2.4.1 Ajmalin (Gilurytmal®)

Elektrophysiologische Wirkungen (Tab. 35 u. 36)

Ajmalin [104, 148] entfaltet dosisabhängige membranstabilisierende Wirkungen. Am Herzen in situ werden in erster Linie die Erregungsausbreitung der schnel-

Tabelle 34 Strukturformel, Handelsname und Hersteller von Antiarrhythmika der Klasse Ic

Substanz	Strukturformel	Handelsname	Hersteller
Ajmalin	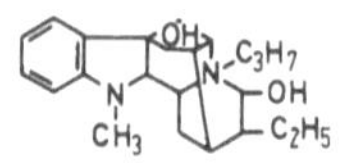	Gilurytmal®	Giulini
Flecainid	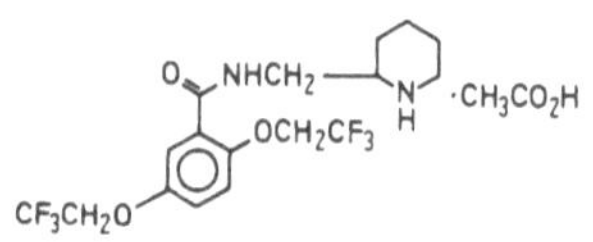	Tambocor®	Kettelhack Riker
Lorcainid	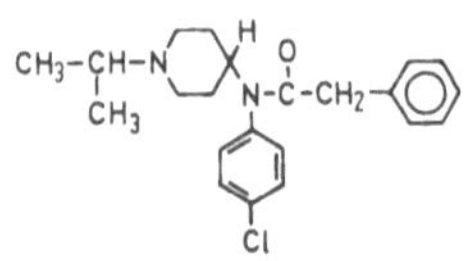	Remivox®	Janssen
Prajmalium-bitartrat	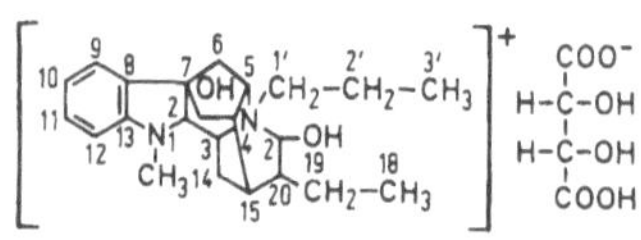	Neo-Gilurytmal®	Giulini
Propafenon	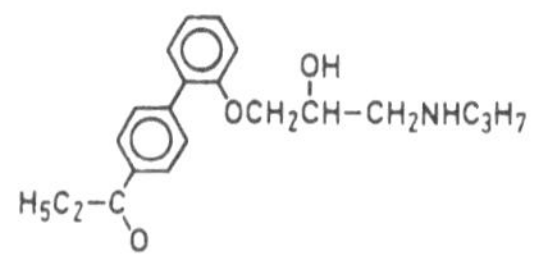	Rytmonorm®	Knoll

leitenden Anteile des spezifischen Reiz-Leitungs-Systems (His-Purkinje-System) und die intraventrikuläre Reizausbreitung verzögert.

Pharmakokinetik (Tab. 37)

Ajmalin steht ausschließlich für die i. v.-Applikation zur Verfügung. Die Substanz wird nach intravenöser Verabreichung innerhalb weniger Minuten nahezu vollständig an Eiweiß gebunden. Die Wirkdauer ist dementsprechend kurz und beträgt 10 – 15 min. Die Elimination erfolgt überwiegend hepatisch. Weniger als 10% der Substanz werden renal ausgeschieden.

Dosierung

Die durchschnittliche i. v.-Dosis von Ajmalin beträgt 50 – 75 mg. Die Applikation soll über einige Minuten und unter Kontrolle des EKG's (intraventrikuläre Erregungsausbreitung) erfolgen. Intravenöse Höchstdosis: 300 mg/12 h.

Tabelle 35 Elektrophysiologische Wirkungen von Antiarrhythmika der Klasse I c

Substanz	Automatie	Depolarisationsgeschwindigkeit	Dauer des Aktionspotentials	Erholungsphase	Langsames Aktionspotential	Effektive Refraktärzeit	Beeinflussung autonomes Nervensystem
Ajmalin	↓	↓	○	○	○	↑	○
Flecainid	↓	↓	○	↑	○	↑	○
Lorcainid	↓	↓	○	↑	○	↑	○
Prajmaliumbitartrat	↓	↓	○	○	○	↑	○
Propafenon	↓	↓	○	↑	(■)	↑	▲

↓ Verkürzung bzw. Hemmung; ↑ Verlängerung; ● anticholinerge Wirkung; ■ Wirkung; ○ keine Wirkung; ▲ β-blockierender Effekt

Tabelle 36 Klinisch elektrophysiologische Wirkungen von Antiarrhythmika der Klasse I c

Substanz	Sinusfrequenz	PQ-Zeit	AH-Zeit	HV-Zeit	QRS-Dauer	QTc-Intervall
Ajmalin	–↓	↑	–↑	↑	↑	–↑
Flecainid	–	↑	–↑	↑	↑	–↑
Lorcainid	–↑	–↑	–	↑	↑	–
Prajmaliumbitartrat	–↓	↑	–↑	↑	↑	–↑
Propafenon	–↓	↑	↑	↑	↑	–↑

– keine wesentliche Wirkung; –↓ evtl. leichte Abnahme; ↓ Abnahme; –↑ evtl. leichte Zunahme; ↑ Zunahme bzw. Verlängerung

Tabelle 37 Pharmakokinetische Daten von Antiarrhythmika der Klasse I c

Substanz	Applikationsform	Bioverfügbarkeit	First-pass-Metabolismus	Therapeut. Plasmaspiegel (μg/ml)	Eliminationshalbwertzeit (h)	renale Ausscheidung	Dosierung (pro die)
Ajmalin	i. v.				ca. 0,2	10%	1 mg/kg i. v.
Flecainid	i. v.; p. o.	ca. 90%	●	0,2 – 0,8	ca. 13 – 20	ca. 95%	1,5 – 6 mg/kg i. v., max. 400 mg i. v. 200 – 300 mg p. o.
Lorcainid	(i. v.) p. o.	ca. 50 – 90%	●●	0,3 – 0,6	ca. 8 – 12	ca. 50%	200 – 300 mg p. o.
Prajmaliumbitartrat	p. o.	ca. 86%	●	0,3 – 0,8	ca. 4 – 6	ca. 30 – 35%	20 – 80 mg
Propafenon	i. v.; p. o.	ca. 50%	●●	0,2 – 1,5	ca. 4 – 5	ca. 20 – 40%	1 – 2 mg/kg i. v. 450 – 900 mg p. o.

● gering; ●● deutlich; ●●● ausgeprägt

Dosierung bei Organinsuffizienz, Verhalten bei Intoxikationen

Infolge der kurzen Halbwertzeit ergeben sich bei Organinsuffizienzen keine Besonderheiten der Dosierung. Die Behandlung bei Intoxikationen ist symptomatisch.

Klinischer Anwendungsbereich (Tab. 38)

Ajmalin hat zwei Schwerpunktindikationen: 1. supraventrikuläre Tachyarrhythmien bei Vorliegen eines Präexzitationssyndroms (s. Abschn. 14.12), 2. ventrikuläre Tachykardien. Bei Präexzitationssyndromen können die Leitungsgeschwindigkeit verlangsamt und die Refraktärzeit der akzessorischen Bahn dosisabhängig verlängert werden. Bei atrioventrikulären Reentry-Tachykardien kann hierdurch eine Unterbrechung der Arrhythmie erreicht werden, bei intraatrialen Tachyarrhythmien wird die Bypass-Überleitungsfrequenz reduziert.

Tabelle 38 Klinischer Anwendungsbereich für Ajmalin

Akut- und Notfalltherapie bei
1. supraventrikulären Tachyarrhythmien bei ventrikulärer Präexzitation
2. ventrikuläre Tachykardien

Nebenwirkungen (Tab. 39)

Ajmalin hat signifikante leitungsverzögernde und negativ inotrope Wirkungen. Die Anwendbarkeit der Substanz bei schwerwiegenden intraventrikulären Leitungsverzögerungen und Ventrikelfunktionsstörungen (z. B. Herzinsuffizienz) ist hierdurch eingeschränkt. In einzelnen Fällen sind nach Ajmalin-Injektion Agranulozytosen aufgetreten. Extrakardiale Nebenwirkungen sind Hitzegefühl, Übelkeit, Kopfschmerzen sowie sonstige zentralnervöse Symptome (Lichtempfindlichkeit, Augenflimmern, Doppelbilder).

Interaktionen

Pharmakologisch bedeutsame Interaktionen mit Substanzen anderer Stoffklassen sind nicht bekannt. Bei gleichzeitiger Applikation von anderen negativ inotropen Substanzen sind die Kontraindikationen streng zu beachten.

9.2.4.2 Flecainid (Tambocor®)

Elektrophysiologische Wirkungen (Tab. 35 u. 36)

Flecainid [8, 15] bewirkt eine Verminderung der Anstiegssteilheit des Aktionspotentials; dieser Effekt ist um so ausgeprägter, je höher die Schlagfrequenz ist.

Tabelle 39 Nebenwirkungen von Antiarrhythmika der Klasse I c

Substanz	intraventrikuläre Leitungsverzögerung	negativ inotrope Wirkung	zentralnervöse Wirkung	anticholinerge Wirkung	gastrointestinale Störungen	sonstige Nebenwirkungen
Ajmalin	●●	●	●	○	○	Agranulozytose
Flecainid	●●	●	●	○	●	Flush, Fieber, Allergien, Myalgien, Hepatopathie
Lorcainid	●	●	●●	●	●	
Prajmaliumbitartrat	●●	●	●	○	●	Hepatopathien, Cholestase, Blutbildveränderungen
Propafenon	●	●	●	○	●	Allergien

● gering, ●● deutlich, ●●● stark ausgeprägt, ○ nicht vorhanden
(Bei allen Präparaten sind arrhythmogene Nebenwirkungen bekannt.)

Die Wiederverfügbarkeit des Natriumkanals wird verzögert. Aktionspotentialdauer und Refraktärzeit werden verlängert. Am Herzen in situ wird die Sinusknotenfunktion nur gering beeinflußt. Die intraatriale Leitungszeit und die Überleitung der Erregung durch den AV-Knoten werden geringfügig verlangsamt. Die Leitungszeit distal des His-Bündels wird demgegenüber deutlich verlängert. Die intraventrikuläre Erregungsausbreitung wird signifikant verzögert. Die effektiven Refraktärzeiten von Vorhof- und Ventrikelmuskulatur nehmen zu.

Pharmakokinetik (Tab. 37)

Flecainid verfügt über eine gute enterale Resorption. Die Bioverfügbarkeit beträgt über 90%. Der First-pass-Metabolismus ist unbedeutend. Die therapeutischen Plasmakonzentrationen betragen 0,2 – 0,8 mcg/ml. Die Halbwertzeit beträgt ca. 12 – 20 Stunden. Bei oraler Behandlung steigt der Plasmaspiegel innerhalb mehrerer Tage an, bis ein Gleichgewicht erreicht wird. Flecainid wird ganz überwiegend hepatisch metabolisiert, 3 Hauptmetabolite sind antiarrhythmisch weitgehend unwirksam. Die Ausscheidung erfolgt überwiegend renal.

Dosierung

Flecainid steht sowohl parenteral als auch für die orale Applikation zur Verfügung. Die Dosierung bei intravenöser Akuttherapie beträgt 1,5 – 6 mg/kg. Bei intravenöser Dauerinfusion sollte die 24-Stunden Dosis auf 200 – 400 mg begrenzt werden. Durchschnittliche Tagesdosis bei p. o.-Therapie 200 – 300 mg.

Dosierung bei Organinsuffizienz, Verhalten bei Intoxikationen

Bei eingeschränkter Nierenfunktion mit Reduktion der Kreatinin-Clearance unter 20 ml/min ist eine Dosisreduktion um 50% angezeigt. Die Behandlung bei Intoxikationen ist symptomatisch. Eine Beschleunigung der Elimination durch Hämodialyse erfolgt nicht.

Klinischer Anwendungsbereich (Tab. 40)

Einsatzgebiete für Flecainid sind vor allem: 1. supraventrikuläre Tachyarrhythmien bei ventrikulärer Präexzitation. Flecainid bewirkt eine Verlängerung der Refraktärzeit sowie eine Verzögerung der Erregungsleitungsgeschwindigkeit akzessorischer Bahnen, so daß atrioventrikuläre Reentry-Tachykardien unterbrochen bzw. die Häufigkeit der Überleitung über akzessorische Bahnen signifikant vermindert werden können. 2. AV-Knoten-Reentry-Tachykardien (s. Abschn. 10.3). Flecainid ist in diesen Fällen nicht Mittel der ersten Wahl (s. Abschn. 9.1.4.2), sondern dann einzusetzen, wenn Refraktärität gegenüber Digitalis, herz-

Tabelle 40 Klinische Anwendungsbereiche für Flecainid

1. Supraventrikuläre Tachyarrhythmien bei ventrikulärer Präexzitation
2. AV-Knoten-Reentry-Tachykardie
3. Vorhofflimmern zur Wiederherstellung von Sinusrhythmus und zur Rezidivprophylaxe (in Kombination mit Digitalis)
4. Ventrikuläre Extrasystolen
5. Ventrikuläre Tachykardien (außer „torsade de pointes“)

wirksamen Kalzium-Antagonisten bzw. β-Sympathikolytika besteht oder die Anwendbarkeit dieser Substanzen eingeschränkt ist. 3. Therapie und Prophylaxe von Rezidiven bei paroxysmalem Vorhofflimmern (bei Refraktärität bzw. Nichtanwendbarkeit von Chinidin bzw. Chinidin-Verapamil). In diesen Fällen hat sich eine Kombination mit Digitalis bewährt. 4. ventrikuläre Ektopien und Tachykardien, außer „torsade de pointes“.

Nebenwirkungen (Tab. 39)

Flecainid entfaltet bei klinisch-therapeutischer Dosierung negativ inotrope Wirkungen. Diese sind deutlich geringer als bei Disopyramid, jedoch stärker ausgeprägt als bei Lidocain. Bei manifester Herzinsuffizienz ist der Einsatz der Substanz kontraindiziert. Extrakardiale Nebenwirkungen betreffen in erster Linie das Zentralnervensystem. In Einzelfällen mit verminderter Metabolisierung kann es zu toxischer Anreicherung von Metaboliten kommen (gastrointestinale Symptome; Plasmaspiegel!). Flecainid führt – ebenso wie andere Substanzen der Klasse I c – zu einer deutlichen Verzögerung der intraventrikulären Leitung. Die Anwendbarkeit der Substanz bei vorbestehenden schwerwiegenden Leitungsstörungen ist hierdurch eingeschränkt.

9.2.4.3 Lorcainid (Remivox®)

Elektrophysiologische Wirkungen (Tab. 35 u. 36)

Lorcainid [25, 73, 81, 89, 96] hat in seinem elektrophysiolgoischen Wirkungsprofil sowohl mit Chinidin als auch mit Lidocain Ähnlichkeiten. Die Substanz verfügt ebenso wie Chinidin über anticholinerge Wirkeigenschaften.

Am Herzen in situ steigt die Sinusfrequenz geringfügig an. Die Erregungsleitung im AV-Knoten ändert sich nicht, distal des His-Bündels treten Leitungsverzögerungen auf. Die intraventrikuläre Erregungsleitung wird ebenfalls verzögert. Die effektiven Refraktärzeiten von Vorhof- und AV-Knoten werden nicht verlängert, die effektiven Refraktärzeiten akzessorischer Leitungsbahnen, des His-Purkinje-Systems und der Ventrikelmuskulatur nehmen dagegen zu.

Pharmakokinetik (Tab. 37)

Lorcainid weist eine hohe enterale Resorptionsquote auf. Die Bioverfügbarkeit beträgt bei akuter Applikation durchschnittlich 50%. Der First-pass-Metabolismus ist dementsprechend ausgeprägt. Bei chronischer Applikation tritt eine Sättigung des First-pass-Effektes ein; antiarrhythmisch wirksamer Hauptmetabolit: Norlorcainid.

Die therapeutischen Plasmaspiegel liegen bei 0,3 – 0,6 mcg/ml. Die Eliminationshalbwertzeit beträgt ca. 8 – 10 Stunden. Die Halbwertzeit von Norlorcainid ist wesentlich länger und beträgt ca. 20 – 30 Stunden. 10 – 20% der Substanz werden unverändert renal eliminiert. Ca. 60% werden nach hepatischer Metabolisierung mit den Faeces ausgeschieden, ca. 20% renal.

Dosierung

Lorcainid kann i.v. und p.o. eingesetzt werden. Bolusinjektion: 100 – 150 mg. Infusion: 5 – 10 mg/min. p.o.-Tagesdosis: 200 (– 300) mg.

Dosierung bei Organinsuffizienz, Verhalten bei Intoxikationen

Schwere Lebererkrankungen verzögern die Metabolisierung von Lorcainid. In derartigen Fällen ist eine Dosisreduktion um 25 – 50% erforderlich. Dies trifft auch für Patienten mit stark verminderter Serum-Eiweiß-Fraktion (z.B. bei Urämie) zu. Die Therapie bei Intoxikationen ist symptomatisch.

Klinischer Anwendungsbereich (Tab. 41)

Das klinische Wirkungsspektrum von Lorcainid entspricht mehr dem des Lidocain als des Chinidin. Haupteinsatzgebiete der Substanz sind dementsprechend ektope und tachykarde ventrikuläre Arrhythmien. In einzelnen Fällen können auch supraventrikuläre Tachykardien bei ventrikulärer Präexzitation günstig beeinflußt werden. Lorcainid kommt unter dieser Indikation jedoch nur selten in Betracht.

Tabelle 41 Klinischer Anwendungsbreich von Lorcainid

1. Ventrikuläre Extrasystolen
2. Ventrikuläre Tachykardien
Wegen häufiger zentralnervöser Nebenwirkungen kein Antiarrhythmikum der ersten Wahl!

Nebenwirkungen (Tab. 39)

Lorcainid hat schwache negativ inotrope Wirkungen. Das Ausmaß der intraventrikulären Leitungsverzögerung ist geringer als bei anderen Antiarrhythmika der

Klasse Ic. Extrakardiale Nebenwirkungen treten besonders häufig in der Initialphase der Therapie auf und bestehen in der Mehrzahl der Fälle in Schlafstörungen, Schweißausbrüchen und verschiedenen anderen zentralnervösen Symptomen. Darüber hinaus werden gastrointestinale Störungen beobachtet.

Interaktionen

Therapeutisch bedeutsame Interaktionen können bei gemeinsamer Gabe mit β-Sympathikolytika auftreten. Durch Applikation von β-Blockern wird der hepatische Metabolismus verzögert. Bei gleichzeitiger Gabe von Digoxin steigt der Digitalisspiegel an.

9.2.4.4 **Prajmaliumbitartrat** (Neo-Gilurytmal®)

Elektrophysiolgoische Wirkungen (Tab. 35 u. 36)

Die elektrophysiologischen Wirkungen von Prajmaliumbitartrat [21, 72, 119] entsprechen denen des Ajmalin. Prajmaliumbitartrat hat ebenso wie Ajmalin keine anticholinergen Substanzeigenschaften. Die Herzfrequenz nimmt dementsprechend im höheren Dosierungsbereich ab, die AV-Leitungszeit wird unspezifisch verlängert.

Pharmakokinetik (Tab. 37)

Die enterale Resorptionsquote beträgt ca. 85%, die Bioverfügbarkeit ca. 85%. Die therapeutischen Plasmaspiegel liegen zwischen 0,3 – 0,8 mcg/ml. Die Eliminationshalbwertzeit beträgt ca. 4 – 6 Stunden. Die Metabolisierung erfolgt zu 52 – 65% in der Leber (3 Hauptmetabolite). Ca. 33% werden über die Nieren, 67% über die Galle bzw. die Faeces eliminiert.

Dosierung

Die durchschnittliche Tagesdosierung von Prajmaliumbitartrat beträgt 40 – 60 mg. Maximaldosis: 80 mg/24 h.

Dosierung bei Organinsuffizienz, Verhalten bei Intoxikationen

Infolge überwiegend hepatischer Metabolisierung ist bei Leber-Zell-Insuffizienz bzw. Leberstauung eine Dosisreduktion vorzunehmen. Die Behandlung bei Vergiftungen ist symptomatisch. Die Elimination der Substanz kann durch forcierte Diurese bzw. Hämoperfusion beschleunigt werden.

Klinischer Anwendungsbereich (Tab. 42)

Prajmaliumbitartrat kann bei verschiedenen Formen supraventrikulärer und ventrikulärer Arrhythmien mit Erfolg eingesetzt werden. Bei supraventrikulären Rhythmusstörungen kommt eine Therapie von Extrasystolen bzw. Tachykardien bei Präexzitationssyndromen in Betracht. Ebenso wie mit Ajmalin werden die Leitungs- und Refraktärzeit akzessorischer Leitungsbahnen signifikant verlängert, so daß atrioventrikuläre Reentry-Tachykardien unterbrochen werden können bzw. die Überleitungsfrequenz über den Bypass bei unregelmäßigen intraatrialen Tachyarrhythmien signifikant reduziert wird. Darüberhinaus steht die Substanz für die Behandlung aller Formen ventrikulärer Arrhythmien (mit Ausnahme der „torsade de pointes“) zur Verfügung.

Tabelle 42 Klinischer Anwendungsbereich von Prajmaliumbitartrat

1. Supraventrikuläre Extrasystolen (falls Behandlungsindikation besteht, s. Kap. 7)
2. Supraventrikuläre Tachyarrhythmien mit ventrikulärer Präexzitation
3. Ventrikuläre Extrasystolen
4. Ventrikuläre Tachykardien (außer „torsade de pointes“)

Nebenwirkungen (Tab. 39)

Prajmaliumbitartrat bewirkt bei therapeutischer Dosierung eine signifikante Abnahme der linksventrikulären Kontraktilität sowie des Herzzeitvolumens um bis zu 15%. Extrakardiale Nebenwirkungen umfassen gastrointestinale Störungen, Allergien, Thrombozytopenien und neurologische Symptome (Sehstörungen). Im Vergleich zu anderen Antiarrhythmika dieser Stoffklasse treten Cholestasen vergleichsweise häufig auf. Gelegentlich werden auch Hepatitis-ähnliche Krankheitsbilder beobachtet.

9.2.4.5 Propafenon (Rytmonorm®)

Elektrophysiologische Wirkungen (Tab. 35 u. 36)

Das elektrophysiologische Wirkungsprofil von Propafenon [29, 58, 68, 70, 121] läßt sich ebenfalls nicht eindeutig als „Lidocain-ähnlich“ bzw. „Chinidin-ähnlich“ klassifizieren. Die Hauptwirkung besteht in einer Beeinflussung des depolarisierenden Natrium-Einwärtsstrom. Die Substanz verfügt darüberhinaus über eine schwache β-sympathikolytische Aktivität und über geringe Kalzium-antagonistische Effekte.

Propafenon bewirkt in vitro eine dosisabhängige Reduktion der maximalen Anstiegsgeschwindigkeit des schnellen Aktionspotentials. Die intraventrikuläre Erregungsausbreitung wird verzögert. Dies ist bei Patienten mit vorbestehenden schweren Leitungsverzögerungen zu beachten. Bei manifester Herzinsuffizienz ist Propafenon kontraindiziert.

Am Herzen in situ bewirkt Propafenon neben einer Abnahme der spontanen Periodendauer eine Zunahme der Sinusknotenerholungszeit, eine Verlängerung der intraatrialen Leitungszeiten, der AH- und HV-Zeiten sowie einen leichten Anstieg der intraventrikulären Leitungszeiten und der Refraktärperioden. Leitungszeiten und Refraktärperioden akzessorischer Bahnen werden ebenfalls signifikant verlängert.

Pharmakokinetik (Tab. 37)

Propafenon wird nach oraler Gabe vom Magen-Darm-Trakt gut resorbiert. Die Bioverfügbarkeit beträgt infolge eines ausgeprägten First-pass-Metabolismus ca. 50%. Plasmakonzentrationen von 0,2 – 1,5 mcg/ml sind als therapeutisch anzusehen. Die Eliminationshalbwertzeit beträgt ca. 4 Stunden. Ca. 10% der Substanz werden unverändert renal eliminiert. Der überwiegende Anteil wird metabolisiert; ca. 60% der Metabolite werden mit den Faeces, ca. 40% renal ausgeschieden.

Dosierung

Propafenon kann sowohl akut i. v. als auch chronisch p. o. eingesetzt werden. Die i. v.-Dosis beträgt 1 – 1,5 mg/kg. Für die Dauerinfusion stehen spezielle Dosierungsanweisungen zur Verfügung (siehe Herstellerangaben). Die durchschnittliche p. o.-Tagesdosis beträgt 600 – 750 mg.

Dosierung bei Organinsuffizienz, Verhalten bei Intoxikationen

Bei Leberzellinsuffizienz ist im allgemeinen eine Dosisreduktion erforderlich. Diese sollte individuell unter Berücksichtigung der Zeitwerte im EKG erfolgen. Zusätzlich sind Plasmaspiegelbestimmungen angezeigt. Bei Intoxikationen sind symptomatische Maßnahmen einzusetzen. Hämoperfusion bzw. Hämodialyse sind nicht geeignet, die Elimination der Substanz zu beschleunigen.

Klinischer Anwendungsbereich (Tab. 43)

Propafenon hat folgende Indikationsgebiete: 1. Supraventrikuläre Ektopien, 2. Supraventrikuläre Tachykardien bei ventrikulärer Präexzitation. In diesem Fall können die Leitungsgeschwindigkeit der akzessorischen Leitungsbahnen vermindert bzw. die Refraktärzeit verlängert werden, so daß Tachykardien unterbrochen bzw. die maximale Überleitungsfrequenz der Erregung über den Bypass vermindert werden. 3. AV-Knoten-Reentry-Tachykardie bei Refraktärität gegenüber Digitalis, herzwirksamen Calcium-Antagonisten bzw. β-Sympathikolytika. Diese Wirkung kann durch zusätzliche Gabe von Digitalis unterstützt werden. 4. Ventrikuläre Extrasystolen und Tachykardien (einschließlich „torsade de pointes").

Tabelle 43 Klinischer Anwendungsbereich von Propafenon

1. Supraventrikuläre Extrasystolen (falls Behandlungsindikation besteht, s. Kap. 7)
2. Supraventrikuläre Tachyarrhythmien bei ventrikulärer Präexzitation
3. AV-Knoten-Reentry-Tachykardie
4. Vorhofflimmern mit dem Ziel der Wiederherstellung von Sinusrhythmus (und zur Rezidioprophylaxe) in Kombination mit Digitalis
5. Ventrikuläre Extrasystolen
6. Ventrikuläre Tachykardien (auch torsade des pointes)

Dabei scheint die durchschnittliche Wirksamkeit von Propafenon unter diesen Indikationen höher als bei Chinidin-ähnlichen Antiarrhythmika bzw. bei Lidocain zu sein.

Nebenwirkungen (Tab. 39)

Propafenon hat bei therapeutischen Dosierungen geringe kardiodepressive Wirkungen. Nach 2 mg/kg i. v. wird die linksventrikuläre Kontraktilität um ca. 15% reduziert. Die negativ inotrope Wirkung ist geringer als bei den Chinidin-ähnlichen Antiarrhythmika, jedoch stärker ausgeprägt als bei Lidocain. Bei manifester Herzinsuffizienz ist der Einsatz von Propafenon nicht angezeigt. Die Mehrzahl der extrakardialen Nebenwirkungen ist dosisabhängig und betrifft in erster Linie das Zentralnervensystem. Bei einem Teil der Patienten treten gastrointestinale Störungen auf. Vereinzelt wurde über Hepatits-ähnliche Krankheitsbilder mit Cholestasen, außerdem über Potenz- und Spermiogenesestörungen (reversibel) berichtet.

Interaktionen

Die Digoxin-Plasmakonzentration wird durch Propafenon signifikant erhöht. Die Bedeutung dieses Phänomens für die Therapie ist bisher nicht geklärt (Plasmaspiegel-Kontrollen).

9.2.5 Neue Antiarrhythmika der Klasse I

(noch nicht im Handel verfügbar)

9.2.5.1 Barucainid*

Elektrophysiologische Wirkungen

Barucainid [56] bewirkt in vitro eine dosisabhängige Verminderung der Anstiegsgeschwindigkeit des schnellen Aktionspotentials. Die Dauer des Aktionspotentials

* Hersteller: Knoll, Ludwigshafen

wird verkürzt. Die elektrophysiologischen Effekte am Herzen in situ sind gering. Die intrakardialen Leitungszeiten werden nicht signifikant bzw. im hohen Dosisbereich geringfügig verlängert. Barucainid ist dementsprechend nach elektrophysiologischen Kriterien als Antiarrhythmikum der Klasse I b einzuordnen.

Pharmakokinetik

Barucainid kann intravenös und p. o. eingesetzt werden. Die Substanz wird nahezu vollständig enteral resorbiert. Die Bioverfügbarkeit beträgt ca. 70%, der First-pass-Metabolismus ist dementsprechend geringfügig. Die Eliminationshalbwertzeit beträgt ca. 10 – 12 Stunden. Die Ausscheidung erfolgt zu über 80% nach hepatischer Metabolisierung. 20% werden renal eliminiert.

Dosierung

Die empfehlenswerte i. v.-Dosierung ist noch nicht bestimmt. Bei p. o.-Therapie erweisen sich Dosen von 100 – 400 mg/24 h als wirksam.

Klinischer Anwendungsbereich

Barucainid kann nach bisher vorliegenden Mitteilungen bei ventrikulären Extrasystolen und Tachykardien eingesetzt werden. Die Wirkstärke ist höher als bei eingeführten Klasse I b-Präparaten. Mögliche, darüberhinaus bestehende Indikationsbereiche wurden bisher nicht untersucht.

Nebenwirkungen

Nach den bisher vorliegenden Befunden sind die leitungsverzögernden und negativ inotropen Wirkungen ähnlich wie bei Lidocain geringfügig. Der Einsatz der Substanz kommt daher auch bei Herzinsuffizienz in Betracht. Extrakardiale Nebenwirkungen sind selten und scheinen in erster Linie das Zentralnervensystem zu betreffen.

9.2.5.2 Diprafenon*

Elektrophysiologische Wirkungen

Die elektrophysiologischen in-vitro-Wirkungen von Diprafenon [11, 51, 53, 65] wurden bisher nur unvollständig untersucht. Am Herzen in situ entfaltet Dipra-

---

* Hersteller: Helopharm, Berlin

fenon ähnliche Effekte wie Propafenon, jedoch ist die relative Wirkungsstärke sowohl hinsichtlich der lokalanästhetischen Wirkungskomponente als auch im Hinblick auf die β-sympathikolytische Aktivität 2 – 4fach höher. Diprafenon führt zu einer dosisabhängigen Senkung der Sinusknotenfrequenz, der Erregungsleitungsgeschwindigkeit des AV-Knotens und des His-Purkinje-Systems. Die intraventrikuläre Leitungszeit wird signifikant verlängert, besonders bei vorbestehender Leitungsverzögerung. Die Refraktärzeiten von Vorhof-, AV-Knoten, His-Purkinje-System und Ventrikelmuskulatur nehmen dosisabhängig zu.

Pharmakokinetik

Diprafenon wird gut enteral resorbiert. Der First-pass-Effekt ist ausgeprägt, erfährt jedoch bei chronischer Gabe eine Sättigung, so daß die Bioverfügbarkeit ca. 50% beträgt. Therapeutische Plasmaspiegel liegen bei 1 – 2 mcg/ml. Die Eliminationshalbwertzeit beträgt ca. 8 – 12 Stunden.

Klinischer Anwendungsbereich

Nach den bisherigen Erfahrungen kommt Diprafenon unter folgenden Indikationen in Betracht: 1. Supraventrikuläre Tachykardien bzw. Tachyarrhythmien mit schneller AV-Überleitung. Dabei können sowohl die Überleitungsfrequenz im AV-Knoten als auch die Leitungsgeschwindigkeit in akzessorischen Leitungsbahnen signifikant reduziert werden. 2. Ventrikuläre Arrhythmien einschließlich ventrikulärer Tachykardien. Dabei ist eine erfolgreiche Anwendung auch in sonst therapierefraktären Fällen einschließlich der „torsade de pointes“ gut dokumentiert.

Nebenwirkungen

Diprafenon entfaltet leitungsverzögernde und deutliche negativ inotrope Wirkungen, außerdem eine Depression der Sinusknotenautomatie und der AV-Knoten-Überleitung. Die Anwendbarkeit der Substanz bei Myokardinsuffizienz, bei „Sick-Sinus“-Syndrom und bei AV-Überleitungsstörungen ist hierdurch eingeschränkt. Die manifeste Herzinsuffizienz und höhergradige AV-Leitungsstörungen sind als Kontraindikationen anzusehen. Die extrakardialen Nebenwirkungen resultieren teilweise aus der lokalanästhetischen Wirkeigenschaft mit ZNS-Symptomatik (Kopfschmerzen), teilweise aus der β-Sympathikolyse. Als Folge der β-Sympathikolyse wird der Blutdruck bei einem Teil der Patienten deutlich gesenkt. Weitere Nebenwirkungen betreffen das gastrointestinale System. In einem Fall wurden ein Hepatitis-ähnliches Krankheitsbild, in 2 Fällen Cholestasen dokumentiert.

9.2.5.3 Encainid*

Elektrophysiologische Wirkungen

Encainid [22, 33, 59, 60, 149] hat teils Chinidin-artige, teils Lidocain-ähnliche Wirkungen. Die Depolarisationsgeschwindigkeit des schnellen Aktionspotentials wird reduziert. Die effektive Refraktärzeit wird verlängert, die Erholung des schnellen Natriumkanals bleibt unbeeinflußt.

Am Herzen in situ bewirkt Encainid eine dosisabhängige Verlängerung der intrakardialen Leitungs- und Refraktärzeiten. Dabei ist die Leitungsverzögerung intraatrial, im His-Purkinje-System bzw. intraventrikulär besonders ausgeprägt. Leitungszeit und Refraktärzeit akzessorischer Bahnen werden gleichfalls verlängert. Die Repolarisationsphase wird in der Mehrzahl der Fälle nicht beeinflußt. Bei einzelnen Patienten wurden allerdings signifikante Verlängerungen der QT-Zeit dokumentiert.

Pharmakokinetik

Encainid wird nach oraler Applikation nahezu vollständig resorbiert. Die Bioverfügbarkeit beträgt bei großen individuellen Schwankungen ca. 50%. In der Mehrzahl der Fälle erfolgt eine rasche Metabolisierung (2 Hauptmetabolite mit zum Teil stärkerer antiarrhythmischer Wirksamkeit als die der Muttersubstanz). Die Eliminationshalbwertzeit der Muttersubstanz beträgt bei Patienten mit rascher Metabolisierung 1 – 2 Stunden, die der Metabolite ca. 3 – 6 Stunden. Die Ausscheidung von Muttersubstanz und Metaboliten erfolgt je zur Hälfte über Urin und Faeces. Ca. 10% der Patienten weisen eine nur geringgradige Metabolisierung auf. In diesen Fällen zeigt Encainid eine Eliminationshalbwertzeit von ca. 6 – 11 Stunden.

Klinischer Anwendungsbereich

Hauptanwendungsgebiete für Encainid sind ektope und tachykarde ventrikuläre Arrhythmien. Über günstige Behandlungsergebnisse wurde außerdem bei supraventrikulärer Extrasystolie und bei supraventrikulären Tachykardien mit ventrikulärer Präexzitation berichtet.

Nebenwirkungen

Encainid entfaltet nur geringgradige negativ inotrope Wirkungen, jedoch deutliche leitungsverzögernde Effekte. Die Mehrzahl der bisher bekannten Nebenwirkungen betrifft das Zentralnervensystem. Interaktionen mit anderen Pharmaka wurden bisher nicht mitgeteilt.

---

* Hersteller: Bristol-Arzneimittel, Troisdorf

9.2.6 Antiarrhythmika der Klasse II*

9.2.6.1 Wirkungsmechanismus der β-Sympathikolytika als Antiarrhythmika

β-Sympathikolytika entfalten bei akuter i. v. Gabe am Arbeitsmyokard keine direkten elektrophysiologischen Wirkungen. Ihre Akutwirksamkeit bei Arrhythmien, die im Arbeitsmyokard von Vorhof bzw. Kammer entstehen, ist vielmehr indirekt und beruht auf einer Blockade der sympathischen Stimulation und hierdurch ausgelöster bzw. begünstigter Rhythmusstörungen. Die spezifischen antiarrhythmischen Wirkungen der β-Sympathikolytika bei Akutgabe sind dementsprechend vom Ausmaß der aktuellen sympathischen Aktivierung abhängig.

Die akute β-Sympathikolyse bewirkt keine Änderungen von Ruhepotential und Amplitudenanstiegsgeschwindigkeit „schneller“ Aktionspotentiale. Bei pathologischer Senkung des Ruhepotentials und Auftreten „langsamer“ Aktionspotentiale (s. Abschn. 2.1) kann die Leitungsgeschwindigkeit u. a. abhängig vom Ausmaß der jeweiligen sympathischen Stimulation verändert werden. Am Herzen in situ wird die Sinusknotenautomatie vermindert, die Sinusfrequenz nimmt ab, die AV-Knotenüberleitungszeit wird verlängert. Auch bei physiologischer Dosierung können AV-Blockierungen auftreten. Die Leitungszeiten akzessorischer AV-Leitungsbündel bleiben unverändert. Das Ausmaß der Präexzitation kann zunehmen.

Bei chronischer Applikation sind möglicherweise noch andere, von der direkten sympathischen Antagonisierung unabhängige Wirkungsmechanismen zu berücksichtigen. So läßt sich unter β-sympathikolytischer Langzeittherapie in einem Teil der Fälle eine Verlängerung der QT-Zeit, möglicherweise als Ausdruck einer „Klasse III-Aktivität“, nachweisen. Die effektiven Refraktärzeiten von Vorhof- und Arbeitsmyokard nehmen ebenfalls zu.

Über Strukturformeln, Handelsnamen und Hersteller von β-Sympathikolytika informiert Tabelle 44. β-Sympathikolytika sind außer durch ihre spezifisch β-antiadrenergen Substanzeigenschaften durch eine membranstabilisierende Aktivität (MSA), eine sympathomimetische Eigenwirkung (ISA) und durch ein unterschiedliches Ausmaß der Organselektivität („Kardioselektivität“) charakterisiert (Tab. 45). Sie weisen darüber hinaus zum Teil erhebliche pharmakokinetische Unterschiede abhängig von überwiegend lipophilen bzw. hydrophilen Substanzeigenschaften auf.

---

* Übersichten: u. a. [28, 93, 107, 120, 130, 131, 142, 151, 152, 156]

Tabelle 44 Strukturformel, Handelsname und Hersteller von β-Sympathikolytika

Substanz	Strukturformel	Handelsname	Hersteller
Acebutolol	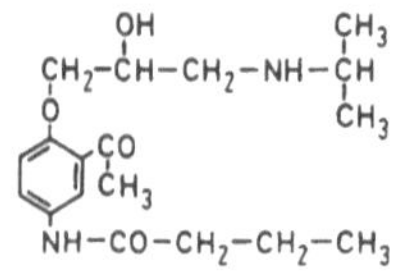	Prent®	Bayer
Alprenolol	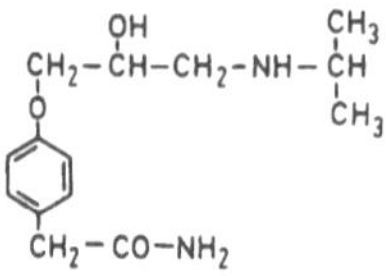	Aptin-Duriles®	Astra Chemicals
Atenolol	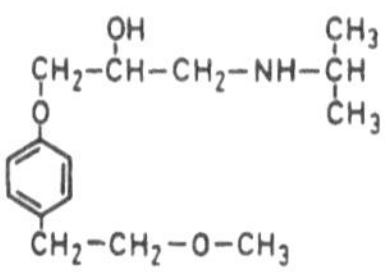	Tenormin®	ICI Pharma
Betaxolol	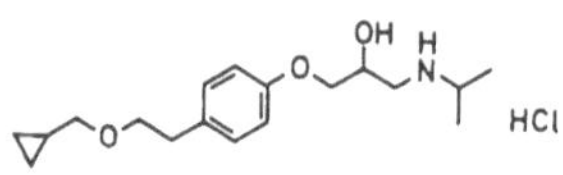	Kerlone®	Beiersdorf
Bisoprolol	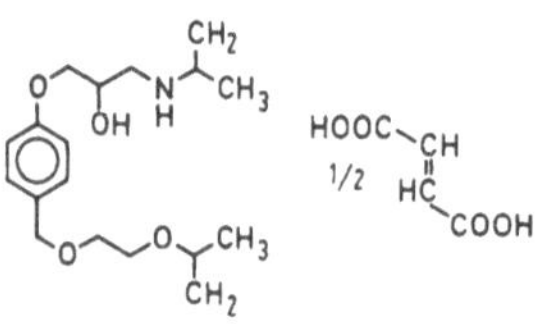	Concor®	Merck
Bunitrolol	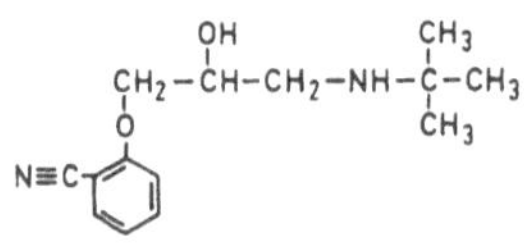	Stresson®	Boehringer Ingelheim
Bupranolol	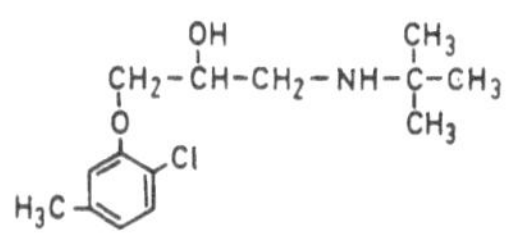	Betadrenolol® Panimit®	Schwarz-Pharma Nattermann
Carazol	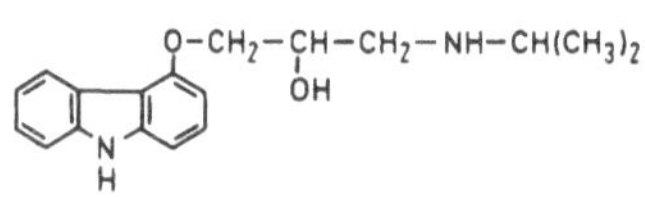	Conducton®	Klinge
Carteolol	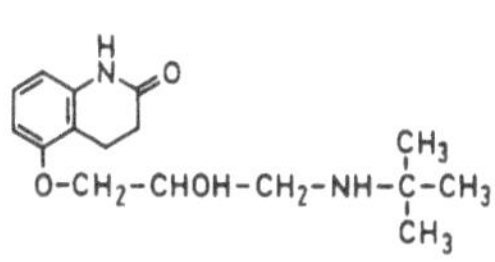	Endak®	Madaus

Substanz	Strukturformel	Handelsname	Hersteller
Celiprolol	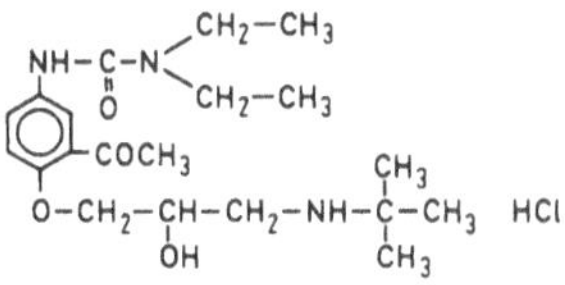	Selectol®	Rorer
Labetalol*	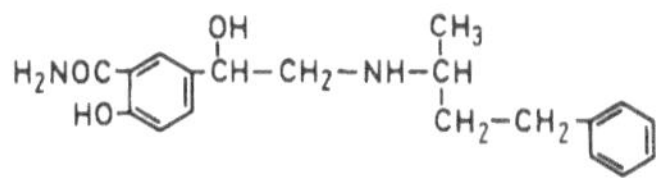	Trandate®	Glaxo
Mepindolol	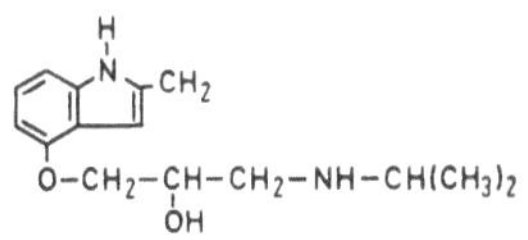	Corindolan®	Schering
Metipranolol	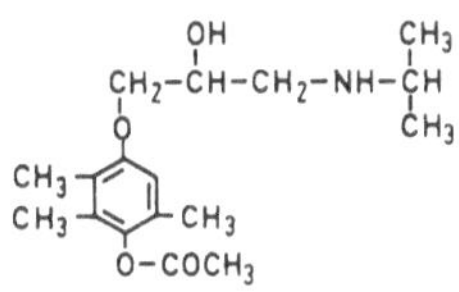	Disorat®	Boehringer Mannheim
Metoprolol	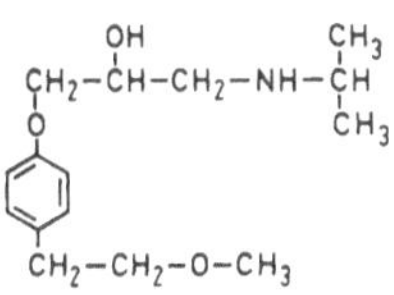	Beloc® Lopresor®	Astra Chemicals Ciba-Geigy
Nadolol	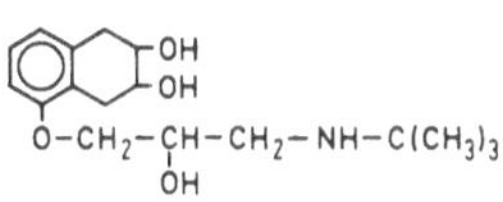	Solgol®	Heyden
Oxprenolol	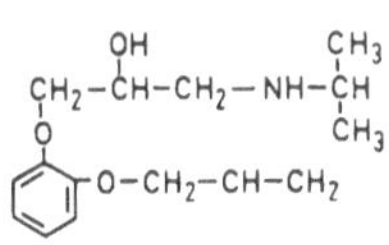	Trasicor®	Ciba Geigy
Penbutolol	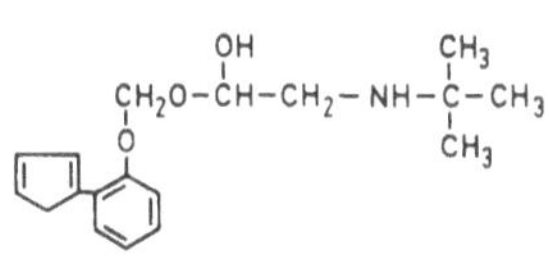	Betapressin®	Hoechst
Pindolol	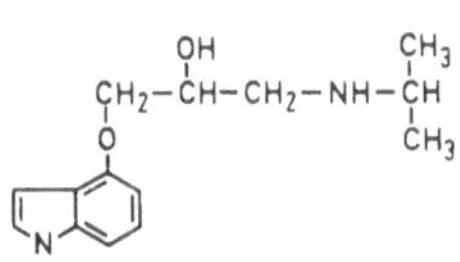	Visken®	Wander-Pharma

* Zusätzliche α-Rezeptoren-Blockade

Substanz	Strukturformel	Handelsname	Hersteller
Propranolol	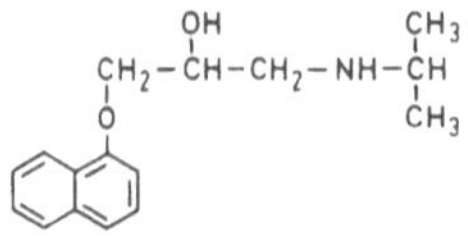	Dociton®	Rhein Pharma
		Indobloc®	Degussa, Asta
Sotalol	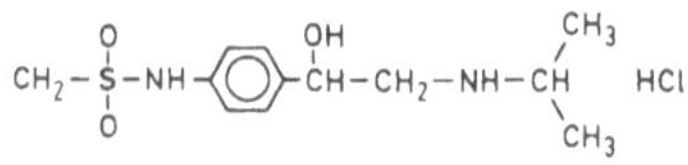	Sotalex®	Bristol
Timolol	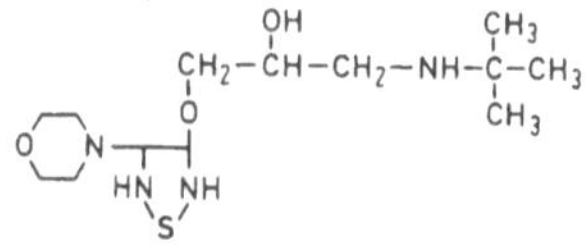	Temserin®	MSD

Tabelle 45 Sympathomimetische Eigenwirkung, Kardioselektivität und membranstabilisierende Aktivität von β-Sympathikolytika

Substanz	sympathomimetische Eigenwirkung (ISA)	Kardioselektivität	Membranstabilisierende Aktivität (MSA)
Acebutolol	●	(+)	●
Alprenolol	●●	–	●
Atenolol	○	+	○
Betaxolol	○	+	●
Bisoprolol	○	++	○
Bunitrolol	●●	–	●
Bupranolol	○	–	●
Carazol	○	–	●
Carteolol	●●●	–	●
Celiprolol	●●●	+	○
Labetalol	●	–	●
Mepindolol	●●	–	○
Metipranolol	○	–	●
Metoprolol	○	+	○
Nadolol	○	–	○
Oxprenolol	●●	–	●
Penbutolol	●	–	●
Pindolol	●●●	–	●
Propranolol	○	–	●
Sotalol	○	–	○
Timolol	○	–	○

● gering; ●● deutlich; ●●● ausgeprägt

9.2.6.2 Bedeutung der membranstabilisierenden Aktivität (MSA)

Unter der membranstabilisierenden Aktivität wird eine unspezifische „Chinidinartige“ Wirkung verstanden, die eine lokalanästhetische antiarrhythmische Wirkung bedingt. Dieser Wirkungskomponente, die nur bei einem Teil der verfügbaren β-Sympathikolytika nachweisbar ist, wurde von verschiedenen Untersuchern eine wesentliche Bedeutung für die antiarrhythmische Wirksamkeit der β-Sympathikolytika zugewiesen. Eine kritische Betrachtung der Dosiswirkungskurven der β-sympathikolytischen Aktivität und der MSA zeigt jedoch, daß eine pharmakodynamisch bedeutsame MSA bei allen verfügbaren β-Sympathikolytika erst in einem hohen Dosierungsbereich außerhalb üblicher klinisch-therapeutischer Dosen auftritt. Man kann daher davon ausgehen, daß der Nachweis bzw. das Fehlen einer MSA im allgemeinen ohne jede Bedeutung für die antiarrhythmische Therapie mit β-Sympathikolytika ist.

9.2.6.3 Bedeutung der sympathomimetischen Eigenwirkung (ISA)

Durch eine im Vergleich zur spezifischen β-sympathikolytischen Aktivität ausgeprägte ISA wird die antiarrhythmische Wirkung dieser Substanzen antagonisiert. Belege hierfür finden sich in tierexperimentellen Studien, die in verschiedenen Arrhythmiemodellen eine im Vergleich zu β-Sympathikolytika ohne ISA deutlich schwächere oder vollständig fehlende antiarrhythmische Wirksamkeit bei starker ISA nachweisen. Von den im Handel befindlichen β-Sympathikolytika weist das Pindolol die stärkste relative sympathomimetische Eigenwirkung auf. Dabei ist jedoch für diese Substanz eine abgeschwächte antiarrhythmische Wirksamkeit bei klinischer Anwendung bisher nicht sicher belegt. Dies gilt auch für andere handelsübliche Pharmaka mit deutlicher ISA.

In der praktischen Therapie der Arrhythmien mit β-Sympathikolytika kann daher das Fehlen bzw. der Nachweis einer sympathomimetischen Eigenwirkung im allgemeinen als unbedeutend vernachlässigt werden. β-Sympathikolytika mit deutlicher ISA sollten allerdings dann vermieden werden, wenn der Einsatz dieser Substanzen unter dem Aspekt einer antifibrillatorischen Prophylaxe bei Patienten mit stenosierender Koronararteriensklerose („Sekundärprävention“) erfolgt (s. Abschn. 14.10.6).

9.2.6.4 Bedeutung der Organselektivität („Kardioselektivität“)

Die Eigenschaft der Kardioselektivität ist vor allem im Hinblick auf mögliche extrakardiale Nebenwirkungen der β-Sympathikolytika von Bedeutung, hat jedoch keinen Einfluß auf mögliche antiarrhythmische oder antifibrillatorische Wirkungen dieser Substanzen. Nachweis oder Fehlen von Kardioselektivität haben daher für die antiarrhythmische Therapie keine Bedeutung.

9.2.6.5 Bedeutung lipophiler bzw. hydrophiler Substanzeigenschaften

Lipophilie bzw. Hydrophilie bestimmen entscheidend Resorptionsquote, Ausmaß der Metabolisierung und Elimination. Für die antiarrhythmischen Wirkungen der β-Sympathikolytika haben diese Substanzeigenschaften insoweit Bedeutung, als bei jeder antiarrhythmischen Therapie konstante Gewebs- und Plasmaspiegel über 24 Stunden zu fordern sind. Dies ist im allgemeinen mit hydrophilen β-Sympathikolytika am besten zu erreichen, da diese bei geringem First-pass-Effekt relativ lange Halbwertzeiten und dementsprechend vergleichsweise geringe Schwankungen der Wirkspiegel aufweisen.

9.2.6.6 Pharmakokinetik und Dosierung

Die pharmakokinetischen Daten der verfügbaren Substanzen weisen zum Teil – abhängig von Lipophilie, Hydrophilie usw. – erhebliche Unterschiede auf (Tab. 46). Diese Unterschiede sind bei Organerkrankungen (z. B. Leberfunktions-

Tabelle 46 Pharmakokinetische Daten der β-Sympathikolytika

Substanz	Bioverfügbarkeit	First-pass-Metabolismus	Plasmahalbwertzeit (h)	Pharmakolog. Wirkdauer (h)	renale Ausscheidung
Acebutolol	60%	●●	2– 4	12–24	40–50%
Alprenolol	20–50%*	●●●	2– 5	8–10	90%
Atenolol	50%	●	6– 9	24–34	90%
Betaxolol	85%	●	16–22	36	ca. 99%
Bisoprolol	90%	●	10–12	24	95%
Bunitrolol	10–45%	●●●	2– 4	20	50%
Bupranolol		●●●	2– 4	8–10	ca. 95%
Carazol	10–15%	●●●	1	8–10	60%
Carteolol	90%	●	5– 7	48	75%
Celiprolol	73%	–	4– 5	24	50%
Labetalol	10%**	●●●	4– 5	12	60%
Mepindolol	80%	●	4	15	90%
Metipranolol	50%	●●	2– 3	8–10	45%
Metoprolol	50%	●●	3– 5	18–24	95%
Nadolol	30–40%	●	20–24	48	70%
Oxprenolol	20–70%	●●	2	15	70–95%
Penbutolol	70%	●	2– 3	24	95%
Pindolol	100%	●	3– 4	10–12	90%
Propranolol	30%	●●●	3– 6	10	90%
Sotalol	100%	–	10–12	8–24	ca. 90%
Timolol	50%	●	4– 5	24	75%

● gering; ●● deutlich; ●●● ausgeprägt
* Bioverfügbarkeit nimmt mit steigender Dosierung zu
** Alpha- und Beta-Blocker-Aktivität

Tabelle 47 Durchschnittliche i. v.- und p. o.-Dosierung der β-Sympathikolytika

	i. v.	p. o.
Acebutolol	25 – 50 mg	400 – 800 mg
Alprenolol		200 – 800 mg
Atenolol		100 – 200 mg
Betaxolol		10 – 20 mg
Bisoprolol		5 – 10 mg
Bunitrolol		10 – 40 mg
Bupranolol		80 – 300 mg
Carazol		5 – 15 mg
Carteolol		2,5 – 10 mg
Celiprolol		200 – 400 mg
Labetalol	50 – 200 mg	300 – 800 mg
Mepindolol		2,5 – 10 mg
Metipranolol		20 – 60 mg
Metoprolol	5 – 15 mg	50 – 100 mg
Nadolol		60 – 120 mg
Oxprenolol	1 – 2 mg	40 – 160 mg
Penbutolol		20 – 80 mg
Pindolol	0,5 – 2 mg	15 – 30 mg
Propranolol	5 – 20 mg	160 – 240 mg
Sotalol	max. 1,5 mg/kg KG (EKG-Kontrolle)	160 – 320 mg
Timolol		10 – 60 mg

störungen, Niereninsuffizienz) und im Zusammenhang mit der Dosierung zu berücksichtigen. Über durchschnittliche i. v.- und p. o.-Dosierungen der verfügbaren Substanzen informiert Tabelle 47.

9.2.6.7 Klinischer Anwendungsbereich

Über Indikationen zur Arrhythmiebehandlung mit β-Sympathikolytika informiert Tabelle 48. β-Sympathikolytika sind Mittel der Wahl bei Sinustachykardien infolge hyperkinetischem Herzsyndrom bzw. bei Hyperthyreose. Ebenso können supraventrikuläre Extrasystolen in einem Teil der Fälle (besonders bei Sympathotonie) und generell AV-Knoten-Reentry-Tachykardien günstig beeinflußt werden. Bei der AV-Knoten-Reentry-Tachykardie stehen dabei die β-Sympathikolytika als Alternative zu Kalzium-Antagonisten vom Typ des Verapamil bzw. zu Digitalis zur Verfügung. Die Wirksamkeit der β-Sympathikolytika wird durch zusätzliche Digitalisierung verstärkt. Weitere Indikationen bei Vorhofrhythmusstörungen sind digitalisinduzierte tachykarde Arrhythmien und solche Tachyarrhythmien, die eine schnelle AV-Knoten-Überleitung der Erregung aufweisen (z. B. Vorhoftachykardie mit Block, Vorhofflattern, Vorhofflimmern). Ziel der Therapie ist dabei die Verminderung der AV-Überleitungsfrequenz, *nicht* die Wiederherstellung von Sinusrhythmus.

Tabelle 48 Klinischer Anwendungsbereich für β-Sympathikolytika als Antiarrhythmika

1. Supraventrikulär
   - Sinustachykardie (bei hyperkinetischem Herzsyndrom, Hyperthyreose usw.)
   - Sinus-Knoten-Reentry-Tachykardie
   - AV-Knoten-Reentry-Tachykardie
   - supraventrikuläre Tachyarrhythmien mit dem Ziel der Verlangsamung einer schnellen AV-Überleitung
   - supraventrikuläre Extrasystolen
   - belastungsinduzierte supraventrikuläre Arrhythmien
2. Ventrikulär
   - belastungsinduzierte ventrikuläre Extrasystolen bzw. Tachykardien
   - ventrikuläre Tachyarrhythmien bei QT-Syndrom, „torsade de pointes"
   - als „Additiv"-Antiarrhythmika
3. Prophylaxe von Kammerflimmern
   - zur Sekundärprophylaxe bei Zustand nach Herzinfarkt (s. Abschn. 14.10.5)

Der Einsatz der β-Sympathikolytika kommt darüber hinaus generell bei belastungsinduzierten Arrhythmien in Betracht. Bei Patienten mit ventrikulärer Präexzitation bestehen Einschränkungen der Anwendbarkeit; eine hohe anterograde Leitungsgeschwindigkeit der akzessorischen Bahn und eine kurze Refraktärzeit stellen eine Kontraindikation für den Einsatz von β-Sympathikolytika dar. β-Sympathikolytika sollen daher bei Präexzitationssyndromen nur dann eingesetzt werden, wenn die Gefahr einer Akzelleration der AV-Überleitung im Rahmen einer elektrophysiologischen Untersuchung zuvor ausgeschlossen wurde.

Anwendungsschwerpunkte bei ventrikulären Rhythmusstörungen sind vorwiegend adrenerg ausgelöste Arrhythmien, belastungsinduzierte Rhythmusstörungen und Arrhythmien infolge QT-Syndrom. Darüber hinaus eignen sich β-Sympathikolytika bei supraventrikulären und ventrikulären Arrhythmien als *Additiv*antiarrhythmika, da in vielen Fällen eine adrenerge Auslöse- bzw. Verstärkungskomponente der Rhythmusstörungen vorliegt. Hierdurch kann in einem Teil der Fälle die Dosis des „spezifischen Antiarrhythmikums" (der Klasse I, III) bei gleichzeitiger Verstärkung der Wirksamkeit reduziert werden.

Eine spezielle Indikation ist für β-Sympathikolytika in der Prophylaxe von kardialen Todesfällen bei Patienten mit koronarer Herzkrankheit gegeben. Obwohl der Wirkungsmechanismus der β-Sympathikolytika unter dieser Indikation nicht endgültig geklärt ist, kann aufgrund umfangreicher tierexperimenteller Befunde davon ausgegangen werden, daß dem erfolgreichen Einsatz von β-Sympathikolytika unter dieser Indikation u. a. antiarrhythmische bzw. antifibrillatorische Effekte zugrundeliegen. Als wirksam haben sich dabei bisher ausschließlich β-Sympathikolytika ohne wesentliche sympathomimetische Eigenwirkung erwiesen; eine weitere Voraussetzung für entsprechende Effekte scheint darüberhinaus eine ausreichend hohe Dosierung zu sein (s. Abschn. 14.10.6).

9.2.6.8 Nebenwirkungen und Interaktionen

Die Nebenwirkungen der β-Sympathikolytika resultieren teilweise aus der spezifischen β-Sympathikolyse (Bradykardie, AV-Blockierungen, Myokardinsuffizienz, Hypotonie, periphere arterielle Widerstandserhöhung, Bronchokonstriktion, Stoffwechseleffekte usw.). Hiervon zu unterscheiden sind unspezifische Symptome, insbesondere gastrointestinale Störungen, Muskelschwäche und Müdigkeit, aber auch zentralnervöse Störungen (Parästhesien, Halluzinationen, Depressionen, Alpträume, Libidoverminderung, Impotenz). Seltene Nebenwirkungen sind Leukopenie, thrombozytopenische Purpura, hämolytische Anämie und Exantheme. Kontraindikationen sind myokardiale Insuffizienz, pathologische Bradykardien als Folge von Sinus- und/oder AV-Knotenstörungen, insbesondere bei SA und AV-Block, symptomatische Hypotonien, Schocksymptome und metabolische Azidose. Auch das Asthma bronchiale ist eine absolute Kontraindikation für die β-Sympathikolyse. Bei Diabetes mellitus, Hypothyreose, Raynaud-Syndrom, psychiatrischen Erkrankungen und bei Gravidität ist die Anwendbarkeit der β-Sympathikolytika erheblich eingeschränkt (Tab. 49).

Tabelle 49 Nebenwirkungen der β-Sympathikolytika

1. Infolge kardialer Sympathikolyse
   - Bradykardie
   - AV-Überleitungsstörungen
   - Verminderung der Kontraktionskraft
   - Reduktion der Belastungsreserve
   - Senkung des arteriellen Blutdrucks
   - Müdigkeit, allgemeine Erschöpfung
   - Schwindel
2. Sonstige
   - Bronchokonstriktion
   - Verminderung der Glukosetoleranz
   - Erhöhung von Triglyzeriden und verschiedenen Lipoproteinfraktionen
   - Zunahme peripherer Durchblutungsstörungen
   - zentralnervöse Symptome (Halluzinationen, Depressionen, Alpträume, Sehstörungen usw.)
   - gastrointestinale Störungen (Übelkeit, Erbrechen, Diarrhoe usw.)
   - allergische Reaktionen
   - Myopathien
   - Potenzstörungen

Hervorzuheben ist, daß schwerwiegende Organschädigungen bei Beachtung der Kontraindikationen bei den im Handel verfügbaren β-Sympathikolytika bisher nicht beobachtet wurden. Therapeutisch relevante Wechselwirkungen treten einerseits mit solchen Pharmaka auf, die die Sinus- und AV-Knoten-Funktion hemmen (z. B. Digitalis, Kalzium-Antagonisten vom Typ des Verapamil), andererseits mit negativ inotropen Substanzen, insbesondere Narkosemitteln, Antiarrhythmika der Klasse Ia sowie Kalzium-Antagonisten vom Typ des Verapamil. Bei gleichzeitiger Behandlung mit Clonidin darf die Therapie nicht abgebrochen werden, ohne daß zuvor der β-Blocker ausschleichend abgesetzt wurde. Durch Insulin und orale Antidiabetika werden Hypoglykämien infolge Hemmung der Gegenregulation verstärkt und verlängert. Die blutdrucksenkende Wirkung von Antihypertensiva wird ebenfalls verstärkt. Bei zentral wirksamen Antihypertensiva (z.B. Reserpin, α-Methyldopa, Clonidin, Guanfacin) ist darüber hinaus eine Verstärkung bradykardisierender Effekte zu erwarten. Durch gleichzeitige Gabe von Cimetidin werden die β-Blocker-Plasmaspiegel bei lipophilen Substanzen mit ausgeprägtem First-pass-Effekt signifikant erhöht.

9.2.7 **Antiarrhythmika der Klasse III** (Tab. 50)

9.2.7.1 Amiodaron (Cordarex®)

Als einzige Substanz mit überwiegender Klasse-III-Wirkung befindet sich derzeit Amiodaron [18, 38, 85, 136, 138] im Handel. Amiodaron ist jedoch kein „reines" Antiarrhythmikum der Klasse III. Es hat – besonders bei höherer Dosierung – zusätzliche lokalanästhetische und β-sympathikolytische Wirkeigenschaften.

Tabelle 50 Strukturformel, Handelsname und Hersteller von Amiodaron und Sotalol

Substanz	Strukturformel	Handelsname	Hersteller
Amiodaron	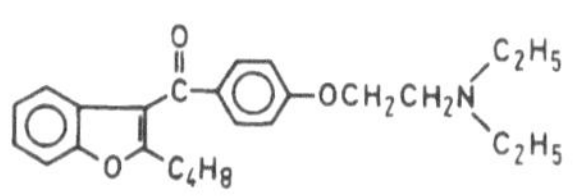	Cordarex®	Labaz
Sotalol	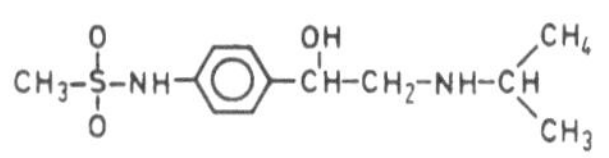	Sotalex®	Bristol Arzneimittel

Elektrophysiologische Wirkungen (Tab. 51)

Amiodaron bewirkt an Sinus- und AV-Knoten eine Verminderung der diastolischen Depolarisationsgeschwindigkeit, eine Abnahme der Aktionspotentialhöhe, außerdem eine Verlängerung der Aktionspotentialdauer und der Refraktärzeit. Der schnelle Natriumkanal wird bei therapeutischer Dosis nur schwach beeinflußt. Die Repolarisation der Myokardzellen des Vorhof- und Kammerarbeitsmyokards sowie des schnell leitenden His-Purkinje-Systems wird signifikant verzögert, die Dauer des schnellen Aktionspotentials und die Refraktärzeiten werden verlängert.

Tabelle 51 Elektrophysiologische Wirkungen von Amiodaron und Sotalol

a) in vitro

Substanz	Automatie	Depolarisationsgeschwindigkeit	Dauer des Aktionspotentials	Erholungsphase	Langsames Aktionspotential	Effektive Refraktärzeit	Beeinflussung autonomes Nervensystem
Amiodaron	↓	○↓	↑	↑	↓	↑	●
Sotalol	↓	○	↑	↑	↓	↑	●●●

b) in situ

Substanz	Sinusfrequenz	PQ-Zeit	AH-Zeit	HV-Zeit	QRS-Dauer	QTc-Intervall
Amiodaron	↓	↑	↑	○	–	↑
Sotalol	↓	↑	↑	○	–	↑

↓ Abnahme bzw. Hemmung; ↑ Zunahme; ○ keine Wirkung; ○↓ keine Wirkung oder leichte Abnahme; ● schwach; ●● deutlich; ●●● ausgeprägt

Tabelle 52 Pharmakokinetische Daten von Amiodaron und Sotalol

Substanz	Applikationsform	Bioverfügbarkeit	First-pass-Metabolismus	Therapeut. Plasmaspiegel (µg/ml)	Eliminationshalbwertzeit (h)	renale Ausscheidung
Amiodaron	i. v.; p. o.	ca. 40 – 50%	●●	1 – 5	100 – 240	ca. 10%
Sotalol	p. o., i. v.	ca. 80 – 90%	●	1 – 3	ca. 10	ca. 60 – 90%

● gering; ●● deutlich; ●●● ausgeprägt

Am Herzen in situ wird die Refraktärzeit aller kardialen Gewebe verlängert. Die Sinusknotenfrequenz nimmt ab. Die Leitungszeit des AV-Knotens nimmt deutlich zu, besonders bei höherer Frequenz. Die Erregungsleitungsgeschwindigkeit akzessorischer Bahnen wird signifikant vermindert, die Refraktärzeit akzessorischer Leitungsbahnen nimmt zu.

Pharmakokinetik (Tab. 52)

Die Pharmakokinetik von Amiodaron ist nicht vollständig geklärt. Die Substanz wird zu 40–50% vom Darm resorbiert. Die Bioverfügbarkeit beträgt ca. 40–50%. Der maximale antiarrhythmische Effekt wird bei i. v.-Gabe verzögert, bei oraler Behandlung im allgemeinen erheblich protrahiert nach Behandlungszeiten von 10–30 Tagen erreicht. Bemerkenswert ist die außerordentlich lange Halbwertzeit; sie beträgt in den ersten Tagen nach Absetzen der Therapie 4–10 Tage, endgültig jedoch 30–120 Tage.

Dosierung (Tab. 53)

Amiodaron steht für die akute i. v.-Therapie (als Infusion) und für die orale Behandlung zur Verfügung. Die Dosierung ist in Aufsättigungs- und Erhaltungsphase verschieden. Ein Dosierungsschema, welches dem Einzelfall anzupassen ist, findet sich in Tabelle 53.

Tabelle 53 Dosierung von Amiodaron und Sotalol

a) Amiodaron i. v.: 10–20 mg/kg KG über 24 h maximal 10 Tage p. o.: Sättigung 600–1200 mg/24 h über 10–15 Tage Erhaltungsdosis: 200–600 mg/24 h
b) Sotalol p. o.: 160–320 (–480) mg/24 h, i. v.: max. 1,5 mg/kg KG über 5–10 min unter EKG-Kontrolle

Dosierung bei Organinsuffizienz, Verhalten bei Intoxikationen

Bisher liegen keine systematischen Untersuchungen zur Frage der Dosisanpassung bei Organinsuffizienzen vor. Eine Kumulation bei Niereninsuffizienz ist nicht wahrscheinlich. Die Behandlung bei Intoxikationen ist symptomatisch.

Klinischer Anwendungsbereich (Tab. 54)

Für Amiodaron gibt es folgende Anwendungsgebiete:

1. Tachykarde supraventrikuläre Arrhythmien einschließlich supraventrikulärer Tachyarrhythmien bei ventrikulärer Präexzitation. Infolge Verlängerung der

Tabelle 54 Klinischer Anwendungsbereich von Amiodaron

1. Supraventrikulär
   - AV-Knoten-Reentry-Tachykardie
   - Atrioventrikuläre Reentry-Tachykardie
   - supraventrikuläre Tachyarrhythmie bei ventrikulärer Präexzitation
   - Vorhofflimmern mit dem Ziel der Wiederherstellung von Sinusrhythmus
2. Ventrikulär
   - ventrikuläre Extrasystolen
   - ventrikuläre Tachykardien (außer „torsade de pointes")

Beachte: Schwerwiegende extrakardiale Nebenwirkungen (s. u.)

Leitungs- und Refraktärzeiten des AV-Knotens und akzessorischer Leitungsbahnen können AV-Knoten- und atrioventrikuläre Reentry-Tachykardien terminiert bzw. verhütet werden. Durch Verlängerung der Refraktärzeiten des Vorhofmyokards können unregelmäßige supraventrikuläre Tachyarrhythmien (z. B. Vorhofflimmern) in Sinusrhythmus überführt werden.

2. Alle Formen ventrikulärer Rhythmusstörungen einschließlich ventrikulärer Tachykardien, mit Ausnahme der „torsade de pointes". Amiodaron kann dabei als Mittel der ersten Wahl in solchen Fällen angesehen werden, in denen gleichzeitig eine schwerwiegende Ventrikelfunktionsstörung bzw. Herzinsuffizienz oder ausgeprägte intraventrikuläre Leitungsstörungen vorliegen und bei denen mit Substanzen der Klasse I b kein ausreichender Therapieeffekt erreicht werden konnte. Eine weitere Schwerpunktindikation besteht bei Patienten mit akut lebensbedrohenden ventrikulären Tachyarrhythmien. Generell sollte Amiodaron wegen seiner häufigen und schweren Organnebenwirkungen nur dann eingesetzt werden, wenn bei zwingend behandlungspflichtiger Arrhythmie Refraktärität gegenüber anderen Antiarrhythmika und Antiarrhythmika-Kombinationen (s. Abschn. 9.2) besteht.

Nebenwirkungen (Tab. 55)

Amiodaron entfaltet nur sehr geringe negativ inotrope Wirkungen, so daß die Substanz auch bei schwerer Ventrikelfunktionsstörung eingesetzt werden kann. Auch die intraventrikuläre Leitung wird nicht wesentlich verzögert, so daß ein Einsatz auch bei vorbestehenden schweren intraventrikulären Leitungsstörungen in Betracht kommt. Amiodaron wirkt ausgeprägt arteriell vasodilatierend, so daß der arterielle Blutdruck gesenkt wird. Schwerwiegende kardiale Nebenwirkungen sind – bei Beachtung der Kontraindikationen, insbesondere Sinusknotensyndrom, höhergradigen AV-Blockierungen, QT-Verlängerungen – sehr selten. Nicht-kardiale Nebenwirkungen sind dagegen oft schwerwiegend und werden bei Langzeittherapie dosisabhängig in ca. 10–20% der Fälle beobachtet. Infolge des hohen Jodanteils der Substanz treten häufig Störungen der Schilddrüsenfunktion mit Hyper- und Hypothyreosen auf. Jodallergien stellen eine Kontraindikation

Tabelle 55 Klinischer Anwendungsbereich für Sotalol

Alle Indikationsbereiche der β-Sympathikolytika, darüber hinaus schwerpunktmäßig
– supraventrikuläre Tachyarrhythmien bei ventrikulärer Präexzitation
– ventrikuläre Extrasystolen
– ventrikuläre Tachykardien (außer „torsade de pointes“)

dar. Fast regelmäßig treten Mikroablagerungen auf der Vorderfläche der Hornhaut des Auges auf (meist reversibel). Hieraus resultierende Sehstörungen führen nicht selten zum Abbruch der Therapie. Weitere Nebenwirkungen sind Hautveränderungen unter Sonnenlichtexposition bis hin zum „gray disease“, Erythema nodosum, zentralnervöse Störungen, Hepatitis-ähnliche Krankheitsbilder und Überempfindlichkeitsreaktionen. Gelegenlich wird Haarausfall beobachtet. In einigen Fällen treten diffuse interstitielle Lungenerkrankungen bis hin zur irreversiblen Lungenfibrose auf. Unter Therapie mit Amiodaron sind fortlaufende Kontrollen von Organfunktionen (Schilddrüse, Leber, Lunge, Kornea, Haut) erforderlich, um Komplikationen frühzeitig erkennen zu können.

Interaktionen

Amiodaron kann die leitungsverzögernde Wirkung von β-Blockern, herzwirksamen Kalzium-Antagonisten und anderen Antiarrhythmika am AV-Knoten weiter verstärken, ebenso deren Sinusknoten-depressorische Wirkungen. Die gleichzeitige Gabe mit anderen Pharmaka, die die Repolarisation verlängern, sollte wegen der Gefahr arrhythmogener Effekte vermieden werden.

Bei gleichzeitiger Gabe von Digoxin steigt der Glykosidspiegel an. Die Wirkung oraler Antikoagulantien kann verstärkt werden. Der Amiodaron-Serumspiegel korreliert nicht mit der Wirksamkeit der Substanz bzw. dem Auftreten von Nebenwirkungen.

9.2.7.2 Sotalol (Sotalex®)

Elektrophysiologische Wirkungen (Tab. 51)

Die elektrophysiologischen Wirkungen von Sotalol [3, 14, 100, 137] resultieren teilweise aus Klasse III-Eigenschaften, teilweise aus der Blockade des Sympathikus. Die Substanz bewirkt eine Abschwächung der Automatie von Sinus- und AV-Knotengewebe.

Am Herzen in situ wird die Sinusknotenfrequenz signifikant reduziert. Die Sinusknotenerholungszeit wird verlängert. Die Erregungsleitung im Vorhof- und Ventrikelmyokard wird geringfügig verzögert, die effektiven Refraktärzeiten dieser Gewebe nehmen dagegen signifikant zu. Die Leitungszeiten des AV-Knotens und akzessorischer AV-Bahnen werden deutlich verlängert. Die effektiven Refraktärzeiten dieser Leitungsbahnen nehmen ebenfalls signifikant zu.

Pharmakokinetik (Tab. 52)

Sotalol wird nahezu vollständig enteral resorbiert. Die Bioverfügbarkeit beträgt ca. 80 – 90%. Der First-pass-Metabolismus ist unbedeutend. Die wirksamen Plasmakonzentrationen betragen 1 – 3 mcg/ml. Die Eliminationshalbwertzeit beträgt ca. 10 Stunden. Die Substanz wird zu 70 – 90% in unveränderter Form renal ausgeschieden. Lediglich 5% werden in der Leber metabolisiert.

Dosierung (Tab. 53)

Sotalol ist ausnahmsweise i. v. (max. 1,5 mg/kg KG über 5 – 10 min unter EKG-Kontrolle), im allgemeinen p. o. einzusetzen. Durchschnittliche Tagesdosis: 160 – 320 mg. Der „Klasse-III-Effekt" ist besonders im höheren Dosierungsbereich nachweisbar.

Dosierung bei Organinsuffizienz, Verhalten bei Intoxikationen

Bei Patienten mit eingeschränkter Ventrikelfunktion ist eine vorsichtige Dosierung erforderlich. Bei manifester oder latenter Herzinsuffizienz gilt der Einsatz von Sotalol als kontraindiziert. Ebenso sind die anderen Kontraindikationen der β-Sympathikolytika zu beachten (s. Abschn. 9.2.6.8). Bei Patienten mit eingeschränkter Nierenfunktion ist eine Dosisreduktion um 50 – 75% notwendig. Die Therapie bei Intoxikationen ist symptomatisch.

Klinischer Anwendungsbereich (Tab. 55)

Für Sotalol treffen alle Behandlungsindikationen der β-Sympathikolytika zu (s. Abschn. 9.2.6.7). Schwerpunktmäßige weitere Anwendungsgebiete sind atrioventrikuläre Reentry-Tachykardie, Tachyarrhythmien mit ventrikulärer Präexzitation sowie alle Formen ventrikulärer Arrhythmien einschließlich ventrikulärer Tachykardien (außer „torsade de pointes").

Nebenwirkungen (Tab. 56)

Sotalol entfaltet infolge β-Sympathikolyse deutlich negativ inotrope und chronotrope Wirkungen. Die Anwendbarkeit der Substanz ist somit bei schwerer Ventrikelfunktionsstörung, bei Sinusknotensyndromen und bei AV-Überleitungsstörungen eingeschränkt, unter Umständen kontraindiziert. Auch die extrakardialen Nebenwirkungen von Sotalol sind ganz überwiegend Folge der β-Sympathikolyse.

Tab. 56 Nebenwirkungen von Amiodaron und Sotalol

Substanz	leitungs-verzögernde Wirkung AV-Knoten	negativ inotrope Wirkung	zentral-nervöse Wirkung	Beein-flussung Sympa-thikus	sonstige Nebenwirkungen
Amiodaron	●●	○	●	●	Hyper-, Hypothyreose; Mikroablagerungen; Kornea; Photosensibilität „Gray disease“; Erythema nodosum; Hepatitis-ähnl. Syndrome; Haarausfall; Lungenfibrose
Sotalol	●●●	●●	●	●●●	entsprechend β-Blockade (s. S. 119)

● gering, ●● deutlich, ●●● stark ausgeprägt, ○ nicht vorhanden

Interaktionen

Mögliche Interaktionen entsprechen denen der β-Sympathikolytika (s. Abschn. 9.2.6.8). Bei Kombination mit Antiarrhythmika der Klasse I a können kritische QT-Zeit-Verlängerungen als Ursache arrhythmogener Effekte („torsade de pointes"-Kammertachyarrhythmie) auftreten.

9.2.8 Neue Antiarrhythmika der Klasse III

(nicht im Handel verfügbar)

9.2.8.1 Bretylium*

Elektrophysiologische Wirkungen

Bretylium [5, 83, 133] ist ebenfalls kein „reines" Antiarrhythmikum der Klasse III, da es über zusätzliche sympatholytische Wirkungen verfügt (s. u.). Die Substanz bewirkt eine dosisabhängige Verlängerung des Aktionspotentials und der effektiven Refraktärzeiten von Purkinje-Fasern und Ventrikelmuskulatur-Zellen. Anstiegssteilheit und Höhe des schnellen Aktionspotentials werden nicht beeinflußt. Am Herzen in situ steigt die Sinusfrequenz geringfügig an, die atrioventrikulären bzw. His-Purkinje-Leitungszeiten werden nicht signifikant verändert. Die QRS-Dauer nimmt ebenfalls nicht signifikant zu. Die Hauptwirkung besteht in einer Verlängerung der QT-Zeit. Die effektiven Refraktärzeiten von Vorhof, AV-Knoten und Ventrikel nehmen zu.

Pharmakokinetik

Bretylium kommt für die i. v.-Applikation in Betracht. Die antidysrhythmische Wirkung setzt im allgemeinen 20 Minuten nach Beginn der Applikation ein; zu diesem Zeitpunkt ist das QT_c-Intervall signifikant verlängert. Therapeutische Plasmaspiegel liegen bei 0,5 – 2 µg/ml. Die Eliminationshalbwertzeit variiert zwischen 4 – 17 Stunden und beträgt im Mittel 9 – 10 Stunden. Die Elimination erfolgt überwiegend in unveränderter Form über die Nieren.

Wirkungsmechanismus

Der Wirkungsmechanismus von Bretylium ist nur teilweise geklärt. Die elektrophysiologischen Wirkungen entsprechen teilweise einer „Klasse III-Aktivität". Darüberhinaus wird die adrenerge Stimulation des Herzens beeinflußt. In der Initialphase der Wirkung wird Noradrenalin aus den Nervenendigungen vermehrt

* Hersteller: Wellcome, USA

freigesetzt, anschließend werden die Noradrenalinfreisetzung gehemmt und die Aufnahme von Adrenalin und Noradrenalin in adrenerge Speicher blockiert. Das Ausmaß dieser Effekte ist abhängig von Dosierung, Einwirkungsdauer und Grad der sympathischen Stimulation des Herzens. In der Bilanz kann hieraus eine Steigerung der Sympathikusaktivität oder eine relative β-Rezeptorenblockade resultieren.

Dosierung

Bretylium ist in erster Linie intravenös einzusetzen. Dosierung: 5 – 10 mg/kg Körpergewicht i. v. als Kurzinfusion, bei Dauertherapie ca. 1 – 2 mg/min i. v.

Klinischer Anwendungsbereich

Für Bretylium gibt es nur in Ausnahmefällen eine klinische Indikation. Einsatzgebiet sind dabei lebensbedrohende, gegenüber anderen Antiarrhythmika refraktäre ventrikuläre Tachyarrhythmien.

Nebenwirkungen, Interaktionen

Bretylium hat positiv inotrope und stark vasodilatierende Wirkungen. Die häufigsten extrakardialen Nebenwirkungen sind Hypotonie infolge arterieller Vasodilatation, außerdem gastrointestinale Symptome. In einzelnen Fällen wurden Parotisschwellungen beobachtet. Noradrenalin oder sympathomimetische Amine dürfen nicht gemeinsam verabreicht werden, da unter Therapie mit Bretylium eine Hypersensitivität gegenüber Katecholaminen besteht.

9.2.9 Antiarrhythmika der Klasse IV (Tab. 57)

9.2.9.1 Diltiazem (Dilzem®)

Elektrophysiologische Wirkungen (Tab. 58)

Diltiazem [9, 16, 64, 76, 125] bewirkt in vitro eine Verminderung der Spontanautomatie der Zellen des Sinus- und AV-Knotens. Leitungszeit und effektive Refraktärzeit dieser Strukturen werden signifikant verlängert.

Am Herzen in situ bleiben die elektrophysiologischen Parameter der Vorhof- und Ventrikelmuskulatur bzw. des His-Purkinje-Systems unverändert. Die Sinusfrequenz wird bei chronisch oraler Therapie leicht vermindert. Leitungszeit und Refraktärzeit des AV-Knotens nehmen dosisabhängig zu.

Tabelle 57 Strukturformel, Handelsname und Hersteller der antiarrhythmisch wirksamen Kalzium-Antagonisten

Substanz	Strukturformel	Handelsname	Hersteller
Diltiazem	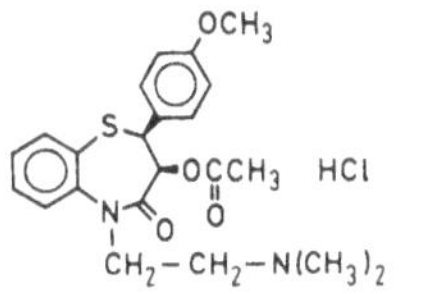	Dilzem®	Gödecke
Gallopamil	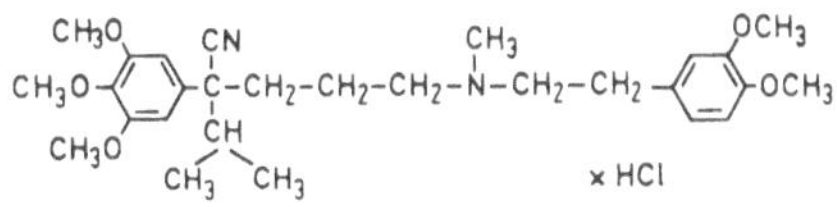	Procorum®	Minden
Verapamil	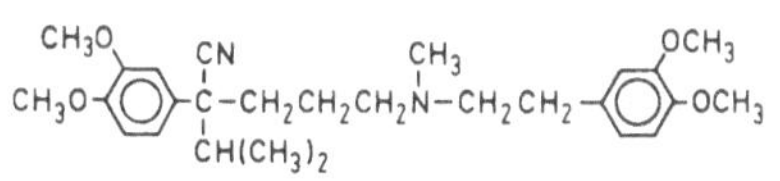	Isoptin®	Knoll

Pharmakokinetik (Tab. 59)

Diltiazem wird zu ca. 90% enteral resorbiert. Die Bioverfügbarkeit beträgt infolge eines ausgeprägten First-pass-Metabolismus, der in höheren Dosen allerdings eine Sättigung erfährt, nur 45 – 50%. Die Halbwertzeit wird mit 4 – 8 Stunden angegeben. Die therapeutischen Plasmaspiegel liegen bei 2,5 – 7,5 mcg/ml. Die Plasmaproteinbindung beträgt ca. 80%. Über 90% der Substanz werden metabolisiert, weniger als 5% werden in unveränderter Form renal eliminiert. Die Elimination der Metabolite geht zu ca. 60% über die Faeces und zu ca. 40% über die Nieren.

Dosierung

Diltiazem kann i. v. und p. o. verabreicht werden. Bei akuter i. v.-Applikation können 12,5 – 25 mg injiziert werden. Bei Dauerinfusion beträgt die durchschnittliche Tagesdosis 150 – 250 mg; p. o. sind 180 – 360 mg/24 h zu verabreichen. Eine Retardierung der Präparation ist zu bevorzugen.

Dosierung bei Organinsuffizienz, Verhalten bei Intoxikationen

Da Diltiazem größtenteils in der Leber metabolisiert und nur zu 0,2 – 4% unverändert im Urin ausgeschieden wird, muß bei Niereninsuffizienz keine Dosisreduktion erfolgen. Bei schwerwiegender Störung der Ventrikelfunktion ist eine Dosisreduktion vorzunehmen. Erhöhte Plasmakonzentrationen werden durch Dialyse nicht wesentlich reduziert. Die Behandlung bei Intoxikationen muß daher symptomatisch sein.

Tabelle 58 Elektrophysiologische Wirkungen der antiarrhythmisch wirksamen Kalzium-Antagonisten

a) in vitro

Substanz	schnelles Aktions-potential	langsames Aktionspotential				Effektive Refraktär-zeit	Beeinflussung autonomes Nerven-system
		Automatie	Depolarisations-geschwindigkeit	Dauer des Aktions-potentials	Erholungs phase		
Diltiazem	○	↓	↓	↑	↑	↑	○
Gallopamil	○	↓	↓	↑	↑	↑	○
Verapamil	○	↓	↓	↑	↑	↑	○

b) in situ

Substanz	Sinusfrequenz	PQ-Zeit	AH-Zeit	HV-Zeit	QRS-Dauer	QTc-Intervall
Diltiazem	○↓	↑	↑	○	○	○
Gallopamil	○↑	↑	↑	○	○	○
Verapamil	○↓	↑	↑	○	○	○

○ keine Wirkung; ↓ Hemmung bzw. Abnahme; ↑ Verlängerung; ○↑ keine Wirkung oder geringe Zunahme; ○↓ keine Wirkung oder geringe Abnahme

Tabelle 59 Pharmakokinetische Daten der antiarrhythmisch wirksamen Kalzium-Antagonisten

Substanz	Applikations-form	Bioverfüg-barkeit	First-pass-Meta-bolismus	Therapeut. Plasmaspiegel (µg/ml)	Eliminations-halbwertzeit (h)	renale Ausscheidung	Dosierung (pro die)
Diltiazem	p. o., i. v.	ca. 50%	●●	2,5 – 7,5	ca. 4 – 8	ca. 40%	12 – 25 mg i. v., p. o. 180 – 360 mg
Gallopamil	p. o.	ca. 15 – 20%	●●●	0,5 – 1,0	ca. 4 – 8	ca. 50 – 60%	100 – 200 mg
Verapamil	i. v.; p. o.	ca. 15 – 20%	●●●	0,07 – 0,2	ca. 4 – 7 chron. 12 – 16	ca. 80%	5 – 10 mg i. v. Bolus 240 – 360 mg p. o.

● gering; ●● deutlich; ●●● ausgeprägt

Klinischer Anwendungsbereich (Tab. 60)

Hauptanwendungsgebiete für Diltiazem sind tachykarde Vorhofrhythmusstörungen mit schneller Vorhofkammerüberleitung (AV-Knoten-Reentry-Tachykardie, Vorhoftachykardie mit Block, Vorhofflattern, Vorhofflimmern). Bei AV-Knoten-Tachykardie wird eine Beseitigung bzw. Prophylaxe der Arrhythmie angestrebt, in den übrigen Fällen eine Bremsung der schnellen AV-Überleitung. Ob eine Anwendung bei supraventrikulären Tachykardien mit ventrikulärer Präexzitation in Frage kommt, muß im Einzelfall entschieden werden. Bei hoher anterograder Leitungsgeschwindigkeit und kurzer Refraktärzeit des akzessorischen Bündels ist Diltiazem – wie andere herzwirksame Kalzium-Antagonisten – kontraindiziert.

Tabelle 60 Klinischer Anwendungsbereich für Diltiazem

1. AV-Knoten-Reentry-Tachykardie (evtl. in Kombination mit Digitalis)
2. Supraventrikuläre Tachyarrhythmien mit schneller Vorhof-Kammer-Überleitung über den AV-Knoten (cave: ventrikuläre Präexzitation!)

Nebenwirkungen (Tab. 61)

Diltiazem hat – ebenso wie andere herzwirksame Kalzium-Antagonisten – negativ inotrope und chronotrope Nebenwirkungen. Die Anwendbarkeit bei Herzinsuffizienz, Sinusknotensyndrom und AV-Überleitungsstörungen ist hierdurch eingeschränkt. Extrakardiale Nebenwirkungen sind dosisabhängig und resultieren im allgemeinen aus der peripheren arteriellen Vasodilatation mit der Folge einer Blutdrucksenkung. Bei einzelnen Patienten wurde über Völlegefühl, Mundtrockenheit, Übelkeit und Juckreiz mit und ohne Hautausschlag berichtet.

Interaktionen

Diltiazem führt zu einer Erhöhung des Digoxinspiegels um 20–45%. Bei gemeinsamer Verabreichung mit anderen negativ inotropen Substanzen (β-Sympathikolytika, Antiarrhythmika, Anästhetika) ist eine strenge Beachtung der Kontraindikationen erforderlich. Die akute i. v.-Kombination von Diltiazem mit β-Sympathikolytika gilt als kontraindiziert. Die Wirkung von Antihypertensiva wird verstärkt. Bei gleichzeitiger Verabreichung von Carbamazepin wird der Carbamazepin-Spiegel erhöht.

9.2.9.2 Gallopamil (Procorum®)

Elektrophysiologische Wirkungen (Tab. 58)

Gallopamil [12, 76] ist ein Methoxyderivat des Verapamil und entspricht in seinen elektrophysiologischen Wirkungen in vitro und in vivo weitgehend dem Verapamil (s. Abschn. 9.1.8.3). Die dosisbezogene Wirkstärke ist um den Faktor 2 höher.

Tabelle 61 Nebenwirkungen der antiarrhythmisch wirksamen Kalzium-Antagonisten

Substanz	leitungsverzögernde Wirkung AV-Knoten	negativ inotrope Wirkung	gastrointestinale Störungen	Blutdrucksenkung	sonstige Nebenwirkungen
Diltiazem	●●●	●	●	●●	Mundtrockenheit, Juckreiz, Müdigkeit, Flush, Allergien, Ödeme
Gallopamil	●●●	●●	●	●●	Flush, Ödeme
Verapamil	●●●	●●	●	●●	Opstipation, Flush

● gering, ●● deutlich, ●●● stark ausgeprägt, ○ nicht vorhanden

Pharmakokinetik (Tab. 59)

Gallopamil wird nach oraler Gabe zu ca. 90–95% vom Darm resorbiert. Die Bioverfügbarkeit ist – bedingt durch einen hohen First-pass-Effekt – vergleichsweise gering und beträgt 15–25%. Bei chronischer Gabe kommt es jedoch zu einer Sättigung, so daß die Bioverfügbarkeit ansteigt. Wirksame Plasmaspiegel liegen bei 0,5–1,0 mcg/ml. Die Plasmaproteinbindung beträgt ca. 85–90%. Die Eliminationshalbwertzeit beläuft sich auf ca. 4–8 Stunden. Die Ausscheidung erfolgt zu 50–60% über den Urin und zu 40–50% mit den Faeces. Nur 1–2% werden unverändert renal eliminiert.

Dosierung

Der Einsatz von Gallopamil erfolgt p. o. Durchschnittliche Tagesdosis: 100–200 mg/24 h.

Dosierung bei Organinsuffizienz, Verhalten bei Intoxikationen

Bei Leberzellinsuffizienz ist wegen des verzögerten Metabolismus eine Kumulation möglich. In derartigen Situationen sollte dementsprechend eine Dosisreduktion erfolgen. Die Therapie bei Intoxikationen ist symptomatisch.

Klinischer Anwendungsbereich (Tab. 62)

Gallopamil hat folgende Einsatzgebiete:

1. AV-Knoten-Reentry-Tachykardie.
2. Supraventrikuläre Tachyarrhythmien mit schneller Vorhof-Kammer-Überleitung über den AV-Knoten. Bei Präexzitationssyndromen ist im Einzelfall über die Anwendung von Gallopamil zu entscheiden. Bei schneller anterograder Leitung bzw. kurzer Refraktärzeit des Bypass ist der Einsatz von Gallopamil nicht indiziert.
3. Belastungsinduzierte ventrikuläre Arrhythmien, besonders bei gleichzeitiger Myokardischämie.

Tabelle 62 Klinischer Anwendungsbereich von Gallopamil

1. AV-Knoten-Reentry-Tachykardie
2. Supraventrikuläre Tachyarrhythmien mit schneller Vorhof-Kammer-Überleitung (cave: ventrikuläre Präexzitation!)
3. Belastungsinduzierte ventrikuläre Arrhythmien, besonders bei gleichzeitiger Myokardischämie

Nebenwirkungen (Tab. 61)

Gallopamil besitzt – ebenso wie die anderen herzwirksamen Kalzium-Antagonisten – negativ inotrope und chronotrope Wirkungen. Die negative Inotropie wird bei oraler Gabe durch die gleichzeitige arterielle Vasodilatation weitgehend antagonisiert, allerdings ist die Anwendbarkeit der Substanz bei Vorliegen einer schweren Ventrikelfunktionsstörung, bei Sinusknotensyndromen und bei AV-Überleitungsstörungen eingeschränkt. Extrakardiale Nebenwirkungen sind selten. Gelegentlich treten gastrointestinale Störungen und Symptome infolge Hypotonie auf.

Interaktionen

Gallopamil beeinflußt den Glykosid-Plasmaspiegel nicht. Bei gleichzeitiger Anwendung anderer negativ inotroper bzw. chronotroper Substanzen ist eine strenge Beachtung der Kontraindikationen erforderlich. Der kombinierte i. v.-Einsatz von β-Sympathikolytika mit Gallopamil gilt als kontraindiziert.

9.2.9.3 Verapamil (Isoptin®)

Elektrophysiologische Wirkungen (s. Tab. 58)

Verapamil [7, 39, 84, 101, 135, 157] vermindert die Erregbarkeit des Sinus- und AV-Knotens, die Erregungsleitung in diesen Geweben wird verzögert. Diese Wirkungen sind frequenz- und potentialabhängig und um so stärker, je höher die Frequenz und je niedriger das Potential sind.

Am Herzen in situ bewirkt Verapamil eine leichte Abnahme der Sinusfrequenz, eine Zunahme der Sinusknotenerholungszeit und eine Verlängerung der Leitungs- und Refraktärzeiten des AV-Knotens. Die elektrophysiologischen Parameter der Vorhof- und Ventrikelmuskulatur bzw. des His-Purkinje-Systems bleiben unbeeinflußt.

Pharmakokinetik (s. Tab. 59)

Die orale Resorptionsquote von Verapamil beträgt ca. 90%. Die Bioverfügbarkeit ist mit 15 – 20% infolge eines ausgeprägten First-pass-Metabolismus relativ gering. Bei chronischer Applikation wird der First-pass-Metabolismus jedoch gesättigt, so daß die Bioverfügbarkeit ansteigt. Die therapeutischen Plasmaspiegel variieren individuell zwischen 70 und 200 mcg/ml. Die Plasmahalbwertzeit wird bei Akutgabe mit 4 – 7 Stunden, bei chronischer Medikation mit 12 – 16 Stunden angegeben. Ca. 90 – 95% der Substanz werden hepatisch metabolisiert. Die Elimination der Metabolite erfolgt zu ca. 80% renal, 20% werden über die Faeces ausgeschieden. Ca. 3 – 5% der Substanz werden unverändert über die Nieren eliminiert.

Dosierung

Verapamil kann i.v. und p.o. verabreicht werden. Bei akuter i.v.-Applikation werden 5 – 10 mg langsam injiziert. Als Dauerinfusion sind 5 – 10 mg pro Stunde zu verabreichen. Die durchschnittliche Tagesdosis bei p.o.-Therapie beträgt 240 – 480 mg. Eine Retardpräparation ist zu bevorzugen.

Dosierung bei Organinsuffizienz, Verhalten bei Intoxikationen

Bei Patienten mit eingeschränkter Leberfunktion wird in Abhängigkeit vom Schweregrad dieser Störung die Wirkung vom Verapamil wegen des verlangsamten Arzneimittelabbaus unter Umständen verstärkt und so verlängert, daß eine Dosisreduktion erforderlich ist. Die Therapie bei Intoxikationen ist symptomatisch. Dialysemaßnahmen sind ungeeignet, erhöhte Verapamilspiegel effektiv zu senken.

Klinischer Anwendungsbereich (Tab. 63)

Einsatzgebiete für Verapamil sind
1. AV-Knoten-Reentry-Tachykardien (Therapie der Wahl).
2. Supraventrikuläre Tachyarrhythmien mit schneller AV-Überleitung (z.B. Vorhoftachykardie mit Block, Vorhofflattern, Vorhofflimmern) zur Reduzierung der Überleitungsquote und zur Regularisierung der RR-Abstände. Bei supraventrikulären Tachyarrhythmien mit ventrikulärer Präexzitation ist im Einzelfall über die Anwendung von Verapamil zu entscheiden. In seltenen Fällen kann hierdurch eine Zunahme der anterograden Überleitungsquote über das akzessorische Bündel verursacht werden.
3. Rhythmisierung von Vorhofflimmern in Kombination mit Chinidin (überadditive antifibrillatorische Wirkung, s. Abschn. 9.2.1).
4. Ventrikuläre Arrhythmien unter Belastung, insbesondere, wenn diese ischämieinduziert sind.

Tabelle 63 Klinischer Anwendungsbereich von Verapamil

1. AV-Knoten-Reentry-Tachykardie
2. Supraventrikuläre Tachyarrhythmien mit schneller Vorhof-Kammer-Überleitung
3. Vorhofflimmern mit dem Ziel der Wiederherstellung von Sinusrhythmus bei Kombination mit Chinidin (s. Abschn. 9.2.1)
4. Belastungsinduzierte ventrikuläre Arrhythmien, besonders bei gleichzeitiger Myokardischämie

Nebenwirkungen (s. Tabelle 61)

Verapamil entfaltet – wie andere herzwirksame Kalzium-Antagonisten – dosisabhängige negativ inotrope und chronotrope Wirkungen. Die Anwendbarkeit der

Substanz bei Myokardinsuffizienz, „Sick-Sinus“-Syndrom und AV-Knoten-Leitungsstörungen ist hierdurch eingeschränkt. Extrakardiale Nebenwirkungen resultieren teilweise aus der peripheren arteriellen Vasodilatation (Hypotonie). Gelegentlich treten gastrointestinale Beschwerden (Obstipation) auf. Die Häufigkeit dieses Symptoms nimmt dosisabhängig zu.

Interaktionen

Bei Kombination von Verapamil mit anderen negativ inotropen bzw. chronotropen Pharmaka ist eine strenge Beachtung der Kontraindikationen notwendig. Die kombinierte i. v.-Therapie von Verapamil und β-Sympathikolytika gilt als kontraindiziert. Verapamil vermindert die renale Clearance von Digoxinpräparaten, so daß der Digitalisspiegel ansteigt (Plasmaspiegel-Kontrolle!).

9.2.10 Substanzen mit Zugehörigkeit zu verschiedenen Antiarrhythmikaklassen

9.2.10.1 Bepridil*

(nicht im Handel verfügbar)

Elektrophysiologische Wirkungen

Bepridil [30, 86] hat Klasse-I- und Klasse-IV-Wirkeigenschaften. Die Anstiegsgeschwindigkeit „langsamer“ und „schneller“ Aktionspotentiale wird vermindert, die Dauer der Aktionspotentiale wird signifikant verlängert. Die Refraktärzeiten nehmen zu. Am Herzen in situ bewirkt Bepridil eine leichte Abnahme der Frequenz; die sinuatrialen und atrioventrikulären Leitungszeiten werden verlängert. Die Refraktärzeit nimmt in allen Abschnitten des Herzens zu. Auch die Refraktärzeiten akzessorischer Leitungsbahnen nehmen zu.

Pharmakokinetik

Bepridil wird nahezu vollständig enteral resorbiert und zu 90% hepatisch metabolisiert. Die Bioverfügbarkeit beträgt ca. 50 – 60%. Die Elimination der Metabolite erfolgt zu jeweils ca. 50% renal bzw. über die Faeces. Weniger als 1% werden unverändert über die Nieren ausgeschieden. Die Eliminationshalbwertzeit wird mit 1 – 5 Tagen angegeben.

---

* Hersteller: Fa. Thiemann, Waltrop

Klinischer Anwendungsbereich

Nach bisher vorliegenden Erfahrungen können folgende Formen von Rhythmusstörungen mit Bepridil erfolgreich behandelt werden:

1. Supraventrikuläre Tachykardien, insbesondere AV-Knoten-Reentry-Tachykardien und atrioventrikuläre Reentry-Tachykardien.
2. Supraventrikuläre Tachyarrhythmien mit unregelmäßiger 1 : 1 AV-Überleitung (z. B. Vorhoftachykardie mit Block, Vorhofflattern, Vorhofflimmern) zur Verminderung der erhöhten AV-Überleitungsquote.
3. Ventrikuläre Arrhythmien einschließlich ventrikulärer Tachykardien (außer „torsade de pointes").

Nebenwirkungen, Interaktionen

Bepridil entfaltet neben leitungsverzögernden Wirkungen negativ inotrope Effekte. Die Mehrzahl der extrakardialen Nebenwirkungen betrifft Symptome infolge arterieller Vasodilatation, gastrointestinale und zentralnervöse Störungen. Therapeutisch bedeutsame Interaktionen können mit anderen negativ inotropen und leitungsverzögernden Substanzen (z. B. β-Sympathikolytika, Kalzium-Antagonisten vom Verapamil-Typ) auftreten.

9.2.10.2 Falipamil*

Elektrophysiologische Wirkungen

Falipamil [54, 82] bewirkt an isolierten Sinusknotenpräparaten eine selektive Blockade des Kalzium-Einstroms und führt hierdurch zur Hemmung der Sinusknotenautomatie. Das Ausmaß der Hemmung ist um so größer, je niedriger das Ruhepotential und je höher die Nutzungsfrequenz des Kalzium-Kanals sind. Am Herzen in situ bewirkt Falipamil eine signifikante Verminderung erhöhter Sinusfrequenzen. Dieser Effekt ist um so stärker, je höher die Frequenz ist. Infolge zusätzlich anticholinerger Wirkeigenschaften wird die Ruheherzfrequenz bei Bradykardie nicht gesenkt, teilweise sogar angehoben. Die Erregungsleitung von Vorhof, His-Purkinje-System und Ventrikel wird nicht beeinflußt. Die Refraktärzeiten dieser Strukturen nehmen jedoch zu, die QT-Zeit wird signifikant verlängert. Bisher ist ungeklärt, ob die QT-Verlängerung mit arrhythmogenen oder antiarrhythmischen Effekten einhergeht.

Pharmakokinetik

Falipamil steht ausschließlich für die i. v.-Therapie zur Verfügung. Nach i. v.-Gabe beträgt die Eliminationshalbwertzeit ca. 30 min. Die Metabolisierung erfolgt zu 90% hepatisch. Ca. 10% werden in unveränderter Form renal ausgeschieden.

---

* Hersteller: Thomae, Biberach

Klinischer Anwendungsbereich

Falipamil kann als Mittel der Wahl bei Sinustachykardien unterschiedlicher Genese (z. B. hyperkinetisches Herzsyndrom, peri- bzw. postoperative Sinustachykardien, Sinustachykardien bei Herzinfarkt usw.) gelten. Als Vorteil gegenüber β-Sympathikolytika ist hervorzuheben, daß keine negativ inotropen Wirkungen auftreten. Andere Formen supraventrikulärer Tachykardien werden nicht beeinflußt.

Nebenwirkungen, Interaktionen

Falipamil führt zu einer signifikanten Verlängerung der QT-Zeit, die Anwendung dieser Substanz bei QT-Verlängerung ist dementsprechend kontraindiziert. Gelegentlich treten zentralnervöse Symptome (Augensymptome) auf.

9.2.10.3 **Lidoflazin** (Clinium®)

Elektrophysiologische Wirkungen

Lidoflazin [24, 67, 113] entfaltet Chinidin-ähnliche elektrophysiologische Wirkungen und weist gleichzeitig eine Kalzium-antagonistische Aktivität auf. Am Herzen in situ werden die Leitungsgeschwindigkeiten von AV-Knoten und His-Purkinje-System signifikant verlängert. Die intraventrikuläre Erregungsleitung wird geringfügig verzögert. Die Refraktärzeiten von Vorhof-, AV-Knoten und His-Purkinje-System nehmen zu. Die Sinusfrequenz bleibt unbeeinflußt. Die QT-Zeit nimmt signifikant zu (arrhythmogene Wirkung?).

Pharmakokinetik

Lidoflazin wird nahezu vollständig vom Darm resorbiert. Die Bioverfügbarkeit beträgt ca. 70%. Therapeutische Plasmaspiegel liegen bei 1 – 3 mcg/ml. Die Substanz wird intensiv hepatisch metabolisiert und vorwiegend über die Faeces eliminiert. 10 – 30% der verabreichten Dosis werden renal ausgeschieden.

Klinischer Anwendungsbereich

Lidoflazin entfaltet im Vergleich zu neueren Antiarrhythmika der Klasse I nur schwache lokalanästhetische Wirkungen. Auch die Kalzium-antagonistische Aktivität ist gering. Obwohl wiederholt der Nutzen einer Therapie mit Lidoflazin, besonders in Kombination mit Propafenon, bei der Rhythmisierungsbehandlung von Vorhofflimmern beschrieben wurde, kann der Gebrauch dieser Substanz nicht mehr empfohlen werden. Dies gilt besonders, da arrhythmogene Effekte als Folge der QT-Verlängerung nicht auszuschließen sind.

Dosierung

Für die antiarrhythmische Therapie wird eine p. o.-Dosis von 180 mg/24 h angegeben.

Dosierung bei Organinsuffizienz, Verhalten bei Intoxikationen

Bei Leberzellinsuffizienz ist eine Dosisreduktion um 50% vorzunehmen. Die Behandlung bei Intoxikationen ist symptomatisch.

Nebenwirkungen

Lidoflazin entfaltet negativ inotrope Wirkungen. Extrakardiale Nebenwirkungen betreffen in erster Linie den Gastrointestinaltrakt. In Kombination mit β-Sympathikolytika kann die leitungsverzögernde Wirkung am AV-Knoten erheblich verstärkt werden. Der Digoxinplasmaspiegel wird nicht beeinflußt. Von einer Kombination mit anderen Substanzen, die QT verlängern (z. B. Triamteren, Antiarrhythmika der Klasse III) ist abzuraten.

9.2.10.4 Tiapamil*

Elektrophysiologische Wirkungen

Tiapamil [134] entfaltet in etwa gleicher Wirkungsstärke Natrium-antagonistische und Kalzium-antagonistische Effekte. Die Anstiegsgeschwindigkeit des „schnellen" bzw. „langsamen" Aktionspotentials wird reduziert. Am Herzen in situ nimmt die Leitungszeit des AV-Knotens dosisabhängig zu. Auch die Leitungszeit des His-Purkinje-Systems wird verlängert. Die Refraktärzeiten der Vorhof- und Ventrikelmuskulatur, Sinusfrequenz, QRS-Dauer und QT-Zeit werden nicht beeinflußt.

Pharmakokinetik

Tiapamil wird nahezu vollständig enteral resorbiert. 60% der Substanz werden bereits in der Darmwand metabolisiert, weitere 20% in der Leber. Die Bioverfügbarkeit ist dementsprechend gering und beträgt ca. 20%. Die Plasmaeliminationshalbwertzeit beträgt ca. 2–3 Stunden. Die therapeutischen Plasmaspiegel liegen bei 0,1–0,3 mcg/ml. Die Ausscheidung erfolgt zu über 90% durch die Faeces, lediglich 1% werden unverändert renal eliminiert.

---

* Hersteller: Hoffmann-La Roche, Basel

Dosierung bei Organinsuffizienz, Verhalten bei Intoxikationen

Bei Patienten mit eingeschränkter Leberfunktion wird in Abhängigkeit vom Schweregrad wegen eines verlangsamten Arzneimittelabbaus die Wirkung von Tiapamil verstärkt bzw. verlängert, so daß unter Umständen eine Dosisreduktion notwendig ist. Die Therapie bei Intoxikationen ist symptomatisch. Dialysemaßnahmen sind ungeeignet, erhöhte Plasmaspiegel zu senken.

Klinischer Anwendungsbereich

Einsatzgebiete für Tiapamil sind nach den bisher vorliegenden Befunden:
1. AV-Knoten-Reentry-Tachykardie.
2. Andere Formen supraventrikulärer Tachyarrhythmien, bei denen eine Verlangsamung der AV-Knoten-Überleitung angestrebt wird.
3. Ventrikuläre Arrhythmien.

Nebenwirkungen, Interaktionen

Tiapamil entfaltet negativ inotrope Wirkungen. Bei gemeinsamer Applikation mit β-Sympathikolytika können die leitungsverzögernde Wirkung am AV-Knoten und die negativ inotropen Wirkungen erheblich verstärkt werden. Weitere Nebenwirkungen betreffen den Gastrointestinaltrakt bzw. resultieren aus der arteriellen Vasodilation. Der Digitalisspiegel wird nicht beeinflußt.

9.3 Fixe Antiarrhythmikakombinationen

9.3.1 Chinidin – Verapamil (Cordichin®)

Als einzige therapeutisch bedeutsame fixe Antiarrhythmikakombination wurde vor 6 Jahren das Präparat Cordichin® [10, 46, 50, 80, 143] in den Handel eingeführt. Eine Tablette Cordichin enthält 80 mg Verapamil und 160 mg Chinidin.

Elektrophysiologische Wirkungen

Die elektrophysiologischen Wirkungen der Kombination ergeben sich aus der Addition der Wirkungen der Einzelsubstanzen. Hieraus folgt, daß die Erregungsleitung in allen Abschnitten des Leitungssystems verzögert wird. Am AV-Knoten wird der leitungsverlängernde Effekt des Verapamil durch die anticholinergen Substanzeigenschaften von Chinidin antagonisiert, so daß sich die AV-Überleitungszeit nicht signifikant ändert. Die QRS-Dauer nimmt dosisabhängig zu, die Refraktärzeiten von Vorhof- und Kammerarbeitsmyokard, AV-Knoten und His-Purkinje-System werden signifikant verlängert.

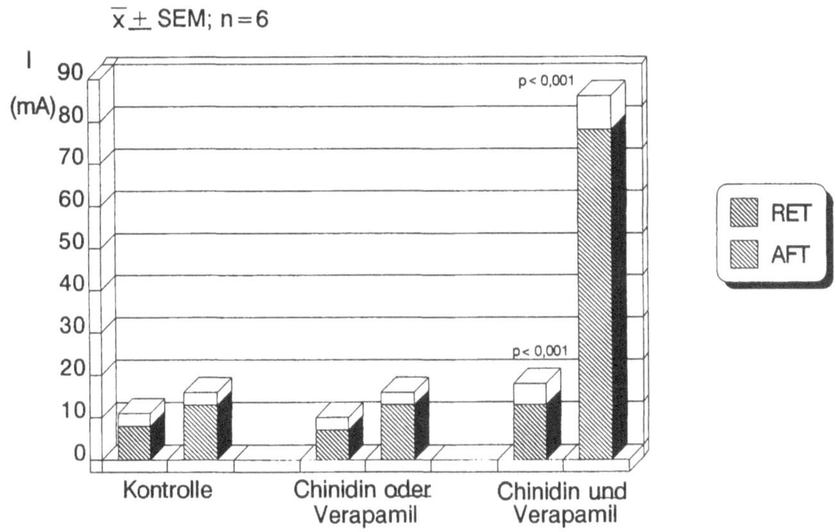

Abb. 31 Einfluß von Chinidin (3 mg/kg), Verapamil (0,07 – 0,14 mg/kg) und kombinierter Chinidin/Verapamil-Gaben auf die repetitive Extrasystolenschwelle des Vorhofs (RET) und die Vorhofflimmerschwelle (AFT) (nach [47])

Tierexperimentell läßt sich zeigen, daß die Flimmerbereitschaft der Vorhöfe durch Kombination von Chinidin und Verapamil wesentlich vermindert wird (Abb. 31). Die antifibrillatorische Wirksamkeit der Kombination ist dabei im Vergleich zu den Einzelsubstanzen überadditiv.

Pharmakokinetik

Die Pharmakokinetik von Chinidin (s. Abschn. 9.1.2.1) und Verapamil (s. Abschn. 9.1.8.3) wird durch kombinierten Einsatz beider Pharmaka nicht beeinflußt.

Dosierung

Cordichin® steht ausschließlich für die p. o.-Therapie zur Verfügung. Die durchschnittliche Tagesdosis beträgt 3 × 1 Tablette. Die Dosis kann im Einzelfall auf 3 × 2 Tabletten/24 h gesteigert werden. Die Steigerung sollte dabei stufenweise unter Kontrolle des klinischen Befundes sowie der Zeitwerte im EKG erfolgen; bei Verabreichung der Maximaldosis sollte eine stationäre Überwachung der Patienten erfolgen.

Dosierung bei Organinsuffizienz, Verhalten bei Intoxikationen

Für die Dosierung bei Organinsuffizienz treffen die bei den Einzelsubstanzen getroffenen Feststellungen zu. Die Behandlung bei Intoxikationen ist symptomatisch.

Klinischer Anwendungsbereich (Tab. 64)

Die Präparation von Cordichin® beruht auf der experimentell gesicherten und klinisch belegten Erfahrung [50], daß die rhythmisierende Wirkung des Chinidins bei tachykarden Vorhofarrhythmien durch zusätzliche Gabe von Verapamil überadditiv gesteigert werden kann. Neuere Untersuchungen zeigen, daß auch bei ventrikulären Rhythmusstörungen ein additiver Effekt gegeben sein kann.

Tabelle 64 Klinischer Anwendungsbereich für die Kombination Chinidin – Verapamil (Cordichin®)

1. Supraventrikuläre Tachyarrhythmien mit dem Ziel der Wiederherstellung von Sinusrhythmus
2. Prophylaxe supraventrikulärer Tachyarrhythmien nach erfolgreicher Rhythmisierungstherapie
3. Vorhofextrasystolen (bei strenger Therapieindikation, s. Kap. 7)
4. Ventrikuläre Arrhythmien, besonders bei ischämischer Herzkrankheit bzw. belastungsabhängiger Verstärkung der Arrhythmie

Hauptanwendungsgebiete von Cordichin® sind dementsprechend:

1. Tachykarde Vorhofrhythmusstörungen mit unregelmäßiger AV-Überleitung (Vorhoftachykardie mit Block, Vorhofflattern, Vorhofflimmern). Ziel der Therapie ist in diesen Fällen die Wiederherstellung des Sinusrhythmus.
2. Prophylaxe von tachykarden Vorhofrhythmusstörungen nach erfolgter Rhythmisierungsbehandlung (Rezidivprophylaxe).
3. Vorhofextrasystolen (bei strenger Behandlungsindikation).
4. Ventrikuläre Arrhythmien, besonders bei chronisch ischämischer Herzkrankheit. Bei einem Teil dieser Patienten ist die antiarrhythmische Wirksamkeit der Kombination im Vergleich zur Monotherapie mit Chinidin erhöht.

Nebenwirkungen, Interaktionen

Die Nebenwirkungen ergeben sich aus dem Wirkungsprofil der Einzelsubstanzen (s. Abschn. 9.1.2.1; 9.1.8.3). Die negativ inotropen Wirkungen von Chinidin und Verapamil werden durch die ausgeprägt arteriell vasodilatierende Wirkung von Chinidin und Verapamil teilweise antagonisiert, dennoch ist die Anwendbarkeit der Kombination bei schwerer Ventrikelfunktionsstörung eingeschränkt. Eine latente bzw. manifeste Herzinsuffizienz sowie ausgeprägte AV- bzw. intraventrikuläre Leitungsstörungen gelten als Kontraindikationen. Chinidin und Verapamil erhöhen den Digoxin-Serumspiegel; bei Kombination mit Digoxinpräparaten ist dementsprechend eine Dosisreduktion vorzunehmen (Plasmaspiegel-Kontrolle!).

9.3.2 Freie Antiarrhythmikakombinationen

Tabelle 65 informiert über mögliche Antiarrhythmikakombinationen [17, 20, 35, 43, 49, 95, 147]. In der speziellen Literatur liegen Mitteilungen vor, die bei ventrikulären Arrhythmien eine additive Wirkung von Klasse I a- bzw. I b-Präparaten, von Klasse I b- bzw. Klasse I c-Präparaten mit Sotalol, von Lokalanästhetika und β-Sympathikolytika sowie von Chinidin + Verapamil nachweisen. Amiodaron kommt als Kombinationsantiarrhythmikum wegen der Besonderheiten der Pharmakokinetik nur in Ausnahmefällen in Betracht (z. B. mit Klasse I b-Präparaten). Empfehlenswert ist der Einsatz von β-Sympathikolytika als Additivantiarrhythmika, besonders in Kombination mit Pharmaka der Klassen I b und I c. Geeignete Kombinationen bei supraventrikulären Tachyarrhythmien sind die gemeinsame Anwendung von Digitalis mit β-Sympathikolytika bzw. Kalzium-

Tabelle 65 Antiarrhythmika-Kombinationen

1. *Vorhof*

- AV-Knoten-Tachykardie
  Propafenon + Verapamil / β-Blocker
  Flecainid + Verapamil / β-Blocker
  Diprafenon + Verapamil / β-Blocker
- Atrioventrikuläre Reentry-Tachykardie
  Propafenon + Sotalol
  Flecainid + Sotalol
  Propafenon + Verapamil } nach Ausschluß von Kontraindikationen
  Flecainid + Verapamil } nach Ausschluß von Kontraindikationen
  Propafenon + Amiodaron
- Vorhoftachykardie mit Block, Vorhofflattern, Vorhofflimmern
  Chinidin + Verapamil

2. *Kammer*

- Klasse I a + I b
  Chinidin + Mexiletin
- Klasse I b + I c
  ausnahmsweise einzusetzen als: Prajmaliumbitartrat + Mexiletin
- Klasse I b + III
  Mexiletin + Sotalol
- Klasse I c + III
  Propafenon + Sotalol
  Flecainid + Sotalol
  Propafenon + Amiodaron
- Klasse I b + β-Blocker
- Klasse I c + β-Blocker
  Propafenon + β-Blocker
  Flecainid + β-Blocker
- Klasse I a + IV
  Chinidin + Verapamil

Antagonisten, Typ Verapamil, Klasse Ic-Antiarrhythmika plus Sotalol. Zum Stellenwert der Kombination Chinidin – Verapamil (Cordichin®) siehe Abschn. 9.3.1.

9.3.3 Stellenwert der Kombinationsbehandlung mit Antiarrhythmika

Der Einsatz von Antiarrhythmikakombinationen ist dann indiziert, wenn durch Monotherapeutika kein ausreichender Therapieeffekt zu erreichen ist oder wenn – wie im Fall von Chinidin und Verapamil – der kombinierte Einsatz von Substanzen mit einer überadditiven Wirksamkeit verbunden ist. Eine weitere Indikation ergibt sich unter dem Aspekt, durch geeignete Kombinationen die Einsatzfrequenz von Substanzen mit schwerwiegenden Organnebenwirkungen (z. B. Amiodaron, s. Abschn. 9.1.7.1) zu reduzieren.

Bei kombiniertem Einsatz verschiedener Antiarrhythmika sind generell die Kontraindikationen für den Einsatz der Monosubstanzen, darüberhinaus mögliche Interaktionen zu beachten. Die Einzelsubstanzen sind initial niedrig zu dosieren, die Verträglichkeit ist besonders sorgfältig durch Analyse der Zeitwerte im EKG und unter Berücksichtigung klinischer und hämodynamischer Befunde zu kontrollieren. Generell ist mit einer erhöhten Nebenwirkungsquote zu rechnen.

9.4 Nebenwirkungen der Antiarrhythmika

Für die Therapie bedeutsam sind vor allem die Beeinflussung der normalen Automatie, Ausmaß und Lokalisation von Leitungsverzögerungen, Einflüsse auf die Repolarisation (siehe Elektrophysiologie der verschiedenen Präparate in Kapitel 9) und hämodynamische Effekte [146]. Darüber hinaus sind extrakardiale Wirkungen zu berücksichtigen. Dabei ist zwischen Klassen-typischen und Substanz-typischen Nebenwirkungen zu unterscheiden.

9.4.1 Lokalanästhetika

Bei den Lokalanästhetika steht die Verzögerung der intraatrialen, intra- und infrahisischen sowie der intraventrikulären Erregungsleitung im Vordergrund. Das Ausmaß der Leitungsverzögerung unter Therapie soll im allgemeinen 25% nicht überschreiten. Die leitungsverzögernde Wirkung ist bei Präparaten der Klasse Ic am stärksten, in Klasse Ib am schwächsten ausgeprägt. Eine Verlängerung der Repolarisation tritt in erster Linie bei Klasse I a-, seltener bei Klasse I c- bzw. I b-Präparaten auf. Eine signifikante QT-Verlängerung durch Lokalanästhetika der Klassen I b und I c ist immer als pathologisch anzusehen. Alle Lokalanästhetika haben negativ inotrope Wirkungen. Diese sind in Klasse I a am deutlichsten, in Klasse I b am geringsten. Die negativ inotropen Wirkungen der I a-Substanzen Chinidin und Procainamid werden dabei unter oraler Therapie durch vasodilatierende Effekte wesentlich abgeschwächt. Einschränkungen der Anwendbarkeit bei Ventrikelfunktionsstörungen ergeben sich hieraus für Präparate der Klasse I a, teilweise auch der Klasse I c. Extrakardiale klassentypische Nebenwirkungen betreffen das Zentralnervensystem; abhängig von Dosis und individueller Verträglichkeit können bei Gebrauch dieser Substanzen alle Formen zentralnervöser Störungen (z. B. Sensibilitätsstörungen, visuelle Störungen, Störungen des Geruchs- und Geschmacksempfindens, Kopfschmerzen, zerebrale Krampfanfälle usw.) auftreten. Die substanztypischen Nebenwirkungen sind bei den jeweiligen Präparaten aufgeführt.

9.4.2 β-Sympathikolytika

β-Sympathikolytika hemmen die Sinusautomatie, verlangsamen die Erregungsleitung im AV-Knoten und entfalten negativ inotrope Wirkungen. Hieraus resultieren Einschränkungen der Anwendbarkeit bei Sinus- und AV-Knoten-Funktionsstörungen und bei myogener Insuffizienz. Weitere typische Nebenwirkungen resultieren aus der Blutdrucksenkung. Nicht-kardiale klassentypische Nebenwirkungen dieser Stoffgruppe betreffen den Glukose- und Lipidstoffwechsel, die periphere Durchblutung und das Zentralnervensystem (s. Abschn. 9.1.6.8).

9.4.3 Antiarrhythmika mit repolarisationsverlängernder Wirkung

Substanzen mit überwiegender Klasse III-Wirkung (Amiodaron, Bretylium) bewirken bei therapeutischer Dosierung keine signifikante Verlängerung der intraatrialen bzw. intraventrikulären Erregungsleitung, supprimieren jedoch die Sinusknotenautomatie und verzögern die AV-Überleitung. Die Repolarisation wird dosisabhängig verlängert. Sie haben keine oder nur geringe negativ inotrope Nebenwirkungen. Beide Substanzen bewirken eine ausgeprägte arterielle Vasodilatation mit hieraus resultierenden Symptomen. Speziell bei Sotalol resultieren Nebenwirkungen wesentlich aus der β-Sympathikolyse. Extrakardiale „klassentypische" Nebenwirkungen sind nicht bekannt. Substanztypische Nebenwirkungen sind im Einzelfall den Gebrauchsinformationen bzw. den Präparatebeschreibungen (s. Abschn. 9.1.7) zu entnehmen.

9.4.4 Kalzium-Antagonisten

Herzwirksame Kalzium-Antagonisten hemmen die Sinusautomatie, verlängern die Überleitungszeit des AV-Knotens und entfalten negativ inotrope Wirkungen. Die negativ inotropen Wirkungen werden durch die arterielle Vasodilatation partiell antagonisiert. Grundsätzlich bestehen Einschränkungen der Anwendbarkeit bei Sinus- und AV-Knotenfunktionsstörungen und bei myogener Insuffizienz. Von wesentlicher Bedeutung ist auch die Blutdruck-senkende Wirksamkeit der Kalzium-Antagonisten. „Klassentypische" Nebenwirkungen resultieren im wesentlichen aus der arteriellen Vasodilatation. (Substanztypische Nebenwirkungen s. Abschn. 9.1.8.)

9.5 Arrhythmogene Effekte

Therapeutisch bedeutsam ist die Auslösung bzw. Verstärkung von Rhythmusstörungen unter antiarrhythmischer Therapie. Abbildung 32 enthält eine Darstellung der Häufigkeit derartiger Nebenwirkungen bei therapeutischer Dosierung verschiedener Antiarrhythmika entsprechend Literaturangaben [27, 99, 114, 146]. Proarrhythmogene Effekte sind auch für Klasse III-Antiarrhythmika (oft als „torsade de pointes"-Arrhythmie) dokumentiert. Durch Gabe von β-Sympathikolytika und Kalzium-Antagonisten können frequenzkorrelierte Arrhythmien verstärkt oder abgeschwächt werden; diese Substanzen haben jedoch keine „direkten" arrhythmogenen Wirkungen.

Die Gefahr der Arrhythmieauslösung bzw. -verstärkung durch Antiarrhythmika ist um so größer, je höher die Inhomogenität der Erregungsausbreitung und

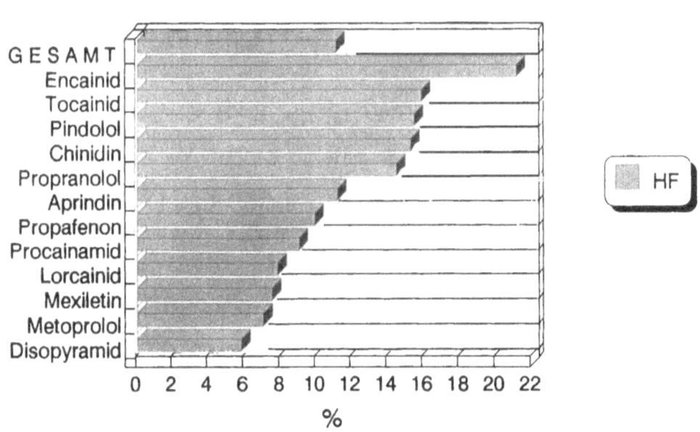

Abb. 32 Häufigkeit (HF) arrhythmogener Effekte unter Therapie mit Antiarrhythmika in therapeutischer Dosierung (nach [146])

Erregungsrückbildung ist. Bei Patienten mit vorbestehenden ausgeprägten Erregungsleitungs- und Erregungsrückbildungsstörungen ist dementsprechend eine besonders sorgfältige Überwachung der Patienten im Hinblick auf arrhythmogene Effekte erforderlich. Der Einsatz von Substanzen mit stark leitungsverzögernden Wirkeigenschaften sollte in diesen Fällen weitgehend vermieden werden. Das gilt besonders auch für den akuten Myokardinfarkt und die akute Myokarditis.

10 Spezielle medikamentöse Therapie ektoper und tachykarder Herzrhythmusstörungen

10.1 Sinustachykardie, Sinusknoten-Reentry-Tachykardie

In der Mehrzahl der Fälle mit gesteigerter Sinusknotenautomatie steht die Therapie der Grundkrankheit ganz im Vordergrund. Bei funktionellen Automatiesteigerungen, z. B. bei hyperkinetischem Herzsyndrom, sind β-Sympathikolytika Mittel der Wahl. Dies gilt auch für Sinustachykardien bei Hyperthyreose. Für die i. v.-Akutbehandlung stehen neben den β-Sympathikolytika selektiv bradykardisierende Substanzen (z. B. Falipamil, s. Abschn. 9.1.9.2) zur Verfügung. Bei Tachykardien, die auf „kreisenden" Erregungen im Sinusknoten beruhen, können Kalzium-Antagonisten vom Typ des Verapamil (s. Abschn. 9.1.8) als Alternative zu den β-Sympathikolytika mit Erfolg eingesetzt werden (Tab. 66). Günstige Erfahrungen liegen auch mit der Kombination aus Chinidin und Verapamil (Cordichin®) sowie mit Disopyramid vor.

Tabelle 66 Spezielle medikamentöse Therapie bei Sinustachykardie und Sinusknoten-Reentry-Tachykardie

Gesteigerte Automatie
Behandlung der Grundkrankheit!
Bei hyperkinetischer Symptomatik und Ausschluß von Kontraindikationen:
- β-Sympathikolytika
- spezifisch bradykardisierende Substanzen, z. B. Falipamil

Reentry
- β-Sympathikolytika
- herzwirksame Kalzium-Antagonisten

10.2 Vorhof-Extrasystolie

Eine antiarrhythmische Behandlung ist bei Vorhof-Extrasystolen nur selten erforderlich, z. B. bei hämodynamisch wirksamer Salvenextrasystolie oder bei gehäuftem Auslösen tachykarder Vorhofrhythmusstörungen. Die pharmakologische Beeinflußbarkeit von Vorhof-Extrasystolen ist außerordentlich variabel und im Einzelfall nicht vorhersehbar. Die Behandlung muß daher probatorisch erfolgen. Prinzipiell geeignet sind Chinidin, Chinidin in Kombination mit Verapamil (Cordichin®), Disopyramid, Flecainid, Prajmaliumbitartrat, Propafenon, außerdem β-Sympathikolytika, Sotalol und herzwirksame Kalzium-Antagonisten. Antiarrhythmika der Klasse I b bzw. Amiodaron kommen nicht in Betracht (Tab. 67).

Tabelle 67 Spezielle medikamentöse Therapie bei Vorhofextrasystolie

Geeignete Pharmaka:
- Chinidin
- Chinidin in Kombination mit Verapamil (Cordichin®)
- Disopyramid
- Flecainid
- Prajmaliumbitartrat
- Propafenon

außerdem:
- β-Sympathikolytika
- Sotalol
- herzwirksame Kalzium-Antagonisten

10.3 AV-Knoten-Reentry-Tachykardie

Die AV-Knoten-Reentry-Tachykardie kann akut häufig durch Massage des Karotissinus oder ein Valsaeva-Manouver beendet werden.

In der medikamentösen Therapie sind Kalzium-Antagonisten vom Typ des Verapamil sowohl für die Akutbehandlung als auch für die chronische prophylaktische Therapie Mittel der ersten Wahl. Die Wirksamkeit der Kalzium-Antagonisten kann durch zusätzliche Digitalisierung verstärkt werden. In einem Teil der Fälle ist eine Monotherapie mit Digitalispräparaten ausreichend. Als Alternative zu Kalzium-Antagonisten kommen β-Sympathikolytika, eventuell ebenfalls in Kombination mit Digitalis, in Betracht. Darüber hinaus können Sotalol, als Mittel der zweiten Wahl Antiarrhythmika der Klasse Ic (Flecainid, Propafenon), Antiarrhythmikakombinationen, in schweren, sonst therapierefraktären Fällen ausnahmsweise Amiodaron eingesetzt werden. In therapierefraktären Fällen kann auch Diprafenon (s. Abschn. 9.1.5.2), eventuell in Kombination mit Verapamil, eingesetzt werden (Tab. 68). Dabei sind die Kontraindikationen dieser Therapie streng zu beachten.

Tabelle 68 Spezielle medikamentöse Therapie bei AV-Knoten-Reentry-Tachykardie

Mittel der ersten Wahl:
- herzwirksame Kalzium-Antagonisten
- Digitalis, β-Sympathikolytika, Sotalol
- Kombination von Kalzium-Antagonisten bzw. β-Sympathikolytika mit Digitalis

Mittel der zweiten Wahl:
- Flecainid, Propafenon, evtl. in Kombination mit Digitalis
- Flecainid, Propafenon, in Kombination mit herzwirksamen Kalzium-Antagonisten oder β-Sympathikolytika, evtl. zusätzlich Digitalis
- Amiodaron
- evtl. Diprafenon

10.4 Atrioventrikuläre Reentry-Tachykardie (Präexzitationssyndrome)

Die medikamentöse Therapie bei atrioventrikulärer Reentry-Tachykardie (Tab. 69) kann im Einzelfall sehr unterschiedlich sein: sie zielt einerseits auf die Verlangsamung der Erregungsleitung und Verlängerung der Refraktärzeiten akzessorischer Bahnen. Hierfür geeignete Medikamente sind die Klasse I c-Substanzen Ajmalin (akute i. v.-Therapie), Prajmaliumbitartrat, Flecainid und Propafenon, außerdem die Klasse III-Antiarrhythmika Amiodaron und Sotalol, eventuell Diprafenon. Amiodaron kommt nur in schwerwiegenden, sonst therrapierefraktären Fällen in Betracht. Bei Patienten, die gegenüber einer Monotherapie refraktär sind, können Kombinationen aus Klasse I und III-Präparaten eingesetzt werden (s. Abschn. 9.2.2).

Tabelle 69 Spezielle medikamentöse Therapie bei atrioventrikulärer Reentry-Tachykardie

1. Beeinflussung der akzessorischen Leitungsbahn
   - Ajmalin
   - Flecainid
   - Prajmaliumbitartrat
   - Propafenon
   - Sotalol

   evtl. Amiodaron, Diprafenon, Kombinationen
2. Beeinflussung des AV-Knotens
   - herzwirksame Kalzium-Antagonisten
   - β-Sympathikolytika, Sotalol

   evtl. Amiodaron, Diprafenon, Kombinationen,
   Kalzium-Antagonisten und β-Sympathikolytika *nur* nach Ausschluß von Kontaindikationen (s. Text)
3. Beeinflussung von Auslösefaktoren
   - Vorhofextrasystolen (s. Tab. 67)
   - Intraatriale Arrhythmien (s. Tab. 70)

Eine zweite Möglichkeit der Therapie besteht bei *einem Teil* der Patienten darin, die Überleitungsrate im AV-Knoten zu vermindern. Hierzu geeignet sind in erster Linie Kalzium-Antagonisten vom Typ des Verapamil, β-Sympathikolytika und Klasse III-Antiarrhythmika (Amiodaron, Sotalol). Bei einem Teil der Patienten ist eine befriedigende antiarrhythmische Einstellung allein mit Kalzium-Antagonisten (Typ Verapamil) bzw. β-Sympathikolytika möglich. Eine Kontraindikation besteht dann, wenn die anterograde Leitungsgeschwindigkeit der akzessorischen Bahn hoch und die Refraktärzeit kurz sind. Bei paroxysmalen tachykarden intraatrialen Arrhythmien kann in solchen Fällen unter Verapamil bzw. β-Sympathikolytika eine Zunahme der Tachykardiefrequenz mit 1 : 1-Übersetzung tachykarder Vorhofrhythmusstörungen (z. B. 1 : 1-Übertragung von Vorhofflattern in Kammerflattern, Auslösung von Kammerflimmern bei Vorhofflimmern) erfolgen. Der Einsatz von Kalzium-Antagonisten und β-Sympathikolytika bei Präexzitationssyndromen mit supraventrikulären Tachyarrhythmien sollte daher nur in solchen Fällen erfolgen, in denen im Rahmen einer elektrophysiologischen Untersuchung dokumentiert wurde, daß eine derartige Komplikation aufgrund der individuellen Leitungs- und Refraktäreigenschaften des akzessorischen Bündels nicht auftreten kann.

In seltenen Fällen ist es unmöglich, eine befriedigende medikamentöse therapeutische Einstellung zu erreichen. Bei schwerwiegender klinischer Symptomatik ist dann der Einsatz von Ablationsverfahren (s. Abschn. 12.1.5; 14.12) zu erwägen. Eine Ablationstherapie kommt auch bei jüngeren Patienten in Betracht, wenn eine langfristige medikamentöse Therapie mit nebenwirkungsreichen Pharmaka vermieden werden soll.

Bei einem Teil der Patienten mit Präexzitationssyndromen entstehen rezidivierende Tachyarrhythmien aus häufigen, unter Umständen salvenartig einfallenden supraventrikulären Extrasystolen. In diesen Fällen muß die Therapie in erster Linie auf eine wirksame Suppression der supraventrikulären Ektopien zielen. Bei Patienten mit rezidivierendem Vorhofflattern bzw. Vorhofflimmern kann durch Prophylaxe dieser Arrhythmie eine wirksame Beeinflussung der Symptomatik erreicht werden.

10.5 Intraatriale Reentry-Tachykardie, fokale supraventrikuläre Tachykardie

Intraatriale Reentry-Tachykardien bzw. fokale supraventrikuläre Tachykardien, die elektrokardiographisch häufig als „Vorhoftachykardie mit Block" eingestuft werden, sind vergleichsweise selten. Die medikamentöse Therapie (Tab. 70) verfolgt zwei Ziele: 1. Verlangsamung einer schnellen AV-Überleitung bei chronischer bzw. häufig rezidivierender Tachykardie, und/oder 2. Wiederherstellung von

Tabelle 70 Spezielle medikamentöse Therapie bei intraatrialer Reentry-Tachykardie bzw. fokaler supraventrikulärer Tachykardie

1. Prophylaxe und Therapie einer schnellen AV-Überleitung
   - herzwirksame Kalzium-Antagonisten
   - β-Sympathikolytika
   - evtl. zusätzlich Digitalis
   - evtl. Diprafenon
2. Rhythmisierung
   - Chinidin in Kombination mit Digitalis bzw. Verapamil (Cordichin®)
   - Disopyramid, Flecainid, Propafenon, jeweils in Kombination mit Digitalis

Sinusrhythmus bzw. Rezidivprophylaxe. Dabei ist – ebenso wie bei Vorhofflattern und Vorhofflimmern – im Einzelfall zu entscheiden, ob eine Rhythmisierungsbehandlung akut bzw. langfristig erfolgversprechend ist (Kriterien s. Abschn. 10.6). In jedem Fall sind ein pathologisch erhöhter Digitalisspiegel und Elektrolytstörungen als häufige Ursache der „Vorhoftachykardie mit Block" auszuschließen. Dabei ist auch an einen Magnesiummangel zu denken. In einem Teil der Fälle kann akut durch Magnesium-Infusion eine Suppression der Arrhythmie erreicht werden.

In der Akuttherapie und Prophylaxe einer schnellen Vorhof-Kammer-Überleitung sind Kalzium-Antagonisten von Typ des Verapamil Mittel der Wahl. Alternativ können β-Sympathikolytika eingesetzt werden, eventuell auch Sotalol. Die Wirkung der Kalzium-Antagonisten und der β-Sympathikolytika kann durch zusätzliche Digitalisierung verstärkt werden. In therapierefraktären Fällen sollte ein Versuch mit Diprafenon (s. Abschn. 9.1.5.2), eventuell in Kombination mit Verapamil, unternommen werden. Vor einer solchen Behandlung ist ein Syndrom des „Kranken Sinusknotens" sicher auszuschließen. Sehr selten ist eine medikamentöse Einstellung nicht zu erreichen. In diesen Fällen kommen Ablationsverfahren (s. Abschn. 12.1.5) in Betracht. Bei Präexzitationssyndromen sind die oben angeführten Einschränkungen der Anwendbarkeit von Digitalis, Kalzium-Antagonisten und β-Sympathikolytika zu beachten.

Wird eine medikamentöse Rhythmisierung angestrebt, so gilt Chinidin bei Vorhofflimmern als Mittel der Wahl. Da unter dieser Therapie infolge anticholinerger Substanzeigenschaften des Chinidins eine Zunahme der AV-Überleitungsfrequenz auftreten kann, ist eine Kombination von Chinidin und Digitalis bzw. Verapamil (z. B. Cordichin®, s. Abschn. 9.2.1) zu bevorzugen. Bei Vorhofflattern ist die alleinige Gabe von Chinidin wegen der Gefahr der 1 : 1-Überleitung zu vermeiden. Auch hier empfiehlt sich die Kombination mit Verapamil (Cordichin®). Bei dieser Kombination ist darüberhinaus eine erhöhte Wirksamkeit im Vergleich zu den Einzelsubstanzen gegeben. Als weitere pharmakologische Möglichkeiten kommen die Gabe von Digitalis, Disopyramid in Kombination mit Digitalis, sowie Amiodaron (nur bei zwingender Indikation, s. Abschn. 9.1.7.1) in Betracht. In Einzelfällen können Flecainid und Propafenon (in Kombination mit Digitalis) mit Erfolg eingesetzt werden. Unter Umständen kann eine Regularisierung auch durch Gabe von Kalium erreicht werden.

Als sehr wirksames und empfehlenswertes Alternativverfahren zur medikamentösen Rhythmisierung kann bei intraatrialen Reentry-Tachykardien einschließlich Vorhofflattern die programmierte Vorhofstimulation (s. Abschn. 12.1.1) angewandt werden. Das Verfahren ist in über 70% der Fälle erfolgreich und erspart in vielen Fällen langwierige, vielfach vergebliche medikamentöse Therapieversuche.

10.6 Vorhofflimmern

Vorhofflimmern ist die häufigste supraventrikuläre Rhythmusstörung. Eine Behandlungsbedürftigkeit besteht unter 2 Aspekten: 1. Vorhofflimmern vermindert die Pumpleistung des Herzens, vor allem unter Belastung. Der Beitrag der Vorhofaktion zur Förderleistung des Herzens ist dabei um so größer, je höher die Frequenz und je besser die Ventrikelfunktion sind. 2. Vorhofflimmern erhöht das Risiko thromboembolischer Komplikationen, vor allem bei schwerer Ventrikelfunktionsstörung mit/ohne dilatative Kardiomyopathie und bei Mitralklappenstenose.

Tabelle 71 Medikamentöse Rhythmisierungsbehandlung bei Vorhofflimmern

Voraussetzung:
- strenge Prüfung der Indikation (s. Text!)
- Prothrombinwert 15–25% 3 Wochen vor Beginn der Therapie
- Stationäre Einweisung

Mittel der ersten Wahl:
- Chinidin + Verapamil (Cordichin®), evtl. zusätzlich Digitalis (Interferenzen s. Abschn. 9.2.1)
- Chinidin + Digitalis

Alternativen:
- Disopyramid, evtl. in Kombination mit Digitalis
- Flecainid in Kombination mit Digitalis
- Propafenon in Kombination mit Digitalis
- Amiodaron

Die Therapie mit Antiarrhythmika (Tab. 71) erfolgt unter zwei verschiedenen Aspekten:

1. mit dem Ziel der Verminderung der AV-Überleitungsquote bei Vorhofflimmern mit tachykarder Vorhofkammer-Überleitung in akuten Notfallsituationen und generell in solchen Fällen, in denen eine Rhythmisierungsbehandlung nicht aussichtsreich ist, und
2. mit dem Ziel der Wiederherstellung von Sinusrhythmus.

Dabei muß im Einzelfall entschieden werden, ob eine Rhythmisierung für den Patienten gewinnbringend und langfristig erfolgversprechend sein kann. Kriterien für diese Entscheidung sind u. a. Vorhofgröße und Vorhoffunktion, Ventrikelfunktion, Dauer der Arrhythmie, rhythmologische Zusatzbefunde (z. B. „Sick-Sinus"-Syndrom), und kardiale bzw. extrakardiale Begleiterkrankungen.

Bei erheblich vergrößerten Vorhöfen (d. h. Durchmesser des linken Vorhofs echokardiographisch > 50 mm), schwerer Störung der Vorhof- bzw. Kammerfunktion, schwerwiegender kardialer Grunderkrankung mit der Folge einer chronischen atrialen Druckerhöhung bzw. bei chronischen extrakardialen Störungen

(z. b. Hyperthyreose) sowie bei Auftreten des Vorhofflimmerns im Rahmen des Syndroms des „Kranken Sinus-Knotens" sind die Vorteile einer Rhythmisierung gering, andererseits ist vermehrt mit Komplikationen der Rhythmisierungsbehandlung und mit Ineffektivität zu rechnen. Darüberhinaus sind häufige Rezidive wahrscheinlich. Die Rezidivquote ist auch bei längerer Dauer der Arrhythmie ($>$ 1 Jahr) deutlich erhöht. Eine Rhythmisierungsbehandlung bei ursächlich wirksamer, jedoch unbehandelter oder nicht beeinflußbarer Grundkrankheit (z. B. fortgeschrittenes Aorten- bzw. Mitralvitium, andere schwerwiegende organische Erkrankungen des Herzens, myokardiale Insuffizienz, Elektrolytstörungen, Cor pulmonale, Sinusknotensyndrom usw.) ist zu vermeiden.

Bei der Rhythmisierungsbehandlung von Vorhofflimmern treten vermehrt embolische Komplikationen auf. Von der Mehrzahl der Autoren wird daher die vorherige Applikation von gerinnungshemmenden Pharmaka (z. B. Phenprocoumon) empfohlen. Der Prothrombinwert sollte mindestens 3 Wochen vor Beginn der Rhythmisierungsbehandlung im therapeutischen Bereich liegen. Nach erfolgreicher Regularisierung sollte eine Antikoagulanzientherapie über mindestens einen Monat fortgeführt werden.

In der medikamentösen Rhythmisierungsbehandlung von Vorhofflimmern ist Chinidin in Kombination Digitalis bzw. mit Verapamil (z. B. Cordichin®) Mittel der Wahl. Durch medikamentöse Therapie mit Cordichin® läßt sich in ca. 70% der Fälle eine Wiederherstellung von Sinusrhythmus erreichen. Als Mittel der zweiten Wahl kommen Disopyramid, eventuell in Kombination mit Digitalis, Propafenon oder Flecainid in Kombination mit Digitalis, außerdem Amiodaron in Betracht. Bei fehlender Wirksamkeit der medikamentösen Behandlungsverfahren ist die Elektrokardioversion einzusetzen (s. Abschn. 12.12). Nach Wiederherstellung von Sinusrhythmus wird eine medikamentöse Therapie für 3 – 6 Monate als Rezidivprophylaxe empfohlen.

In Fällen, in denen keine Rhythmisierung angestrebt wird, kann eine erhöhte AV-Überleitungsfrequenz durch Gabe von Kalzium-Antagonisten (Typ Verapamil), eventuell in Kombination mit Digitalis, erfolgreich normalisiert werden. Alternativ kommen β-Sympathikolytika, ebenfalls in Kombination mit Digitalis, in Einzelfällen auch Diprafenon bzw. Amiodaron in Betracht. In Fällen mit medikamentös nicht beeinflußbarer schneller AV-Überleitung können ausnahmsweise Ablationsverfahren (s. Abschn. 12.1.5) erwogen werden. Die Indikation hierzu ist allerdings nur selten gegeben.

10.7 Ventrikuläre Extrasystolen

Therapie der Wahl bei chronischen behandlungsbedürftigen ventrikulären Extrasystolen sind Antiarrhythmika der Klasse I. Treten die Arrhythmien bevorzugt unter Belastung auf, so kommen außerdem β-Sympathikolytika sowie der Kalzium-Antagonist Verapamil als Mittel der ersten Wahl in Betracht. Bei Patienten mit ischämischer Herzkrankheit sind Kombinationen aus Klasse-I-Antiarrhythmika mit β-Sympathikolytika bzw. Kalzium-Antagonisten vom Typ des Verapamil oft empfehlenswert. Als Alternative zur Therapie mit Lokalanästhetika bzw. einer Kombination von Lokalanästhetika mit β-Sympathikolytika oder Verapamil können Klasse-III-Antiarrhythmika eingesetzt werden. Bei Versagen der Monotherapie sind Antiarrhythmikakombinationen (s. Abschn. 9.2), eventuell auch neue erfolgversprechende Pharmaka (z. B. Barucainid, s. Abschn. 9.1.5.1; Diprafenon, s. Abschn. 9.1.5.2) angezeigt (Tab. 72). Bei medikamentös therapierefraktärer, jedoch behandlungsbedürftiger Extrasystolie müssen in Einzelfällen spezielle Verfahren der Elektrostimulation (s. Abschn. 12.3) in Ergänzung zur Therapie mit Antiarrhythmika erwogen werden. Ablationsverfahren haben keine Bedeutung.

Tabelle 72 Medikamentöse Therapie ventrikulärer Extrasystolen

1. Klasse-I-Antiarrhythmika
2. β-Sympathikolytika, besonders bei belastungsinduzierten Ektopien bzw. als Additivantiarrhythmika
3. Klasse-III-Antiarrthythmika
4. Herzwirksame Kalzium-Antagonisten bei belastungsinduzierten Ektopien
5. Antiarrhythmika-Kombinationen
   - Klasse I a + I b
   - Klasse I b + II
   - Klasse I c + II
   - Klasse I b + III
   - Klasse I c + III
   - Klasse I a + IV (Cordichin®)

10.8 Ventrikuläre Rhythmen

(Synonyma: „slow ventricular tachycardia“, „accelerated ventricular rhythm“, „Idioventrikular-Rhythmen“; s. Abschn. 3.3.2, Tab. 73).

Ventrikuläre Rhythmen (Kriterien s. Abschn. 3.3.2) werden oft als Extrasystolie fehlgedeutet. Eine Unterdrückung dieser Rhythmusstörungen ist durch Flecainid, Propafenon, die neuen, noch nicht im Handel befindlichen Präparate Barucainid

Tabelle 73 Medikamentöse Therapie idioventrikulärer Rhythmen

- Flecainid
- Propafenon
- evtl. Barucainid
- evtl. Diprafenon
- evtl. Amiodaron

und Diprafenon, sowie in Ausnahmefällen durch Amiodaron möglich. Chinidin, lidocainähnliche Substanzen und β-Sympathikolytika sind weitgehend ohne Wirkung. Eine Beseitigung der Arrhythmie kann auch durch atriales Overdrive-pacing erfolgen. Bei behandlungsbedürftiger, sonst therapierefraktärer Rhythmusstörung kann dieses Verfahren unter Umständen chronisch eingesetzt werden (s. Abschn. 12.3).

10.9 Ventrikuläre Tachykardien

Die Behandlungsbedürftigkeit ventrikulärer Tachykardien ist zwingend (s. Abschn. 7.2). Bei dieser Form der Arrhythmie ist außerdem eine besonders strenge Kontrolle der Wirksamkeit therapeutischer Maßnahmen (einschließlich elektrophysiologischer Untersuchungsmethoden, s. Kapitel 8) zu fordern.

Medikamentös stehen ebenso wie bei der Behandlung ventrikulärer Extrasystolien (s. o.) die Antiarrhythmika der Klasse I, eventuell in Kombination mit β-Sympathikolytika, Substanzen der Klasse III sowie Antiarrhythmikakombination, in therapierefraktären Fällen auch neue Prüfpräparate wie Barucainid und Diprafenon im Vordergrund (Tab. 74). Die Einstellung des Patienten muß individuell optimiert (d. h. unter Ermittlung der individuell erforderlichen Dosis) erfolgen. Bei solchen Patienten, bei denen eine medikamentöse Prophylaxe ventrikulärer Tachykardien bzw. eine wirksame Verminderung ihrer Frequenz, verbunden mit wesentlich erschwerter Auslösbarkeit, nicht zu erreichen sind, sind nicht-medikamentöse Behandlungsverfahren in Ergänzung zur Therapie mit Antiarrhythmika in Betracht zu ziehen. Die Notwendigkeit hierzu ergibt sich vor allem unter dem Aspekt, daß medikamentös refraktäre ventrikuläre Tachykardien – abhängig von ihrer Frequenz und von der kardialen Grunderkrankung – mit einem erheblich erhöhten Risiko für plötzliche kardiale Todesfälle einhergehen. Als

Tabelle 74 Medikamentöse Therapie ventrikulärer Tachykardien

1. Klasse-I-Antiarrhythmika
2. β-Sympathikolytika bei belastungsinduzierten ventrikulären Tachykardien und als Additivantiarrhythmika
3. Klasse-III-Antiarrhythmika
4. Herzwirksame Kalzium-Antagonisten bei belastungsinduzierten ventrikulären Tachykardien, insbesondere des rechtsventrikulären Ausflußtrakts
5. Antiarrhythmika-Kombinationen
   - Klasse I a + I b
   - Klasse I b + II
   - Klasse I c + II
   - Klasse I b + III
   - Klasse I c + III

nicht medikamentöse Therapieverfahren stehen die programmierte Kammerstimulation, eventuell als antitachykarde Schrittmacherstimulation (s. Abschn. 12.1), die Defibrillation akut oder chronisch mittels implantierbarer Defibrillatoren (s. Abschn. 12.1.4) sowie elektrische und chirurgische Ablationsverfahren zur Verfügung (s. Abschn. 12. 1.5). (Therapie der „Torsade de pointes"-Tachykardie s. Abschn. 11.5.)

11 Notfalltherapie bei tachykarden Arrhythmien

11.1 Regelmäßige supraventrikuläre Tachykardie mit 1 : 1-Überleitung der Vorhoferregung auf die Kammer

Bei schwerwiegender Kreislaufdepression und hieraus resultierender Notwendigkeit zur Notfalltherapie stellt die i. v.-Gabe von Verapamil das Mittel der Wahl dar. Zuvor sollten physikalische Maßnahmen (Bulbusdruck, Karotis-Sinus-Druck, Valsalva-Preßversuch) erprobt werden. Verapamil ist in einer Dosis von 5 – 10 mg langsam und fraktioniert unter Kontrolle von Blutdruck und EKG zu verabreichen. Zusätzlich kann Digitalis, z. B. 0,6 mg Acetyldigoxin, injiziert werden. Bei Patienten mit bekannter Präexzitation oder Hinweisen auf eine Präexzitation ist anstelle von Verapamil Ajmalin zu applizieren. Üblicherweise werden 50 – 75 mg langsam i. v. injiziert. Auch in diesem Fall muß eine fortlaufende Kontrolle von Blutdruck und EKG (intraventrikuläre Erregungsleitung) erfolgen. Bei unzureichendem Behandlungsergebnis ist im Einzelfall zu entscheiden, ob andere Antiarrhythmika, z. B. β-Sympathikolytika (5 mg Metoprolol langsam i. v.), Flecainid (1 mg/kg langsam i. v.) oder Propafenon (1 mg/kg langsam i. v.) verabreicht werden. Unter stationären Bedingungen kommt eine sofortige Elektrotherapie (programmierte Stimulation, s. Abschn. 12.1.1; Kardioversion, s. Abschn. 12.1.2) in Betracht. Bei Therapierefraktärität gegenüber physikalischen und medikamentösen Maßnahmen ist in jedem Fall eine Elektrotherapie notwendig (Tab. 75).

Tabelle 75 Notfalltherapie bei tachykarden Arrhythmien

- Regelmäßige supraventrikuläre Tachykardie mit 1 : 1-Überleitung der Vorhoferregung auf die Kammer
  - Physikalische Maßnahmen
    Karotis-Sinus-Druck, Bulbus-Druck, Valsalva-Preßversuch
  - Medikamentöse Maßnahmen
    5 – 10 mg Verapamil i. v.
    0,6 mg Acetyldigoxin i. v.
    50 – 75 mg Ajmalin i. v.
    5 mg Metoprolol i. v.
    evtl. 1 mg/kg Flecainid i. v.
    1 mg/kg Propafenon i. v.
  - Elektrische Maßnahmen
    programmierte Vorhofstimulation
    Kardioversion

Eine Beschleunigung der Kammerfrequenz durch Gabe von Kalzium-Antagonisten ist selten und fast immer Ausdruck einer Präexzitation. In diesem Fall sind Maßnahmen zur Leitungsverlangsamung der akzessorischen Bahn (Ajmalin, Flecainid, Propafenon i. v.) zu ergreifen; abhängig von der Frequenz der Arrhythmie und der hämodynamischen Toleranz kann eine sofortige Kardioversion notwendig sein.

11.2 Vorhoftachykardien mit unregelmäßiger schneller Überleitung der Vorhoferregung auf die Kammer (Vorhoftachykardie mit Block, Vorhofflattern, Vorhofflimmern)

Die Notfalltherapie bei Vorhoftachykardie mit unregelmäßiger schneller AV-Überleitung der Erregung zielt auf eine Verlangsamung der AV-Überleitung und *nicht* auf die Wiederherstellung von Sinusrhythmus. Physikalische Maßnahmen (s. o.) haben *keinen* anhaltenden Erfolg. Mittel der Wahl ist Verapamil, welches in einer Dosierung von 5 – 10 mg langsam intravenös unter Kontrolle von EKG und Blutdruck verabreicht wird. In seltenen Fällen mit ventrikulärer Präexzitation kann sich als Folge dieser Maßnahme eine Beschleunigung der Überleitungsfrequenz ergeben. Bei bekannter Präexzitation ist daher zunächst Ajmalin (50 – 75 mg langsam i. v. unter Kontrolle von EKG und Blutdruck) zu verabreichen. Der leitungsverzögernde Effekt von Verapamil auf den AV-Knoten kann auch bei Akuttherapie durch gleichzeitige Gabe von Digitalis (0,6 mg Acetyldigoxin i. v.) verstärkt werden. Bei Refraktärität gegenüber den genannten Maßnahmen kommt der Einsatz von β-Sympathikolytika (5 mg Metoprolol langsam i. v.) in Betracht; dabei ist zu beachten, daß der gleichzeitige bzw. unmittelbar aufeinanderfolgende i. v.-Einsatz von β-Sympathikolytika und Kalzium-Antagonisten vom Typ des Verapamil als kontraindiziert gilt. Eine effektive Reduktion

Tabelle 76 Notfalltherapie bei tachykarden Arrhythmien

- Vorhoftachykardien mit unregelmäßiger schneller Vorhof-Kammer-Überleitung der Erregung
  - Medikamentöse Maßnahmen
5 – 10 mg Verapamil i. v.
0,6 mg Acetyldigoxin i. v.
50 – 75 mg Ajmalin i. v.
5 mg Metoprolol i. v.
eventuell:
50 – 75 mg Diprafenon i. v.
  - Elektrische Maßnahmen
programmierte Vorhofstimulation (nur Vorhoftachykardie, Vorhofflattern)
Kardioversion

der AV-Überleitungsquote kann auch durch das neue Klasse 1c-Antiarrhythmikum Diprafenon (1 mg/kg langsam i. v.) erreicht werden. Bei Versagen der medikamentösen Therapie und bedrohlicher klinischer Symptomatik ist eine Kardioversion notwendig (Tab. 76).

11.3 Ventrikuläre Tachykardien

In der Akuttherapie ventrikulärer Tachykardien ist zwischen primär guter und schlechter hämodynamischer Toleranz der Arrhythmie zu unterscheiden. In jedem Fall kann zunächst ein präkordialer Faustschlag versucht werden. Bei guter hämodynamischer Toleranz empfiehlt sich die i. v.-Gabe von Lokalanästhetika, insbesondere Lidocain (Dosierung s. Abschn. 9.1.3.2), Ajmalin (50 – 75 mg langsam i. v. unter EKG und Blutdruckkontrolle), bei fehlender Wirksamkeit Flecainid (1 mg/kg langsam i. v.) oder Propafenon (1 mg/kg langsam i. v.). Als Alternative kommt eine Beendigung der Tachykardie durch programmierte Kammerstimulation in Betracht. Bei unmittelbarer schwerer Kreislaufdepression muß sofort eine Elektrotherapie (Defibrillation) durchgeführt werden. Bei rezidivierenden ventrikulären Tachykardien kann in einem Teil der Fälle durch alleinige oder additive Gabe von Amiodaron (evtl. in Kombination mit Lidocain, Propafenon oder Diprafenon) als Infusion (Dosierung s. Abschn. 9.1.7.1) ein befriedigender Therapieeffekt erreicht werden. Bei ausreichender Ventrikelfunktion erweisen sich auch Sotalol bzw. eine Kombination von Lokalanästhetika mit β-Sympathikolytika oft als erfolgreich. Dies gilt insbesondere bei Patienten mit chronisch ischämischer Herzkrankheit. In jedem Fall ist ein Überschreiten empfohlener oberer Dosisgrenzen, besonders bei Lokalanästhetika, zu vermeiden, da vermehrt mit arrhythmogenen Effekten zu rechnen ist (Tab. 77).

Tabelle 77 Notfalltherapie bei tachykarden Arrhythmien

- Ventrikuläre Tachykardien
  - Physikalische Maßnahmen
    präkordialer Faustschlag
  - Medikamentöse Maßnahmen
    Lidocain i. v. (s. S. 90)
    50 – 75 mg Ajmalin i. v.
    1 mg/kg Flecainid i. v.
    1 mg/kg Propafenon i. v.
    eventuell:
    Amiodaron i. v. (additiv) (s. S. 122)
    Sotalol i. v.
    Diprafenon i. v.
  - Elektrische Maßnahmen
    programmierte Stimulation
    Defibrillation

11.4 Kammerflattern, Kammerflimmern

Bei Kammerflattern/Kammerflimmern ist die sofortige Defibrillation die einzige geeignete Behandlungsmaßnahme. Bei elektrisch instabilem Myokard mit rezidivierendem Kammerflimmern kommen prophylaktisch in erster Linie Amiodaron, Sotalol sowie Propafenon, aber auch die neuen Antiarrhythmika Barucainid und Diprafenon, in einem Teil der Fälle auch β-Sympathikolytika oder eine Kombination mit β-Sympathikolytika in Betracht. Die medikamentösen Therapiemaßnahmen müssen unter Umständen durch elektrische Behandlungsverfahren (automatischer implantierbarer Defibrillator, s. Abschn. 12.1.4) ergänzt werden. Die Auswahl eines geeigneten Behandlungsverfahrens kann nur individuell mit Dosisoptimierung und strenger Kontrolle der Effektivität der therapeutischen Maßnahmen erfolgen (Tab. 78).

Tabelle 78 Notfalltherapie bei tachykarden Arrhythmien

● Kammerflattern, Kammerflimmern
Defibrillation

Bei chronisch rezidivierendem Kammerflimmern
- medikamentöse Therapie (s. Text)
- automatischer implantierbarer Defibrillator (s. Abschn. 12.1.4)

11.5 Torsade-de-pointes-Kammertachykardie

Bei ventrikulären Arrhythmien vom Typ der „torsade de pointes" kann die Akuttherapie mit β-Sympathikolytika (z. B. 5 mg Metoprolol i. v.), außerdem mit Propafenon (1 mg/kg KG i. v.) sowie mit Diprafenon (1 mg/kg KG i. v.; s. Abschn. 9.1.5.2) erfolgen. Auch $Mg^{++}SO_4^{--}$-Infusionen können mit Erfolg eingesetzt werden. In einem Teil der Fälle wirkt sich eine Anhebung der Herzfrequenz durch kontinuierliche supraventrikuläre Stimulation oberhalb der Eigenfrequenz günstig aus (Tab. 79).

Tabelle 79 Notfalltherapie bei tachykarden Arrhythmien

Torsade-de-pointes-Kammertachykardie
- 5 mg Metoprolol i. v.
- 1 mg/kg Propranolol i. v.
- 1 mg/kg Diprafenon i. v.
- 1 mg/kg Propafenon i. v.

eventuell:
- Elektrostimulation zur Frequenzanhebung
- Defibrillation
- $Mg^{++}SO_4^{--}$-Infusion (Dosierung unter Kontrolle der Plasmaspiegel)

12 Elektrotherapie tachykarder Rhythmusstörungen

Für die Elektrotherapie tachykarder Rhythmusstörungen stehen Verfahren der programmierten Stimulation (s. Abschn. 6.2 u. Kapitel 16)), der Elektroschock (Kardioversion-Defibrillation) sowie Ablationsmethoden zur Verfügung. Die Anwendung dieser Verfahren kann akut und chronisch erfolgen.

12.1 Methoden

12.1.1 Programmierte Stimulation

Das Verfahren der programmierten Stimulation kann zur Terminierung *regelmäßiger* supraventrikulärer und ventrikulärer Tachykardien eingesetzt werden (Beispiel Abb. 25). Voraussetzung ist ferner eine gute hämodynamische Toleranz der Arrhythmie.

12.1.2 Kardioversion/Defibrillation

Die Terminierung tachykarder Rhythmusstörungen durch eine Gleichstrom-Kondensatorenentladung wird als Elektroschock bezeichnet. Der Elektroschock kann R-Zacken-getriggert („Kardioversion") oder ohne Triggerung („Defibrillation", Beispiel: Abb. 33) erfolgen. Bei erhaltenem Bewußtsein erfolgt die Abgabe des Elektroschocks üblicherweise in Kurznarkose, ausnahmsweise nach 10 – 20 mg Diazepam i. v. Der Stromstoß wird über Elektrodenplatten, die mit Elektrodenpaste versehen sind, über Spitze und Basis des Herzens appliziert. Geeignete Energien sind 100 – 400 Joule, gewöhnlich wird mit niedrigen Energiestufen begonnen. Bei elektiver Kardioversion ist eine Hypokaliämie zuvor auszugleichen, der Patient sollte nicht digitalisiert sein. Indikationen für die Kardioversion sind tachykarde regelmäßige und unregelmäßige supraventrikuläre Arrhythmien; die Defibrillation ist bei Kammertachykardien mit schlechter hämodynamischer Toleranz und bei Kammerflattern bzw. Kammerflimmern angezeigt. Als Komplikationen der Kardioversion/Defibrillation sind lokale Hautirritationen bis hin zu Verbrennungen, Muskelkontrakturen mit Anstieg der muskelspezifischen Enzyme, ferner die Auslösung von Arrhythmien einschließlich von Kammerflimmern, Induktion von Asystolien (besonders bei Sinusknotensyndrom) und arterielle Embolien anzuführen.

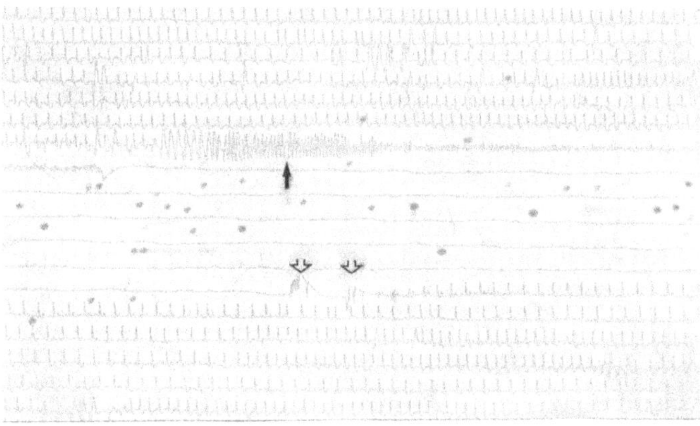

Abb. 33 Plötzlicher Herztod durch Kammerflimmern (⬆). Erfolgreiche Reanimation durch zweimaligen Elektroschock (⇩ ⇩) mit 400 Watt sec

12.1.3 Antitachykarder Schrittmacher

Die im Handel angebotenen Schrittmacher unterscheiden sich zum Teil erheblich hinsichtlich des Spektrums möglicher Stimulationsverfahren und ihrer Programmierbarkeit. Als Stimulationsmethoden kommen in erster Linie „Underdrive"- und „Overdrive Pacing", die kompetitive Stimulation, bei Vorhoftachykardien auch die atriale „Hochfrequenzstimulation" in Betracht. Bei atrialem bzw. ventrikulärem Overdrive-Pacing werden Vorhof bzw. Kammer über Sekunden bis Minuten unterhalb bzw. oberhalb der Spontanfrequenz der Tachykardie stimuliert. Bei kompetitiver Stimulation erfolgt die Beendigung der Tachykardie durch programmierte Einzelimpulsstimulation, die nach verschiedenen Modi appliziert werden (Einzelheiten s. [75, 91, 129]); bei der atrialen Hochfrequenzstimulation werden über Sekunden bis Minuten Stimulationsfrequenzen oberhalb der Eigenfrequenz bis maximal 800/min eingesetzt. Indikationen für automatisch arbeitende Systeme ergeben sich bei regelmäßigen supraventrikulären Tachykardien. Bei Vorhofflimmern ist die intraatriale Stimulation ineffektiv. Der Einsatz antitachykarder Schrittmacher kann auch bei ventrikulären Tachykardien mit guter hämodynamischer Toleranz angezeigt sein. Ingesamt kommt nur eine kleine Anzahl von Patienten in Betracht. In jedem Fall ist zuvor die medikamentöse Therapierefraktärität nachzuweisen. Weitere Voraussetzungen sind: hohes Risiko bzw. Unmöglichkeit eines kardiochirurgischen Eingriffs bzw. der Katheterablation, gute Reproduzierbarkeit der Induktions- bzw. Terminationsmodi der Arrhythmie ohne Auslösung von Flimmern, schließlich auch gute Kooperation des Patienten bzw. des versorgenden Regionalkrankenhauses.

Die Aktivierung des antitachykarden Schrittmachersystems kann automatisch oder durch den Patienten erfolgen. Bei Vorhoftachykardien kommt eine automatische Aktivierung in Betracht. Bei ventrikulären Tachykardien kann die Aktivierung im allgemeinen wegen der Gefahr der Akzelleration der Tachykardie unter Stimulation nicht automatisch erfolgen. Bei automatischer Aktivierung ist vielmehr eine zusätzliche back-up-Sicherung durch einen implantierten Defibrillator (s. u.) erforderlich. Dabei ist die Einführung kombinierter Systeme im Herbst 1988 vorgesehen.

12.1.4 Automatischer implantierbarer Kardioverter-Defibrillator (AICD)

Der automatische implantierbare Kardioverter-Defibrillator [92] besteht aus einem Impulsgenerator und einem zweifachen Elektrodensystem, über welches die elektrische Aktivität des Herzens kontinuierlich überwacht wird. Bei epikardialer bzw. perikardialer Plazierung großflächiger Elektroden ist eine Unterbrechung tachykarder Kammerarrhythmien bereits mit geringen Energien möglich, so daß Kammerflattern und Kammerflimmern über eines der Elektrodenpaare beendet werden können. Die Abgabe des Defibrillationsimpulses kann mit einem back-up-System zur antibradykarden Stimulation des Herzens gekoppelt werden.

Im Falle einer Kammertachykardie werden die Defibrillationsimpulse R-Wellen-synchron abgegeben. Mit Hilfe eines Magneten kann der Impulsgenerator aktiviert und inaktiviert werden.

Die Registrierung des EKG erfolgt über myokardiale Schraubelektroden. Bei Auftreten von Kammerflattern bzw. Kammerflimmern wird innerhalb weniger Sekunden ein Elektroschock von 25 J abgegeben, bei Ineffektivität kann die Defibrillation bis zu 3 mal im Abstand von jeweils ca. 20 s wiederholt werden. Die Energiereserve ermöglicht ca. 200 Defibrillationen; der Energiespeicher kann telemetrisch analysiert werden. Die Implantation der Elektroden erfordert eine mediane Sterniotomie und eine Perikarderöffnung. Neben der medianen Sterniotomie können unter Umständen auch der subxyphoidale bzw. der subkostale Zugang gewählt werden. Die postoperative Funktionskontrolle erfolgt nichtinvasiv mit einem batteriebetriebenen Testgerät (AICD-Check) im Abstand von 2–3 Monaten.

Indikationen zur Implantation eines automatischen Defibrillators sind bei Patienten mit medikamentös nicht einstellbaren ventrikulären Tachykardien auf dem Boden einer schwer gestörten linksventrikulären Funktion bei schwerwiegender klinischer Symptomatik gegeben, ferner bei Patienten, die bei elektrisch instabilem Myokard rezidivierend Kammerflattern, „torsade-de-pointes"-Arrhythmien oder Kammerflimmern entwickeln. Dabei sollten die Arrhythmieereignisse außerhalb eines akuten Myokardinfarktes eingetreten sein.

Die Implantation eines automatischen Defibrillators kann zum gegenwärtigen Zeitpunkt nur nach strengen Kriterien erfolgen, da methodische und technische Probleme (z. B. der Arrhythmieerkennung) nicht endgültig gelöst sind. Bei zunehmender technischer Perfektionierung, größerer Lebensdauer der Batterie und günstigerem Preis ist in Zukunft mit einer Ausweitung der Indikationen zu rechnen. Erste Langzeitergebnisse weisen eine dramatische Verbesserung der Überlebensprognose nach.

12.1.5 Ablationsverfahren

Bei der Therapie von Rhythmusstörungen mittels Ablation von Erregungsbildungs- bzw. -leitungsstrukturen kommen elektrische und chirurgische Methoden in Betracht. Bei den elektrischen Verfahren sind die DC-Elektroschock-Ablation, die Hochfrequenzablation und die Laser-Photo-Ablation zu unterscheiden.

12.1.5.1 Ablation durch Elektroschock, Applikation der Stromimpulse über Elektrodenkatheter

Das Verfahren ist bisher beim Menschen zur Ablation des His-Bündels, akzessorischer Leitungsbahnen bei Präexzitationssyndromen und „arrhythmogener" ventrikulärer Strukturen eingesetzt worden. Nach den bisherigen Erfahrungen ist der Einsatz dieser Methode bei supraventrikulären Tachyarrhythmien und medikamentös refraktärer schneller Vorhof-Kammer-Überleitung mit dem Ziel der Ablation des His-Bündels [92] und in einzelnen Fällen mit ventrikulären Tachykardien angezeigt. Bei der His-Bündel Ablation werden über einen am His-Bündel plazierten Elektrodenkatheter Gleichstromentladungen bis 400 J appliziert, die zu einer lokalen Nekrose führen. Voraussetzung für den Einsatz dieses Verfahrens ist eine elektrophysiologische Diagnostik mit Lokalisation des His-Bündels und exakter Analyse der atrioventrikulären Überleitung einschließlich des Nachweises bzw. Ausschlusses akzessorischer atrioventrikulärer Leitungsbahnen. Der Stromfluß erfolgt zwischen der endständigen Elektrode des Katheters, welche mit dem kathodalen Ausgang des Defibrillators verbunden ist, und einer großflächigen „anodalen" Rückenelektrode. Die Kondensatorentladung wird R-Zacken-getriggert. Der Eingriff wird in Kurznarkose durchgeführt. Nach erfolgreicher Unterbrechung des His-Bündels ist wegen der anschließenden kompletten AV-Leitungsblockierung eine permanente Ventrikelstimulation des Myokards, eventuell eine chronische AV-sequentielle Stimulation erforderlich.

Bei der His-Bündel Ablation mittels Elektroschocktherapie über Elektrodenkatheter können schwerwiegende Komplikationen (akute Herzinsuffizienz, Herzmuskelnekrose, lebensbedrohliche Arrhythmien, plötzliche Todesfälle, Blutungen usw.) auftreten. Nachteilig ist auch die Notwendigkeit einer chronischen Schrittmacherstimulation bei totalem AV-Block. Eine strenge Indikationsstellung ist dementsprechend erforderlich. Bei konsequenter Nutzung aller medikamentöser

Therapieverfahren einschließlich neu entwickelter, noch nicht im Handel befindlicher Präparate und Kombinationen (s. Kapitel 9) ist dies nur in Einzelfällen gegeben.

Die klinische Anwendung der Elektroschock-Ablationsverfahren bei akzessorischen Leitungsbündeln ist dagegen zumindest bei linksatrialen Bypässen abzulehnen, da schwerwiegende, auch lebensbedrohliche Komplikationen bei Anwendung dieser Verfahren wiederholt aufgetreten sind. Möglicherweise ist hier durch die Weiterentwicklung der Hochfrequenzstrom-Ablationstechnik ein therapeutischer Fortschritt zu erzielen. Die Ablation ventrikulärer arrhythmogener Strukturen kann im Einzelfall versucht werden. In Narkose werden rechts- bzw. linksventrikuläre „Mappingkatheter", zusätzlich ein His-Bündelkatheter plaziert. Während der induzierten Tachykardie erfolgt das Mapping beider Ventrikel mit dem Ziel, den Ort der frühesten endokardialen Erregung zu identifizieren. Die Applikation des Elektroschocks erfolgt über die distale, dem Endokard als Kathode anliegende Elektrode. Als Anode dient eine Flächenelektrode im Rücken. Das Verfahren der Ablation ventrikulärer arrhythmogener Strukturen befindet sich zur Zeit noch in einem experimentellen Stadium. Auch hierbei können schwerwiegende Komplikationen (z. B. Ventrikelruptur) auftreten. Die Indikation ist dementsprechend streng zu stellen. Ein Erfolg ist in weniger als 50% der Fälle zu erwarten.

12.1.5.2 Hochfrequenzablation, Laser-Photoablation

Die Verfahren der Hochfrequenzablation bzw. Laser-Photo-Ablation werden zur Zeit experimentell erprobt und standardisiert. Ein möglicher Schwerpunkt der Hochfrequenzablation scheint dabei die Unterbrechung von akzessorischen Leitungsbündeln bei Präexzitation darzustellen. Aus den experimentellen Befunden zur Laser-Photo-Ablation kann bisher nicht abgeleitet werden, wann und unter welchen Indikationen diese Methode für klinische Zwecke verfügbar sein wird.

12.1.5.3 Chirurgische Ablation von pathologischen Erregungsbildungs- bzw. Leitungsstrukturen

Für die chirurgische Ablation von Myokardarealen mit pathologischen Erregungsbildungs- bzw. Erregungsleitungsstörungen [74, 128] (Einzelheiten der Methodik, s. Abschn. 12.1.5.3) gibt es zur Zeit folgende Indikationen:

1. Ablation akzessorischer Leitungsbahnen bei Präexzitationssyndromen:
   Die chirurgische Ablation akzessorischer Leitungsbahnen kommt bei Patienten mit medikamentös refraktären supraventrikulären Tachyarrhythmien (s. Abschn. 10.4; 14.12) und schwerwiegender klinischer Symptomatik in Betracht; eine derartige Behandlung kann auch unabhängig vom Ergebnis der medikamentösen Therapie, z. B. bei behandlungspflichtigen Tachyarrhythmien bei

jugendlichen Patienten erwogen werden. Voraussetzung für die chirurgische Intervention ist eine elektrophysiologische Diagnostik mit exakter Lokalisation der Entstehungs- und Ausbreitungswege der Arrhythmie und der akzessorischen Leitungsbahn(en). Die Erfolgsquote wird mit ca. 70% angegeben.

2. Ablation von Entstehungs- und Ausbreitungsgebieten ventrikulärer Tachykardien:
Eine chirurgische Ablation der Entstehungs- und Ausbreitungsgebiete ventrikulärer Tachykardien ist bei Patienten mit medikamentös refraktärer Arrhythmie und schwerwiegender klinischer Symptomatik bzw. ungünstiger Prognose indiziert. Voraussetzung ist eine noch ausreichend gute muskuläre Myokardfunktion, so daß das Operationsrisiko vertretbar ist. Die perioperative Mortalität wird mit ca. 5 – 10% angegeben. Als operative Verfahren kommen in geeigneten Fällen eine Aneurysmektomie, außerdem endokardiale Inzisions- bzw. Resektionsmaßnahmen („endomyokardiale Zirkumzision") in Betracht. Auch bei chirurgischer Ablation ist eine exakte elektrophysiologische Lokalisations-Diagnostik (prä- und intraoperativ) unbedingte Voraussetzung für eine gezielte Behandlung.

Herztransplantation

Rezidivierende, lebensbedrohliche, medikamentös nicht einstellbare Tachyarrhythmien können in Einzelfällen für die Entscheidung zur Herztransplantation ausschlaggebend werden. In diesen Fällen ist eine schwerwiegende strukturelle Erkrankung des Herzens mit/ohne fortgeschrittener koronarer Erkrankung als weitere Voraussetzung zu fordern.

12.2 Akuttherapie

12.2.1 Supraventrikuläre Tachyarrhythmien

Programmierte Stimulation

Eine programmierte Stimulation zur *Akut*terminierung supraventrikulärer Tachyarrhythmien ist angezeigt

a) bei supraventrikulären Reentry-Tachykardien mit regelmäßiger 1 : 1 Überleitung der Vorhoferregung auf die Kammern:
   - Sinusknoten-Reentry-Tachykardie (sehr selten notwendig),
   - AV-Knoten-Reentry-Tachykardie,
   - Atrioventrikuläre-Reentry-Tachykardie.
b) bei intraatrialer Reentry-Tachykardien mit *regelmäßiger* Vorhofaktion:
   - Vorhoftachykardie mit wechselnder AV-Blockierung,
   - Vorhofflattern.

Die Indikation kann bei medikamentös therapierefraktärer Arrhythmie oder primär als Alternative zur medikamentösen Therapie gegeben sein.

Kardioversion

Eine Kardioversion zur *Akut*terminierung supraventrikulärer Tachyarrhythmien ist indiziert

a) bei supraventrikulären Tachyarrhythmien mit schlechter hämodynamischer Toleranz;
b) bei supraventrikulären Tachyarrhythmien und medikamentös refraktärer schneller AV-Überleitung der Vorhoferregung auf die Kammer.

12.2.2 Ventrikuläre Tachyarrhythmien

Programmierte Stimulation

Eine programmierte Stimulation zur *Akut*terminierung ventrikulärer Tachyarrhythmien ist angezeigt:

a) bei Idioventrikularrhythmen, falls erforderlich (s. Abschn. 3.3.2);
b) bei ventrikulären Tachykardien mit guter hämodynamischer Toleranz.

Die Indikation kann bei medikamentös therapierefraktärer Arrhythmie oder primär als Alternative zur medikamentösen Therapie gegeben sein.

Defibrillation

Eine Defibrillation zur Akutterminierung ventrikulärer Tachyarrhythmien ist indiziert

a) bei ventrikulären Tachykardien mit schlechter hämodynamischer Toleranz;
b) bei Kammerflattern und Kammerflimmern.

12.3 Chronische Therapie

12.3.1 Supraventrikuläre Tachyarrhythmien

Elektrostimulation

Für die chronische Elektrostimulation mittels implantierbarer Stimulationssysteme bei supraventrikulären tachykarden Arrhythmien gibt es zur Zeit nur wenige Indikationen. Sie kommt generell *nur* bei regelmäßigen supraventrikulären Tachykardien, bevorzugt bei Vorliegen einer AV-Knoten-Reentry-Tachykardie bzw. einer atrioventrikulären Reentry-Tachykardie in Betracht. Voraussetzungen hierfür sind:

1. Refraktärität gegenüber medikamentösen Maßnahmen nach strengen Kriterien (s. medikamentöse Therapie, Abschn. 10.3; 10.4; 14.12);
2. schwerwiegende klinische Symptomatik mit zwingender Behandlungsindikation;
3. Nachweis eines zuverlässigen und reproduzierbaren Terminationsmodus, dokumentiert durch eine entsprechende elektrophysiologische Diagnostik.

Von verschiedenen Untersuchern wurde demonstriert, daß bei medikamentös therapierefraktären Patienten mit schwerwiegender klinischer Symptomatik durch Einsatz derartiger Stimulationssysteme eine signifikante Verminderung der Häufigkeit stationärer Krankenhausbehandlungen bzw. von Notfallsituationen erreicht werden kann. Bei der Indikationsstellung müssen schrittmacherbedingte Komplikationen, vor allem aber spontane Änderungen der Auslöse- und Terminierungsbedingungen der Arrhythmie im Zeitverlauf der Erkrankung sowie abhängig von autonomen Faktoren und körperlicher Belastung, schließlich die Auslösung von Rhythmusstörungen durch die Stimulation selbst mitberücksichtigt werden. Im Einzelfall müssen elektrische bzw. chirurgische Ablationsverfahren (s. u.) differentialtherapeutisch erwogen werden.

Ablation

Eine Indikation zur Elektroschockablation ist nur mit dem Ziel der His-Bündel-Ablation bei schneller, medikamentös nicht beeinflußbarer AV-Knoten-Überleitung der Vorhoferregung auf die Kammern gegeben. Eine derartige Indikation besteht bei konsequenter Ausnutzung der medikamentösen Therapie nur selten. Bei supraventrikulären Tachyarrhythmien mit Präexzitation kommen eventuell eine Hochfrequenzablation der akzessorischen Bahn, alternativ chirurgische Verfahren in Betracht. Voraussetzungen sind:

1. schwerwiegende klinische Symptomatik; hohe Leitungsgeschwindigkeit und kurze Refraktärzeit der akzessorischen Bahn;
2. medikamentös nicht einstellbare Rhythmusstörungen.

Bei jüngeren Patienten kann die Indikation auch unabhängig von dem Ergebnis der medikamentösen Therapie unter dem Aspekt der Vermeidung einer Langzeittherapie mit Antiarrhythmika gegeben sein.

12.3.2 Ventrikuläre Tachyarrhythmien

Chronische antitachykarde Stimulation

Mit dem Einsatz von antitachykarden Stimulationssystemen bei ventrikulären Tachykardien liegen größere Erfahrungen vor. Eine antitachykarde Elektrostimulation ist angezeigt bei medikamentös intraktablen lebensbedrohenden ventrikulären Tachykardien bei schlechter Ventrikelfunktion, so daß eine chirurgische Therapie zu risikoreich erscheint. Da eine Akzelleration der Tachykardie unter programmierter Stimulation auftreten kann, ist zusätzlich die Implantation eines automatisch arbeitenden Kardioverter-Defibrillators (s. u.) erforderlich.

In der Koordination von antitachykardem ventrikulärem Stimulator und automatischem Kardioverter-Defibrillator bestehen zur Zeit noch technische und methodische Probleme. Im Herbst 1988 wird ein Kombinationsgerät verfügbar sein, so daß die Indikation zum Einsatz derartiger Systeme großzügiger gestellt werden kann. Weitere Schwierigkeiten resultieren aus elektrodenbedingten Komplikationen, spontanen Änderungen der Auslöse- und Terminierungsbedingungen der Arrhythmie im Zeitverlauf der Erkrankung und aus Änderungen des Stimulationsmodus in Abhängigkeit von autonomen Faktoren.

Automatischer implantierbarer Kardioverter-Defibrillator (AICD)

Die Implantation eines automatischen Kardioverter-Defibrillators ist indiziert

a) als back-up System für den automatisch arbeitenden antitachykarden Kammer-Schrittmacher;
b) bei elektrisch instabilem Myokard mit rezidivierendem Kammerflattern bzw. Kammerflimmern,
c) bei medikamentös nicht einstellbaren hochfrequenten Kammertachykardien mit primär schlechter hämodynamischer Toleranz.

Der automatische Kardioverter-Defibrillator gilt als Therapieverfahren der zweiten Wahl, wenn durch kardiochirurgische Maßnahmen bei vertretbarem Operationsrisiko eine Beseitigung der Arrhythmie erreicht werden kann.

Ablation

Eine Elektroschock-Ablation kommt nur in Einzelfällen in Betracht (s. o.). Methode der Wahl ist die kardiochirurgische Intervention (endokardiale zirkuläre Ventrikelinzision) nach Analyse „arrhythmogener Myokardbezirke“ durch elektrophysiologisches Mapping. Die Erfolgsrate liegt bei 80 – 90%, die Operationsletalität beträgt ca. 5 – 10%. Indikationen sind bei medikamentös refraktären ventrikulären Tachykardien und noch ausreichender linksventrikulärer Funktion gegeben.

13 Therapie der Bradykardien

13.1 Medikamentöse Therapie

Für die medikamentöse Therapie von bradykarden Rhythmusstörungen stehen Parasympathikolytika und Sympathomimetika zur Verfügung.

13.1.1 Parasympathikolytika

Parasympathikolytika [19] können intravenös (Atropin, Ipratropiumbromid), teilweise auch peroral (Ipratropiumbromid) eingesetzt werden. Der Wirkungseintritt erfolgt bei intravenöser Applikation im allgemeinen innerhalb 30 Sekunden, das Maximum der Wirkung wird nach 3 – 5 Minuten erreicht. Bei der oralen Therapie (Ipratropiumbromid) werden 3 × 10 bzw. 3 × 15 mg/24 h in achtstündigen Intervallen verabreicht. Ipratropiumbromid wird zu ca. 30% resorbiert und zu ca. 50 – 70% metabolisiert. Die kumulative renale Ausscheidung beträgt nach peroraler Gabe ca. 10%, nach i. v.-Injektion 70%; entsprechend werden mit den Faeces ca. 90% nach oraler und ca. 5 – 10% nach intravenöser Anwendung ausgeschieden.

Der Einsatz von Atropin i. v. und seinen Derivaten ist bei allen akut bzw. intermittierend auftretenden Bradykardien mit klinischer Symptomatik indiziert. Therapeutische Dosen liegen zwischen 0,4 und 2,0 mg pro Einzelinjektion. Die Wirkdauer beträgt ca. 1 Stunde. Ipratropiumbromid wird in einer Dosierung von 0,5 – 1,0 mg eingesetzt. Dabei ist mit Ipratropiumbromid bei gleicher Dosis ein ungefähr doppelt so ausgeprägter und deutlich länger anhaltender Frequenzanstieg zu erreichen (Wirkdauer 2 – 4 Stunden). Die „Wirkstärke" ist allerdings individuell – abhängig von der jeweiligen Ursache der Bradykardie – außerordentlich unterschiedlich. Im Einzelfall kann der Anstieg der Herzfrequenz vollständig fehlen; selten werden paradoxe Reaktionen mit Abnahme der Sinusfrequenz beobachtet.

Bei Bradykardien infolge akuten Myokardinfarktes ist der Einsatz von Parasympathikolytika differenziert zu betrachten. In jedem Fall besteht eine Indikation bei Hinterwandinfarkt. Bei Vorderwandinfarkten ist dagegen auf Gabe von Parasympathikolytika zu verzichten, da Bradykardien und AV-Blockierungen in diesen Fällen oft eine Progredienz zu schwerwiegenden, akut lebensbedrohenden Leitungsblockierungen aufweisen (s. Abschn. 14.10).

Eine p. o.-Behandlung chronischer Bradykardien mit Vagolytika ist nur selten indiziert. Einsatzmöglichkeiten können gegeben sein, wenn bei *nicht* schwerwiegendem klinischen Beschwerdebild eine Verbesserung der myokardialen Leistungsfähigkeit in Ruhe und/oder unter Belastung durch mäßige Frequenzsteigerung erreicht werden kann. Weitere Indikationen sind passagere Bradykardien, z. B. bei Hirndrucksteigerung, perioperativ usw. Einschränkungen der Anwendbarkeit bei Langzeittherapie ergeben sich aus den zum Teil erheblichen systemischen Nebenwirkungen der Vagolyse. Besteht eine schwerwiegende klinische Symptomatik (z. B. Präsynkopen, Synkopen), so ist der chronische Einsatz von Vagolytika abzulehnen, da eine konstante 24-Stunden-Prophylaxe intermittierender Asystolien hierdurch nicht gewährleistet werden kann.

13.1.2 Sympathomimetika

Zur Anhebung der Herzfrequenz bei Bradykardie können Adrenalin, Isoprenalin und Orciprenalin eingesetzt werden. Noradrenalin kommt nicht in Betracht, da der positiv chronotrope Effekt dieser Substanz durch vagale Pressorezeptoren-Reflexe (Stimulation der Alpha-Rezeptoren) antagonisiert wird.

Adrenalin, Isoprenalin und Orciprenalin müssen als stark verdünnte i. v.-Lösungen (1 : 1000, initiale Dosis 1 – 2 mg/kg min) angewandt werden. Eine exakte Dosierungsanweisung kann nicht gegeben werden, da der Anstieg der Frequenz individuell sehr unterschiedlich ist. Zur Akutapplikation kann Orciprenalin i. v. in einer Dosis von 0,5 – 1,0 mg eingesetzt werden, für eine Dauerinfusion kommen Dosen von ca. 5 – 50 mcg/min in Betracht.

Die Nebenwirkungen der Therapie mit Orciprenalin und anderen Substanzen dieser Stoffklasse entsprechen der Sympathikusaktivierung. Als Antidot sind β-Sympathikolytika einzusetzen. Eine Therapie mit Oxyfedrin und Glucagon ist als obsolet zu betrachten.

Alle drei Substanzen bewirken eine Beschleunigung der Automatie des Sinus-Knotens, gleichzeitig wird auch die heterotope Automatie gesteigert. Die Applikation der Sympathomimetika hat darüberhinaus wesentliche hämodynamische Auswirkungen (Anstieg von Kontraktilität, Herzzeitvolumen, Sauerstoffverbrauch des Herzens usw.). Bei akuter Anwendung ist daher vermehrt mit unerwünschten Wirkungen (arrhythmogene Effekte, Ischämie bei Koronarerkrankungen, Blutdruckänderungen) zu rechnen. Der orale Einsatz dieser Pharmaka für eine chronische Frequenzanhebung kann nicht empfohlen werden. Die Wirkung von oral verabreichtem Orciprenalin ist nach ca. 3 Stunden weitgehend abgeklungen, so daß eine effektive Frequenzanhebung über 24 Stunden, wie sie bei schwerwiegender klinischer Symptomatik zu fordern ist, nicht sichergestellt werden kann. Dies gilt auch für Depot-Präparate.

13.2 Elektrotherapie-Akutbehandlung

13.2.1 Akutbehandlung – temporäre Schrittmacherstimulation

Bei akuten, medikamentös refraktären Bradykardien ist die Elektrostimulation des Herzens Therapie der Wahl. Die Behandlung kann endokardial-ventrikulär über Einschwemm-Stimulationssonden, im Notfall auch transdermal (Abb. 34) über großflächige Elektroden (Ø 95 – 135 cm^2), die in Herzhöhe auf dem Thorax fixiert sind, erfolgen. Die transdermale nicht-invasive Stimulation ist vor allem für Notfallsituationen außerhalb intensivmedizinischer Versorgung wegen ihrer einfachen, raschen und komplikationslosen Handhabung von Bedeutung. Die erforderlichen großflächigen Elektroden und Stimulatoren sind handelsüblich (NTP Zoll, Trans pace, Pace 500 [91, 139]). Der Impulsgenerator ist batteriebetrieben und enthält einen integrierten EKG-Monitor und eine EKG-Registriereinheit. Die Impulsamplitude kann zwischen 0 – 140 mA eingestellt werden. Die durchschnittlich erforderliche Stromstärke liegt mit ca. 70 mA im allgemeinen unter der Schmerzschwelle von ca. 80 mA. Die temporäre perkutane Schrittmacherstimulation kann auch zur antitachykarden Akuttherapie supraventrikulärer und ventrikulärer Tachykardien eingesetzt werden [103].

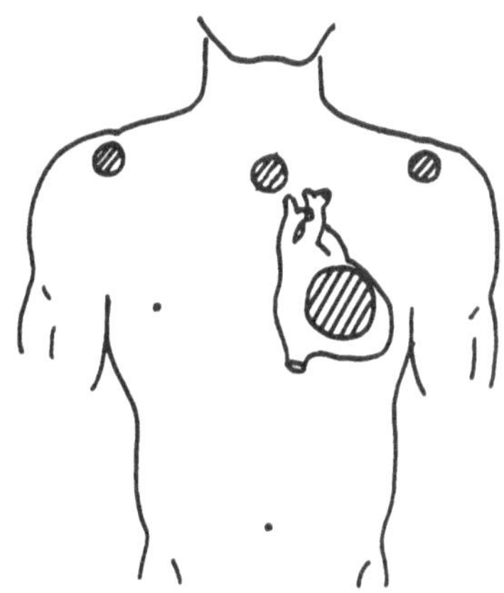

Abb. 34 Transdermale Elektrostimulation
Großflächige Elektrode im Bereich der Thoraxhinterwand, kleinere Elektrode im Herzbereich – Thoraxvorderwand. Stimulation mit ca. 70 mA im allgemeinen effektiv

13.2.2 Chronische Behandlung – Schrittmacherimplantation

13.2.2.1 Indikationen

Indikationen zur chronischen Elektrostimulation des Herzens mittels implantierter Schrittmacheraggregate [2, 6, 11, 44, 91, 94, 111] ergeben sich unter folgenden Aspekten:

1. Nachweis einer pathologischen Bradykardie (als Folge intermittierender oder permanenter Erregungsbildungs- und/oder -leitungsstörungen) bei gleichzeitiger behandlungsbedürftiger klinischer Symptomatik (z. B. Schwindelzustände, Synkopen, Herzinsuffizienz als Folge von Bradykardie usw.);
2. Auftreten von Bradykardien im Wechsel mit Tachykardien („Bradykardie-Tachykardie-Syndrom") mit klinischer Symptomatik und Verstärkung der bradykarden Phasen unter notwendiger antitachykarder antiarrhythmischer Therapie;
3. Nachweis schwerwiegender chronischer oder intermittierend auftretender Leitungsstörungen mit ungünstiger Prognose. Als Beispiel hierfür sind intra- bzw. infrahisische Leitungsblockierungen und ausgedehnte Leitungsstörungen in mehreren Abschnitten des spezifischen Leitungssystems (z. B. AV-Blockierungen in Verbindung mit bifaszikulären Blockierungen) anzuführen. Eine Schrittmacherindikation kann in diesen Fällen auch bei asymptomatischen Patienten gegeben sein.
4. Nachweis eines fehlenden bzw. unzureichenden Anstiegs der Herzfrequenz unter Belastung bei ausreichender Ruhefrequenz.

Die Mehrzahl der klinischen Indikationen zur permanenten Schrittmacherimplantation entspricht Absatz 1 und 2. Eine Indikation zur Schrittmacherimplantation allein aufgrund von Leitungsstörungen ohne klinische Symptomatik (Absatz 3) ist selten gegeben. Die Entscheidung ist im Einzelfall unter Berücksichtigung zusätzlicher Befunde (z. B. His-Bündel-EKG) zu treffen. Die vierte Indikation hat sich aus der Neuentwicklung sogenannter frequenzadaptiver Systeme ergeben [2, 150].

Zur Frage der Indikationen zur Elektrostimulation bei akutem Myokardinfarkt siehe Abschn. 14.10.

13.2.2.2 Nomenklatur der Schrittmacheraggregate

Die Nomenklatur der Schrittmacheraggregate erfolgt nach folgendem Buchstabencode:

1. Position: Stimulationsort: A = Vorhof (Atrium), V = Kammer (Ventrikel), D = sequentiell (Vorhof und Kammer);
2. Position: Detektionsort: A = Vorhof (Atrium), V = Kammer (Ventrikel); D = Vorhof und Kammer;
3. Position: Betriebsort: I = Inhibition, T = Triggerung, D = R-Wellen inhibiert, P-Wellen getriggert auf Ventrikelebene, P-Wellen inhibiert auf Vorhofebene,
4. Position: Programmierbarkeit: P = 1–2 Funktionen programmierbar, M = multiprogrammierbar, O = nicht programmierbar,

5. Position: Antitachykardiefunktion: O = keine, B = burst, S = Scanning (Stimulation mit progressivem Kopplungsintervall) E = externe Triggerung.

Für die therapeutische Elektrostimulation bei Bradykardien haben in erster Linie die folgenden Stimulationsarten Bedeutung:

AAI-Stimulation

Bei AAI-Stimulation wird der Vorhof bei Unterschreiten der Interventionsfrequenz stimuliert. Vorhofeigenaktionen inhibieren den Schrittmacher (Abb. 35). Der hämodynamische Vorteil einer Vorhof-synchronen Stimulation ist um so größer, je besser die Ventrikelfunktion ist (Abb. 36). Ein weiterer Vorteil besteht in der Prophylaxe von Vorhofflimmern. Bei schwerer Ventrikelfunktionsstörung mit hohen Ruhe-Füllungsdrucken ist der hämodynamische Gewinn dagegen gering.

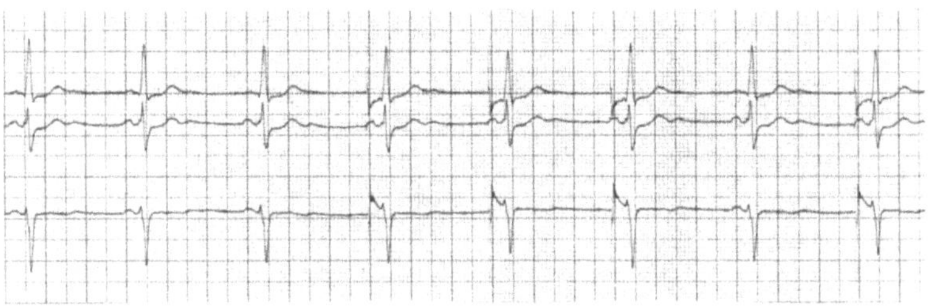

Abb. 35 AAI-Stimulation. Inhibition der Stimulation bei normfrequentem Sinusrhythmus

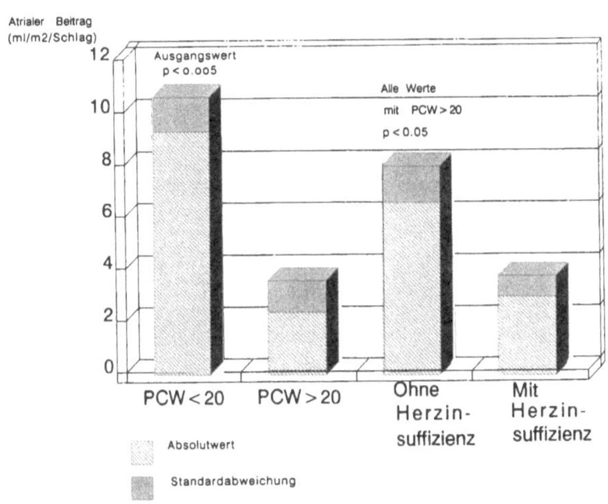

Abb. 36 Beitrag der Vorhofaktion zur Auswurfleistung des Herzens in Abhängigkeit von der Ventrikelfunktion (nach [45])

Indikationen zur Anwendung eines AAI-Schrittmachersystems sind selten gegeben und im wesentlichen auf solche Patienten beschränkt, die bei guter bzw. noch ausreichender linksventrikulären Funktion und regelrechter AV-Überleitung in Ruhe und unter Belastung (unter Vorhofstimulation mindestens bis Frequenz 130/min) eine isolierte bzw. intermittierend auftretende Sinusknotenfunktionsstörung aufweisen (Tab. 80). Häufiges Auftreten von Vorhofflimmern bzw. anderen supraventrikulären Tachyarrhythmien sollte ausgeschlossen sein. Der Anwendungsbereich ist vor allem gegenüber DDD-Systemen (s. u., mit/ohne Frequenzadaptation) abzugrenzen.

Tabelle 80 Indikationen zur AAI-, VVI- und DDD-Stimulation sowie zum Einsatz frequenzadaptiver Systeme

1. AAI-Stimulation
   - *Isolierte*, permanente oder intermittierende Sinusknotenfunktionsstörungen (Sinusbradykardie, Sinusarrest, sinuatriale Blockierung) bei *intakter* AV-Überleitung in Ruhe und unter Belastung
2. VVI-Stimulation
   - Karotis-Sinussyndrom
   - selten auftretende passagere AV-Blockierungen
   - Bradyarrhythmien bei Vorhoftachykardie, Vorhofflattern, Vorhofflimmern
   - Bradykardien bei großen, hämodynamisch insuffizienten Vorhöfen
3. DDD-Stimulation
   - AV-Blockierungen mit/ohne Sinusknotenfunktionsstörungen
   - Schrittmachersyndrom
4. Frequenzadaptive Stimulation
   - bei inadäquatem oder fehlendem Anstieg der Herzfrequenz unter Belastung. Kombination mit DDD oder VVI

VVI-Stimulation

Bei VVI-Stimulation wird der elektrische Stimulus bei Unterschreiten einer Grenzfrequenz im rechten Ventrikel abgegeben; ventrikuläre Eigenaktionen (bei Sinusrhythmus, als Ektopien, im Verlaufe ventrikulärer Rhythmen) inhibieren die Schrittmacherfunktion (Abb. 37).

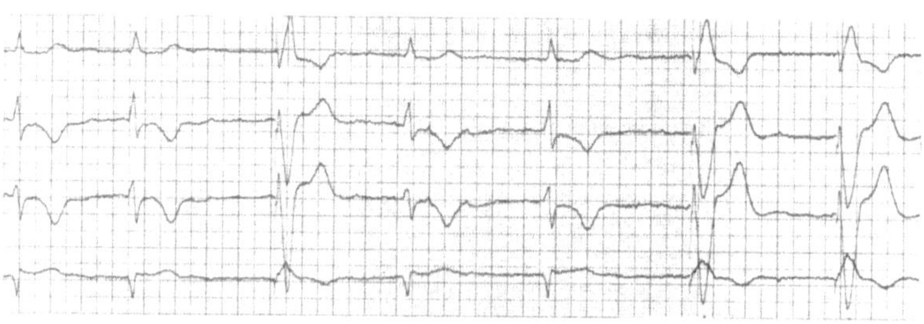

Abb. 37 VVI-Stimulation. Inhibition der Stimulation bei bradykardem Vorhofflimmern

VVI-Schrittmacher sind immer dann indiziert, wenn eine physiologische „sequentielle“ Stimulation des Herzens nicht möglich ist oder für den Patienten nicht vorteilhaft erscheint. Dies gilt für Patienten mit schwerwiegenden, chronischen bzw. häufig rezidivierenden supraventrikulären Arrhythmien. Eine weitere Gruppe stellen solche Patienten dar, bei denen die Schrittmacherfunktion nur selten benötigt wird (z.B. bei Karotis-Sinus-Syndrom, s. Abschn. 14.6; bei nur gelegentlich auftretenden, höhergradigen sinuatrialen bzw. atrioventrikulären Blokkierungen usw.). Schließlich stellt eine VVI-Stimulation bei solchen Patienten das Verfahren der Wahl dar, bei denen eine wesentliche Vergrößerung und Funktionseinschränkung der Vorhöfe vorliegt. Im Einzelfall ist zu entscheiden, ob eine frequenz-adaptive Stimulation von Vorteil ist (s. u.).

DDD-Stimulation (AV-sequentielle Stimulation)

Bei DDD-Stimulation werden Vorhof und Kammer mit einem programmierbaren AV-Intervall sequentiell stimuliert. Bei Vorhofeigenaktionen wird der atriale Impuls unterdrückt, während der ventrikuläre Stimulus getriggert wird. Durch Kammereigenaktionen wird der ventrikuläre Impuls inhibiert (Abb. 38). Spezielle Schaltungen und eine Begrenzung der getriggerten Kammerschlagfolge nach oben gewährleisten, daß bei Rhythmusstörungen unerwünschte Stimulationseffekte wie Impulsapplikation während der vulnerablen Phase der Herzaktion und Induktion pathologisch erhöhter Kammerfrequenzen vermieden werden. Die DDD-Stimulation ermöglicht eine weitgehend physiologische Stimulation des Herzens in Ruhe und unter Belastung. Sie kann dementsprechend für alle solche Patienten empfohlen werden, bei denen eine AV-sequentielle Stimulation möglich ist (= Patienten ohne schwerwiegende chronische bzw. häufig rezidivierende Vorhofrhythmusstörungen) *und* bei denen aus der sequentiellen Stimulation ein hämodynamischer Vorteil gegenüber der ausschließlich ventrikulären Impulsabgabe zu erwarten ist (s. o.) (Abb. 39). Eine praktisch wichtige Indikation ergibt sich darüber hinaus bei Patienten mit retrograder ventrikuloatrialer Leitung, die nicht selten die Basis für ein sogenanntes „Schrittmachersyndrom“ (s. Abschn. 13.2.2.8) darstellt. In ausgewählten Fällen kann auch beim Bradykardie-Tachykardie-Syndrom eine Prophylaxe tachykarder Episoden erst durch zusätzliche atriale Stimulation gegeben sein.

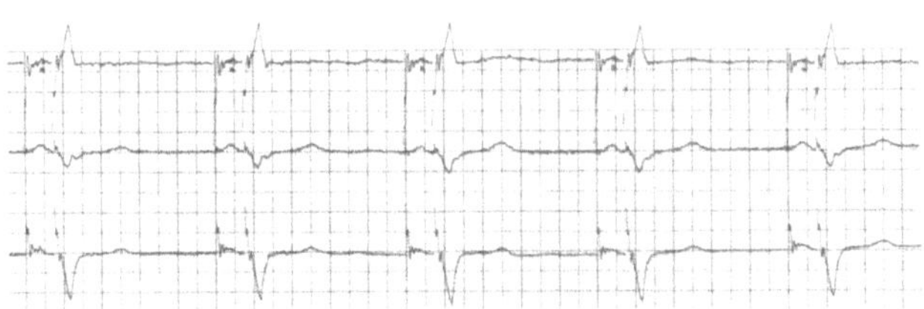

Abb. 38 EKG bei DDD-Stimulation

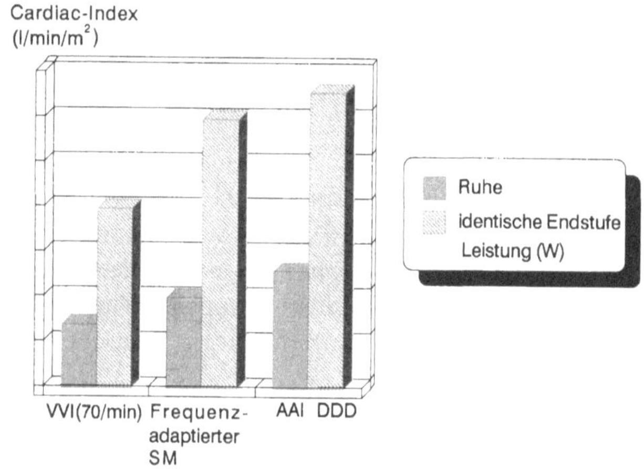

Abb. 39 Cardiac Index in Ruhe und unter Ergometrie bei AAI, VVI, DDD und frequenzadaptierter Stimulation (nach [150])

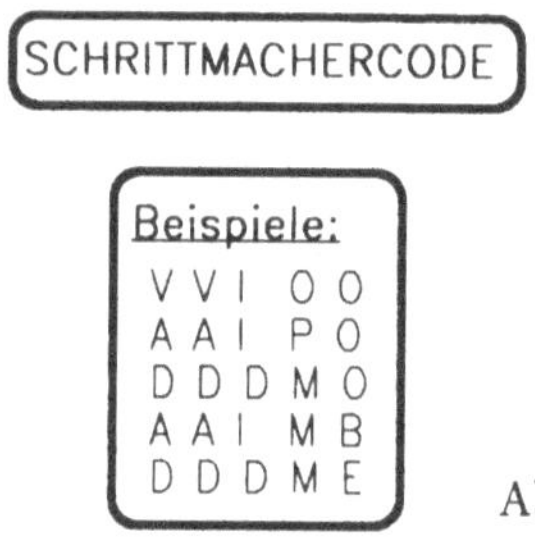

Abb. 40 Schrittmachercode

Nachteile der DDD-Stimulation gegenüber AAI- bzw. VVI-Stimulation liegen in einer höheren Komplikationsrate, in höherem Energieverbrauch und hierdurch verkürzter Betriebsdauer sowie in höheren Kosten. Bei retrograder VA-Leitung können Schrittmacher-induzierte Reentry-Tachykardien entstehen. Diese Komplikation kann durch Verlängerung des AV-Intervalls (s. Abschn. 13.2.2.4), der atrialen Refraktärzeit (s. Abschn. 13.2.2.4) und durch VES-synchrone Vorhofstimulation beseitigt werden. Darüber hinaus können durch spezielle Algorithmen Schrittmacher-induzierte Tachykardien unterbrochen werden.

Von praktischer Bedeutung sind Störeinflüsse, die aus Vorhoftachyarrhythmien resultieren. Dabei ist eine Vorhersage postimplantatorischer atrialer Tachyarrhythmien durch eine vorherige elektro-physiologische Testung nicht zuverlässig möglich. Schwerwiegende Komplikationen können sich dabei aus einer schnellen Impulsgabe an die Kammer und durch R- auf T-Stimulation bei hoher Überleitungsfrequenz infolge intakter AV-Knotenfunktion ergeben.

Weitere mögliche Stimulationsverfahren (DVI, VDD, VAT; Abb. 40) haben keine praktische Bedeutung. In speziellen Fällen kommt eine DDI-Stimulation in Betracht. Weitere Einzelheiten siehe [1, 91].

13.2.2.3 Neue Schrittmacherentwicklungen

Ein wichtiger Fortschritt in der Schrittmachertechnologie [150] wurde in den letzten Jahren durch die Einführung frequenzadaptiver Systeme erreicht. Hierdurch ist es möglich, die Herzfrequenz bedarfsorientiert unabhängig von der Spontanfrequenz zu steigern. Als Parameter zur Frequenzadaptation stehen dabei eine Vielzahl verschiedener Meßgrößen zur Verfügung (Tab. 81).

Tabelle 81 Parameter zur Frequenzadaption

1. Atemfrequenz
2. Blut-pH
3. Blut-Sauerstoffsättigung
4. Blut-Temperatur
5. Muskelaktivität
6. QT-Intervall

Von größter Bedeutung sind vor allem die Bewegungsaktivität, eventuell in Verbindung mit zentralvenösen Blut-Temperatur-Werten, sowie die QT-Zeit-Analyse. Vorteile von Systemen, die durch die Bewegungsaktivität reguliert werden, sind schnelles Ansprechen auf Belastungen und einfache Programmierung. Nachteilig ist, daß die Herzfrequenz nicht belastungsadäquat variiert wird. Nach der Belastung fällt die Herzfrequenz rasch ab. Alltagsstöreinflüsse können erhebliche Frequenzreaktionen auslösen. Bei Temperatur-gesteuerten Systemen resultiert bei mittlerer bzw. höherer Belastung eine adäquate Frequenzsteigerung, während bei geringen Belastungen ein verlangsamtes oder fehlendes Ansprechen zu verzeichnen ist. Die kombinierte Steuerung durch Bewegungsaktivität und Temperatur erweist sich dementsprechend als vorteilhaft. Der Betrieb QT-gesteuerter Systeme ist dagegen oft schwierig: die Frequenzantwort erfolgt bei Belastungsbeginn verzögert, bei Dauerbelastungen wird oft keine adäquate Frequenzanhebung gewährleistet; die Programmierung ist in einem Teil der Fälle zeitaufwendig und kompliziert. Eine neue Generation von QT-Schrittmachern mit automatischer Adaptierung scheint diese Schwierigkeiten weitgehend zu beheben.

Weitere Einzelheiten zu den verschiedenen Steuersystemen und ihrer praktischen Bewertung siehe [2, 150]. Das Prinzip der Frequenzadaptation kann sowohl mit AV-sequentiellen Stimulationssystemen als auch mit Einkammerschrittmachern verbunden werden. Indikationen zum Einsatz frequenzadaptiver Systeme sind bei solchen Patienten gegeben, bei denen kein adäquater Anstieg der Herzfrequenz unter Belastung erfolgt, so daß die Patienten hierdurch in ihrer Belastbarkeit limitiert sind (s. Tab. 80). Dabei ist im Einzelfall zu entscheiden, ob die Frequenzadaptation an die AAI-, VVI- oder die DDD-Funktion zu koppeln ist.

13.2.2.4 Technische Aspekte der Schrittmachersysteme

Programmierbarkeit

Bei den verfügbaren Schrittmachersystemen ist zwischen nichtprogrammierbaren, einfach programmierbaren und multiprogrammierbaren Systemen zu unterscheiden. Über programmierbare Parameter informiert Tabelle 82.

Tabelle 82 Programmierbare Parameter

- Antitachykarde Funktion
- AV-Intervall
- Holter-Funktion
- Hysterese
- Impulsamplitude
- Refraktärzeit
- Sensitivität
- Stimulationsfrequenz
- Telemetrie-Funktion

Antitachykarde Funktion

Ein Teil der verfügbaren Schrittmachersysteme verfügt über antitachykarde Funktionen. Dabei sind im Einzelfall verschiedene Parameter wie Stimulationsfrequenz, Modus der Stimulation usw. entsprechend den individuellen Erfordernissen zu programmieren. Einzelheiten siehe [81].

AV-Intervall

Die Programmierbarkeit des AV-Intervalls ist vor allem bei Auftreten retrograder AV-Leitungen bei DDD-Schrittmachersystemen bedeutungsvoll. Retrograde Vorhoferregungen stellen nicht selten die Ursache von Schrittmacher-induzierten Reentry-Tachykardien bzw. des „Schrittmacher-Syndroms“ dar. Durch Verkürzung des AV-Intervalls kann die retrograde Erregungsleitung beseitigt werden. Optimale AV-Intervalle liegen im allgemeinen zwischen 100 – 150 ms.

Holter-Funktion, Telemetrie

Eine wesentliche Zusatzfunktion multiprogrammierbarer Schrittmachersysteme ist die Telemetrie. Durch diese Funktion können kardiale Signale und Schrittmacherparameter abgerufen werden. Eine wichtige Neuentwicklung ist ferner die Integration der Holter-Funktion. Auf diese Weise können einerseits ektope und tachykarde Arrhythmien quantitativ ermittelt, andererseits seltene bradykarde Phasen, die durch das Langzeit-EKG nicht erfaßt werden, dokumentiert werden. In naher Zukunft wird auch eine morphologische Analyse der Arrhythmien möglich sein.

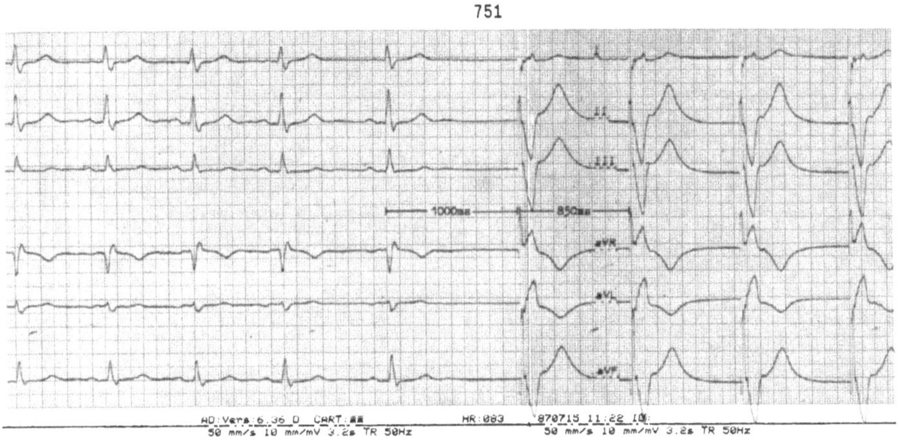

Abb. 41 Hysteresefunktion. Einsetzen der Stimulation nach Hystereseintervall > Intervall der Basisstimulation

Hysterese

Die Bedeutung der Hysterese-Funktion besteht darin, daß Interferenzen zwischen Eigenaktionen und stimulusinduzierten Herzaktionen, die mit erheblichen hämodynamischen Auswirkungen einhergehen können und nicht selten die Basis für ein sogenanntes Schrittmachersyndrom bilden (s. Abschn. 13.2.2.8), vermieden werden. Durch die Hystereseschaltung setzt die Stimulation bei absinkender Eigenfrequenz unter die Schrittmacherbasisfrequenz erst nach einem Intervall ein, welches deutlich länger als das Stimulationsintervall ist (s. Abb. 41). Eine Weiterentwicklung stellt die „dynamische Hysterese" dar, bei der das Stimulationsintervall kontinuierlich an die Eigenfrequenz angepaßt wird, so daß plötzliche Frequenzsprünge vermieden werden.

Impulsamplitude und Impulsdauer

Die Programmierbarkeit von Impulsamplitude und Impulsdauer hat ebenfalls praktisch bedeutsame Vorteile, da hierdurch – falls notwendig – die charakteristischen zeitlichen Änderungen der Reizschwelle in den ersten Monaten nach Schrittmacherimplantation durch Neuprogrammierung korrigiert werden können. Bei Implantation eines Schrittmachers ist im allgemeinen in der Initialphase nach Implantation die gesamte Amplitude bei einer Impulsbreite von ca. 0,5 ms zu wählen, um die Funktion des Aggregats trotz Anstiegs der Reizschwelle zu gewährleisten. Nach Erreichen einer chronischen Reizschwelle können dann Impulsbreite und Amplitude den individuellen Erfordernissen angepaßt werden. Auf diese Weise können der Energieverbrauch reduziert und die Lebensdauer der Batterie maximal ausgenutzt werden.

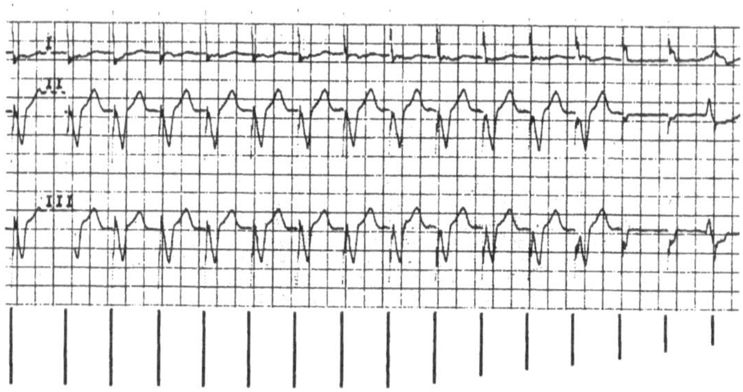

Abb. 42 Diagnostische Vario-Funktion. Nichtinvasive Messung der Spannungsempfindlichkeitsschwelle

Die Bestimmung einer optimalen Impulsamplitude und Impulsbreite werden durch die sogenannte Vario-Funktion (Abb. 42) erleichtert. Dabei wird die Spannungsamplitude stufenweise vermindert, so daß die Spannungsreizschwelle bei verschiedener Impulsdauer ermittelt werden kann.

Refraktärzeit

Als Refraktärzeit eines Schrittmachers ist das Zeitintervall definiert, in welchem nach Abgabe eines Impulses bzw. nach Wahrnehmung einer Herzaktion weder ein Impuls abgegeben noch ein Signal registriert werden können. Die Programmierbarkeit der Refraktärzeit ist vor allem für Vorhof-stimulierende Schrittmacher (AAI-, DDD-Modus) von Bedeutung. Die Refraktärzeit schließt die sogenannte „Blankingzeit" mit ein, in der eine Stimulation bzw. Detektion von Signalen unmöglich ist. Bei Vorhofstimulation kann die Refraktärzeit der AV-Überleitungszeit angepaßt werden, so daß Störsignale, z. B. als Folge der Ventrikeldepolarisation, ausgeblendet werden. Aber auch bei ventrikulär stimulierenden Schrittmachern können Änderungen der Refraktärzeit, z. B. bei Fehlfunktion durch Nachpotentiale, von praktischer Bedeutung sein.

Sensitivität

Ein weiterer wichtiger Parameter ist die Eingangsempfindlichkeit (Sensitivität). Programmierbar sind die R- und/oder P-Amplitude (in mV), die als intrakardiales Signal erkannt werden können. Zusätzlich werden Frequenzspektrum und Anstiegssteilheit eines Signals analysiert, um Inhibitionen durch T-, U-Wellen oder Störsignale zu verhindern. „Undersensing" bedeutet, daß intrakardiale Signale nicht erkannt werden. Hieraus resultiert häufig eine Parasystolie. Sensing-Störungen als Folge eines „Undersensing" lassen sich im allgemeinen durch Erhöhung der Eingangsempfindlichkeit beseitigen. „Oversensing" bedeutet, daß der Schrittmacher durch zusätzliche Signale, z. B. durch Wahrnehmung von Nachpotentialen, durch Muskelaktivität usw. in seiner Stimulationsfolge beeinflußt wird. „Oversensing" wird bei unipolarer Stimulation wesentlich häufiger als bei bipolarer Stimulation beobachtet (s. u.). Häufig kann die Detektionsstörung durch Umprogrammierung auf eine bipolare Stimulation behoben werden.

Stimulationsfrequenz

Die Programmierbarkeit der Frequenz ist notwendig, um eine individuell-optimierte, an hämodynamischen und rhythmologischen Aspekten orientierte Stimulationsfolge festlegen zu können. Die Frequenz nichtprogrammierbarer Schrittmacher liegt im allgemeinen bei 72/min. Das individuelle Frequenzoptimum kann höher oder niedriger liegen und sich darüberhinaus im Verlaufe einer kardialen Erkrankung ändern. Variationen der Herzfrequenz können auch in der antiarrhythmischen Therapie und bei Schrittmacher-induzierten Arrhythmien von Bedeutung sein.

Beispiele hierfür sind die Beseitigung eines „Schrittmacher-induzierten-Bigeminus" durch Anhebung der Stimulationsfrequenz (Abb. 43) und die Beseitigung

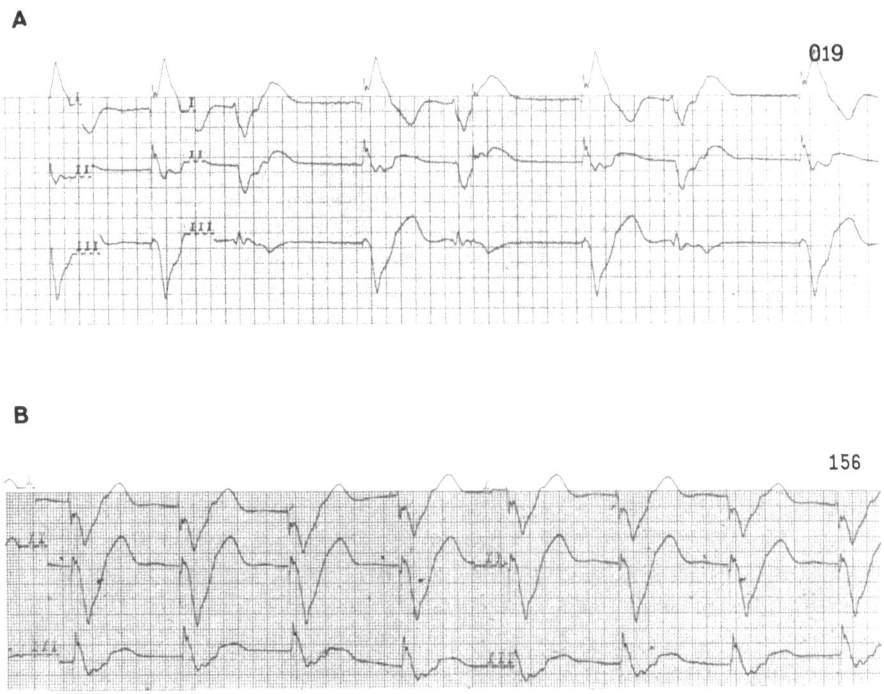

Abb. 43 Beseitigung eines Schrittmacher-induzierten Bigeminus (A) durch Anheben der Stimulationsfrequenz (B)

medikamentös-therapierefraktärer idioventrikulärer Rhythmen durch Overdrive-Stimulation. Weitere Vorteile ergeben sich darüberhinaus in der Funktionskontrolle von Schrittmachersystemen.

Stimulationsmodus

Auch die Programmierbarkeit des Stimulationsmodus ist bedeutungsvoll. Dies gilt besonders für AV-sequentiell arbeitende Systeme, wenn unter der Stimulation oder im Zeitverlauf der Erkrankung selber durch Entwicklung chronischer Vorhofarrhythmien oder infolge Änderung der hämodynamischen Voraussetzungen eine Umschaltung der Stimulation, z.B. vom DDD-Modus auf VVI-Modus, erfolgen muß.

Unipolare versus bipolare Stimulation

Zwischen unipolarer und bipolarer Stimulation bestehen wesentliche Unterschiede in der Störbeeinflussung. Bipolares Sensing zeigt im Unterschied zum unipolaren Sensing eine vergleichsweise geringe Beeinflußbarkeit durch galvanische Interferenzen. Dies ist besonders bei Vorhofstimulation und niedrigem P-Potential von praktischer Bedeutung.

13.2.2.5 Hämodynamische Aspekte: AAI/DDD versus VVI-Stimulation (siehe auch [1, 81])

Hämodynamische Unterschiede der AAI/DDD-Stimulation im Vergleich zur VVI-Stimulation resultieren in erster Linie aus unterschiedlichen Beiträgen der Vorhofaktion zur Pumpleistung der Ventrikel und aus Unterschieden der Aktivierungssequenz der Herzkammern. Der Beitrag der Vorhofkontraktion zur Auswurfleistung des Herzens hängt dabei von einer Vielzahl verschiedener Faktoren ab. Von besonderer Bedeutung sind Herzfrequenz, muskuläre Vorhof- und Ventrikelfunktion und zeitlicher Einfall der Vorhofkontraktion. Generell nimmt der Beitrag der Vorhofkontraktion zum Herzzeitvolumen mit steigender Frequenz und zunehmender Verkürzung der Diastolendauer zu. Der atriale Beitrag wird dabei wesentlich vom zeitlichen Einfall der Vorhofaktion mitbestimmt (s. Abb. 29). Hämodynamisch besonders ungünstig sind retrograde Vorhoferregungen, in deren Folge das Herzminutenvolumen signifikant abfällt (s. Abb. 29).

Von großer Bedeutung ist die Ventrikelfunktion: der Anteil der Vorhofsystole an der Pumpleistung des Herzens ist um so geringer, je höher der Füllungsdruck und je niedriger Kontraktilität und Auswurffraktion der Kammer sind. Die asynchrone rechts- und linksventrikuläre Kontraktion bei rechtsventrikulärer Stimulation geht im Vergleich zur physiologischen Stimulation mit einem erniedrigten Schlagvolumen einher. Von Bedeutung ist auch – besonders bei Koronarinsuffizienz –, daß der Sauerstoffverbrauch des Herzens unter ventrikulärer Stimulation bis ca. 25% erhöht ist.

Aus hämodynamischen Aspekten ist somit bei suffizientem Myokard eine AV-sequentielle Stimulation generell zu bevorzugen, da die Pumpleistung des Herzens hierbei in Ruhe und unter Belastung höher ist als bei alleiniger ventrikulärer Stimulation.

13.2.2.6 Implantationstechniken

Passagere Elektrostimulation

Die passagere Elektrostimulation erfolgt als bipolare Stimulation über Elektrodenkatheter, die über Introducer bzw. mit Hilfe der Seldinger-Technik venös eingeführt und mit ihren Elektroden im rechten Vorhof bzw. Ventrikel stabil plaziert werden. Als venöse Zugangswege kommen dabei in erster Linie die V. basilica, V. cephalica, V. jugularis und V. subclavia in Betracht. In seltenen Fällen kann eine Venae sectio erforderlich sein. Als externe Schrittmacher sind eine Vielzahl verschiedener Geräte verfügbar. Die Mehrzahl der Aggregate erlaubt eine 1-Kammer-Stimulation, einzelne Aggregate ermöglichen eine 2-Kammer-Stimulation (DDD-).

Permanente Elektrostimulation

Die permanente Elektrodenimplantation kann transvenös-endokardial oder epimyokardial erfolgen. Bei symptomatischer Bradykardie sollte präoperativ eine „Vorstimulation" mit einem passageren Schrittmachersystem erfolgen, um Komplikationen, insbesondere einer peri- bzw. intraoperativen Zunahme der Erregungsbildungs- bzw. Leitungsstörungen vorzubeugen. In der überwiegenden Mehrzahl der Fälle wird die transvenöse Implantationstechnik angewandt. Der transvenöse Zugang erfolgt dabei durch Punktion der Vena subclavia oder über eine Venotomie eines freipräparierten Gefäßes. Dabei ist die V. cephalica die am häufigsten verwandte Vene. Hinsichtlich Einzelheiten der Präparation bzw. der Technik der Subclavia-Präparation siehe [34, 155]. Die Plazierung der Vorhof-Elektrode erfolgt am günstigsten im rechten Herzohr unter Verwendung von Elektroden mit Schraubmechanismus. Durch Reizschwellen- und P-Wellen-Messungen wird der jeweils günstigste Implantationsort im Vorhof bestimmt. Mittlere Reizschwellenwerte liegen bei ca. 1,5 mA (Impulsbreite 1 ms). Schraub- und Hakenelektroden können auch in anderen Abschnitten des Vorhofs fixiert werden. Die Plazierung der Kammerelektroden erfolgt am Boden des rechten Ventrikels.

Die epimyokardiale Implantationstechnik kommt nur ausnahmsweise in Betracht. Indikationen können bei Anomalien des Gefäßsystems, bei venösen Thrombosen, bei septischen Zuständen usw. gegeben sein. Bevorzugte Methode ist die Perikardiotomia inferior longitudinalis bzw. transversalis. Einzelheiten siehe [34].

13.2.2.7 Schrittmacheraggregate

Für die chronische Stimulation steht eine Vielzahl verschiedener Aggregate von verschiedenen Herstellern zur Verfügung. Eine Übersicht der in Deutschland gebräuchlichen Aggregate mit Angaben der wichtigsten Funktionsdaten findet sich bei [91].

13.2.2.8 Komplikationen der Schrittmachertherapie

Für die Implantation von Schrittmacheraggregaten ist eine strenge Indikationsstellung erforderlich, da intra- und perioperativ, aber auch im chronischen Verlauf schwerwiegende Komplikationen auftreten können. Diese können aus Störungen der Elektrode bzw. des Schrittmacheraggregats resultieren oder unmittelbar Schrittmacher-bedingt sein (Tab. 83).

Tabelle 83 Komplikationen der Schrittmachertherapie

1. Intra- bzw. perioperative Komplikationen
   - bradykarde/tachykarde Rhythmusstörungen
   - Perforation von Gefäßen und Myokard
   - Embolien, Thrombosen
   - Infektionen, Sepsis, Blutungen
   - mechanische Nekrosen
   - Fehlfunktionen von Elektroden bzw. Schrittmacheraggregat
2. Komplikationen bzw. Störungen im Langzeitverlauf
   a) Elektroden-bedingt
      - Elektroden-Frakturen, -Dislokationen, -Isolationsdefekte
      - Reizschwellenerhöhung mit/ohne Verlust der Stimulations- und/oder Detektionsfunktion
      - Infektionen im Sondenverlauf, Thrombosierungen mit/ohne Infektion
      - Twiddler-Syndrom
   b) Schrittmacheraggregat-bedingt
      - frühzeitige Batterieerschöpfung
      - mechanische Druckläsion und Perforation
      - Tascheninfektion
      - Inhibition durch verschiedene Störeinflüsse
      - Auslösung von Rhythmusstörungen
      - Isolationsdefekte
      - Störungen der Impulsbildung, der Detektion, des speziellen Programmablaufs usw.

Bei den intra- bzw. perioperativen Komplikationen stehen bradykarde bzw. tachykarde Arrhythmien, Perforationen von Gefäßen und Myokard, Pneumo- bzw. Hämatothorax und Embolien im Vordergrund. Postoperativ sind vor allem Infektionen einschließlich von Sepsis, mechanische Nekrosenbildungen sowie

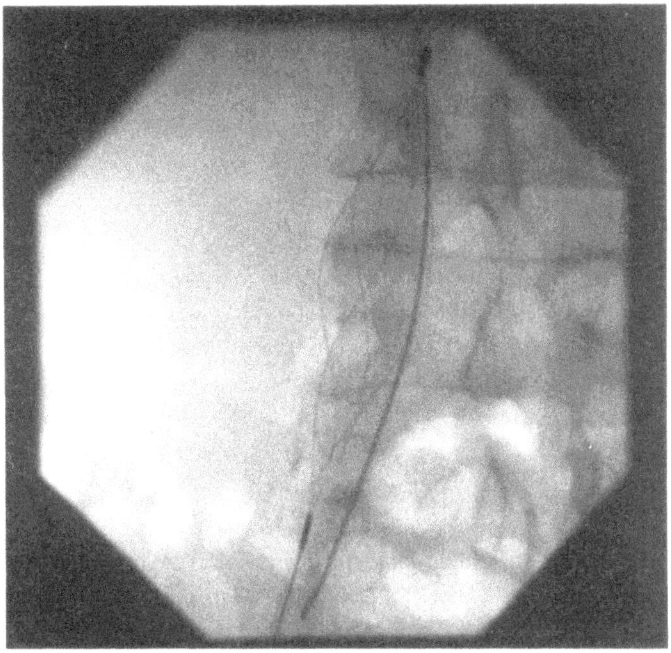

Abb. 44 Entfernung eines Elektrodenfragments mittels eines Fangkorbes in der Vena cava inferior

Fehlfunktionen von Elektroden bzw. Schrittmacheraggregat, besonders auch unerwünschte Stimulationen verschiedener Muskeln (Zwerchfell, Pektoralmuskel) von Bedeutung. Fehlfunktionen entstehen häufig aus Elektrodendislokationen, Reizschwellenanstieg, Exitblock, Sensing-Defekten, Fehllagen im Koronarsinus usw.

Im chronischen Therapieverlauf treten häufig elektrodenbedingte Komplikationen auf. Dabei kann es sich um Elektrodenfrakturen, -dislokationen, -isolationsdefekte, um Reizschwellenerhöhungen mit Verlust der Stimulations- und/oder Detektionsfunktion usw. handeln. Das Elektrodenkabel ist gelegentlich Ursache septischer bzw. embolischer Komplikationen. Auch können Venenthrombosen mit und ohne septische bzw. embolische Komplikationen auftreten. Bei Infektionen im Sondenverlauf ist gelegentlich die Entfernung der Elektrode durch Dauerzug über eine chirurgische Extensionsrolle erforderlich. Elektrodenfragmente können durch spezielle Fangvorrichtungen (Beispiel: Abb. 44) entfernt werden. Unter einem Twiddler-Syndrom wird eine Verdrehung des Schrittmacherkabels durch Rotation des Aggregats in der Schrittmachertasche verstanden.

Schrittmacheraggregatbedingte Komplikationen können durch verschiedene technische Fehler, Inhibition durch verschiedene Störeinflüsse (einschließlich von Muskelpotentialen), Batterieerschöpfung, bei physiologischen Stimulationssystemen auch durch Auslösung von tachykarden Arrhythmien entstehen. Schrittmacher-bedingte Störungen umfassen schließlich eine Vielzahl verschiedener Faktoren; die Behebung dieser Störungen ist teilweise nicht-invasiv durch Um- und Neuprogrammierung möglich, teilweise erfordern sie einen Aggregatwechsel.

Schrittmacher-Syndrom

Unter dem „Schrittmacher-Syndrom" wird ein Symptomenkomplex aus Palpitationen und Schwindel bis hin zu Synkopen bei Zustand nach Implantation eines ventrikulären Schrittmachers verstanden. Die wichtigste Ursache ist eine Senkung des arteriellen Blutdrucks bei Übergang von Sinusrhythmus zu ventrikulärer Stimulation (Abb. 45). Zugrunde liegt eine akute Abnahme des Herzminutenvolumens, welche durch die verzögert einsetzende vasokonstriktorische Gegenregulation nicht unmittelbar antagonisiert werden kann.

Bei einem Teil der Patienten liegt eine retrograde ventrikuloatriale Leitung vor. In diesen Fällen erfolgt die konsekutive Vorhofkontraktion nach ventrikulärer Stimulation gegen geschlossene AV-Klappen („Vorhofpfropfung"). Hieraus resultieren ein vermindertes Herzminutenvolumen, erhöhte Vorhofdrucke und eine Flußumkehr in den herznahen Venen.

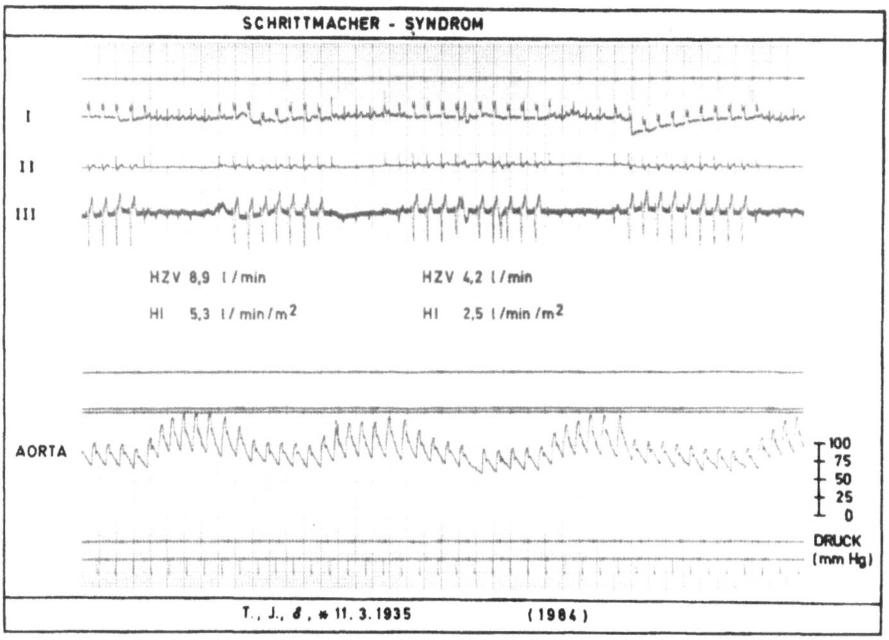

Abb. 45 Schrittmacher-Syndrom

Therapie der Wahl ist die Implantation eines DDD-, AAI- oder DDI-Stimulationssystems. Bei Nichtanwendbarkeit dieser Systeme kommt eine Senkung der ventrikulären Stimulationsfrequenz in Betracht, bei retrograder ventrikuloatrialer Leitung können darüberhinaus medikamentöse Maßnahmen (Antiarrhythmika der Klasse I c, evtl. Sotalol, Kalzium-Antagonisten) mit Erfolg eingesetzt werden, um die retrograde Erregungsausbreitung zu verzögern bzw. zu unterbrechen.

13.2.2.9 Kontrolle der Schrittmacherfunktionen

Die Kontrolle der effektiven Funktionen moderner Schrittmacheraggregate erfordert die Einbeziehung von Spezialambulanzen. Zur Kontrolle der Schrittmacherfunktionen gehören

1. die Registrierung eines Oberflächen-EKGs, eventuell die Anfertigung eines Belastungs- und Langzeit-EKGs;
2. die Messung der Impulsintervalle, von Impulsbreite, Impulsamplitude und Reizschwelle, Analyse von Vorhof- bzw. Ventrikel-Sensing;
3. die Analyse zusätzlicher abrufbarer Parameter (s. Tab. 82), eventuell deren Umprogrammierung;
4. die Anfertigung einer Röntgen-Thoraxaufnahme zur röntgenologischen Beurteilung von Aggregat und Kabelsystem.

Die Aufgaben der Schrittmacherambulanz liegen einerseits in einer exakten Diagnostik des EKG- bzw. Stimulationsbefundes und einer Analyse möglicher Störungen (z. B. Feststellung und Ursachenfindung bei ineffektiver Stimulation, Stimulationsausfall, Steuerungsverlust, „Oversensing" usw.), andererseits in der Festlegung therapeutischer Maßnahmen, die geeignet sind, die aufgedeckte Funktionsstörung zu beheben. Eine ausführliche Darstellung möglicher Ursachen, differentialdiagnostischer Maßnahmen und möglicher Fehlerkorrekturen findet sich in speziellen Lehrbüchern der Schrittmachertherapie (s. Literaturverzeichnis).

14 Antiarrhythmische Therapie unter speziellen Indikationen

14.1 Aortenklappenfehler

Patienten mit Aortenklappenstenose haben bei ausgeprägter Myokardhypertrophie ein erhöhtes Risiko des plötzlichen Herztodes. Dies gilt besonders für Patienten mit ventrikulären Tachykardien. Bei Therapieentscheidungen ist der Schweregrad des Klappenfehlers mitzuberücksichtigen. Durch eine operative Korrektur des Vitiums mit nachfolgender Verminderung der Hypertrophie kann in einem Teil der Fälle eine günstige Beeinflussung der Arrhythmie erreicht werden. Die spezielle antiarrhythmische Therapie richtet sich im übrigen nach den in Kapitel 10 – 13 dargestellten Grundsätzen.

Die Indikation zur diagnostischen Kammerstimulation ist bei ausgeprägter Myokardhypertrophie streng zu stellen, da bei Akzeleration der induzierten Tachykardie bzw. Auslösen von Kammerflimmern die Reanimation erschwert sein kann.

14.2 Belastungsinduzierte Arrhythmien

Bei belastungsinduzierten Arrhythmien sind β-Sympathikolytika in vielen Fällen Mittel der ersten Wahl. Dies gilt besonders für AV-Knoten-Tachykardien und ventrikuläre Tachyarrhythmien. Unter beiden Indikationen können in einem Teil der Fälle auch Kalzium-Antagonisten vom Typ des Verapamil mit Erfolg eingesetzt werden. Bei belastungsinduzierten Vorhoftachyarrhythmien (Vorhoftachykardie mit Block, Vorhofflattern, Vorhofflimmern) können ebenfalls primär β-Sympathikolytika eingesetzt werden, bei belastungsinduzierten Arrhythmien auf dem Boden von Präexzitationssyndromen ist der primäre Einsatz von β-Sympathikolytika bzw. Kalzium-Antagonisten (Typ Verapamil) dagegen nicht angezeigt. In diesen Fällen richtet sich die Therapie nach den in Kapitel 10 – 13 dargestellten Überlegungen.

14.3 Bradykardie-Tachykardie-Syndrom

Das Bradykardie-Tachykardie-Syndrom nimmt mit steigendem Lebensalter an Häufigkeit zu. Bei behandlungspflichtiger Symptomatik kann bei einem Teil der Patienten durch antibradykarde Stimulation *allein* eine Beseitigung des Beschwerdebildes einschließlich einer Prophylaxe tachykarder Phasen erreicht werden. Basistherapie bei behandlungspflichtigem Bradykardie-Tachykardie-Syndrom ist daher die chronische antibradykarde Elektrostimulation. Bei Fortbestehen supraventrikulärer Tachykardien nach Schrittmacherimplantation kann anschließend die Therapie der Tachykardien erfolgen. In der überwiegenden Mehrzahl der Fälle handelt es sich dabei um supraventrikuläre Tachykardien. Das spezielle therapeutische Vorgehen richtet sich im Einzelfall nach den in Kapitel 10–13 dargelegten Grundsätzen.

14.4 Hyperthyreose

Bei Sinustachykardien infolge Hyperthyreose sind β-Sympathikolytika Mittel der Wahl. Bei tachykarden Vorhofrhythmusstörungen ist eine Reduzierung erhöhter AV-Überleitungsquoten anzustreben, auch hier sind β-Sympathikolytika Mittel der Wahl. Eine Rhythmisierungsbehandlung ist nur nach Beseitigung der Stoffwechselfehlfunktion anzustreben. Auch bei ventrikulären Rhythmusstörungen sind β-Sympathikolytika, eventuell in Kombination mit Antiarrhythmika der Klasse I, bevorzugt einzusetzen. Amiodaron ist wegen seines hohen Jodanteils kontraindiziert.

14.5 Kardiomyopathien

14.5.1 Hypertrophe Formen

Bei hypertrophen Kardiomyopathien mit/ohne Obstruktion des linksventrikulären Ausflußtrakts sind Tachyarrhythmien die zahlenmäßig bei weitem überwiegende Todesursache. Eine kritische Kreislaufdepression resultiert häufig aus supraventrikulären Tachyarrhythmien mit schneller AV-Überleitung. Eine wirksame Behandlung und Prophylaxe dieser Rhythmusstörungen ist daher aus hämodynamischen und prognostischen Aspekten indiziert. Die Therapie richtet sich grundsätzlich nach den allgemeinen, in Kapitel 10–13 dargelegten Empfehlungen. Als besonders wirksam hat sich in vielen Fällen Amiodaron erwiesen, welches trotz seiner Nebenwirkungen wegen der ungünstigen Prognose ventrikulärer Tachykardien bei hypertroph-obstruktiver Kardiomyopathie als Mittel der ersten Wahl einzusetzen ist. Da viele Patienten mit vergleichsweise hohen Dosen Verapamil behandelt werden, ist auf die Verträglichkeit der antiarrhythmischen Therapie mit Verapamil zu achten. Die Indikation zur programmierten Kammerstimulation zur Diagnostik und Therapiekontrolle ventrikulärer Tachykardien ist mit Zurückhaltung zu stellen, da hierbei mehrere tödliche Komplikationen aufgetreten sind. Abhängig von der Höhe des Druckgradienten ist im Einzelfall über operative Maßnahmen zu entscheiden.

14.5.2 Dilatative Formen

Bei dilatativen Kardiomyopathien stellen tachykarde ventrikuläre Arrhythmien nach dem muskulären Pumpversagen die zweithäufigste Todesursache dar. Eine wirksame antiarrhythmische Therapie scheint daher auch bei dieser Erkrankung geboten. Wegen der häufig bestehenden myokardialen Insuffizienz und oft nachweisbarer schwerwiegender Leitungsstörungen sind Antiarrhythmika der Klasse I b sowie Amiodaron (von den neuentwickelten Präparaten auch Barucainid) bevorzugt einzusetzen. Bei chronischen supraventrikulären Tachyarrthythmien steht die Normalisierung der AV-Überleitung im Vordergrund. Die Wiederherstellung von Sinusrhythmus ist nur in einem Teil der Fälle indiziert. Die Behandlung erfolgt im übrigen nach den in Kapitel 10 – 13 dargelegten Grundsätzen.

14.6 Karotis-Sinus-Syndrom

Die Diagnose eines Karotis-Sinus-Syndroms ist *streng* zu stellen. Eine verlängerte Asystolie im Karotis-Druck-Versuch bei Patienten im höheren Lebensalter *ohne* spontane Symptomatik rechtfertigt *nicht* die Diagnose eines Karotis-Sinus-Syndroms. So weisen gesunde Probanden im höheren Lebensalter in nahezu 50% der Fälle nach Karotisdruck Pausen von ca. 2 s auf, bei ca. 25% der Fälle treten sogar Pausen von ca. 3 s auf. Bei eindeutiger Symptomatik ist die chronische VVI-back-up-Stimulation des Herzens Verfahren der Wahl. Die Stimulationsfrequenz wird bei 40 bis 50 pro min eingestellt. Zusätzliche Therapiemaßnahmen werden unter Umständen notwendig, wenn eine vaskuläre Komponente die klinische Symptomatik wesentlich mitbestimmt. Dies scheint für 10 – 20% der Fälle zuzutreffen. In diesen Fällen muß die Implantation eines AV-sequentiellen Stimulationssystems in Erwägung gezogen werden, um eine zusätzliche Beeinträchtigung der Hämodynamik, z. B. im Stehen, durch Vorhofpfropfung zu vermeiden.

14.7 Mitralklappenfehler

Bei hämodynamisch wirksamen Mitralklappenfehlern finden sich in der überwiegenden Mehrzahl der Fälle chronische tachykarde Vorhofarrhythmien. Die Indikation zur Rhythmisierungsbehandlung von Vorhofflattern und Vorhofflimmern ist vom Schweregrad des Vitiums abhängig zu machen. Sie ist bei hämodynamisch schwerwiegenden Vitien nicht indiziert. Nach klappenchirurgischen Maßnahmen ist im Einzelfall zu entscheiden, ob eine Indikation für eine medikamentöse oder elektrische Wiederherstellung des Sinusrhythmus besteht. Die antiarrhythmische Therapie zielt in den übrigen Fällen auf die Akuttherapie und Prophylaxe bradykarder bzw. tachykarder AV-Überleitungen. Dabei ist nach den in Kapitel 10 – 13 dargelegten Grundsätzen zu verfahren.

14.8 Mitralklappen-Prolaps-Syndrom

Bei Mitralklappen-Prolaps-Syndrom treten gehäuft supraventrikuläre und ventrikuläre Rhythmusstörungen auf. Eine ungünstige Prognose wurde bisher nicht nachgewiesen. Eine Behandlungsindikation aus prognostischen Aspekten besteht somit – außer bei ventrikulären Tachykardien – nicht. Die Therapie entspricht den in Kapitel 10–13 dargelegten Empfehlungen. Bei schwerwiegenden, medikamentös therapierefraktären Rhythmusstörungen und begleitender Mitralklappeninsuffizienz kann im Einzelfall ein Klappenersatz angezeigt sein.

14.9 Myokardinsuffizienz

Eine manifeste Herzinsuffizienz ist nicht selten Folge bradykarder bzw. tachykarder Rhythmusstörungen; bei pathologischen Bradyarrhythmien kann allein durch Elektrostimulation des Herzens eine Rekompensation erreicht werden. Bei der Auswahl des Stimulationsverfahrens ist der hämodynamische Vorteil der AV-sequentiellen Stimulation gegenüber der alleinigen Kammerstimulation zu berücksichtigen. Bei tachykarden Rhythmusstörungen ist die Therapie oft wesentlich schwieriger, da ein Teil der Antiarrhythmika nicht oder nur in wesentlich reduzierter Dosis eingesetzt werden kann. Antiarrhythmika der Klassen I a, II, ein Teil der Substanzen aus Klasse I c, III und IV sind eingeschränkt anwendbar oder sogar kontraindiziert. Bei behandlungspflichtigen ventrikulären Arrhythmien sind Substanzen der Klasse I b und Amiodaron, außerdem Barucainid zu bevorzugen. In der Akutbehandlung von Tachykardien sind medikamentöse und elektrische Behandlungsverfahren im Einzelfall abzuwägen. Falls möglich, sind elektrische Therapieverfahren (programmierte Stimulation, Kardioversion) bevorzugt anzuwenden.

14.10 Myokardischämie, Myokardinfarkt

Rhythmusstörungen sind ein häufiges und oft lebensbedrohliches Symptom bei akuter Myokardischämie und frischem Myokardinfarkt. Etwa 30% aller Infarkt-Todesfälle resultieren aus primärem Kammerflimmern, welches sich gehäuft im Laufe der ersten Stunden nach Beginn der akuten Symptomatik entwickelt (Abb. 46). Die Arrhythmien können dabei sowohl als Folge der koronaren Minderdurchblutung als auch durch Reperfusion passager-okkludierter Gefäßstrombezirke („Reperfusionsarrhythmien“) entstehen.

Tierexperimentell läßt sich zeigen, daß die pharmakologische Beeinflußbarkeit von Ischämie- bzw. Nekrosearrhythmien, ebenso auch die medikamentöse Beeinflußbarkeit von Arrhythmien als Folge von Koronarokklusionen bzw. von Re-

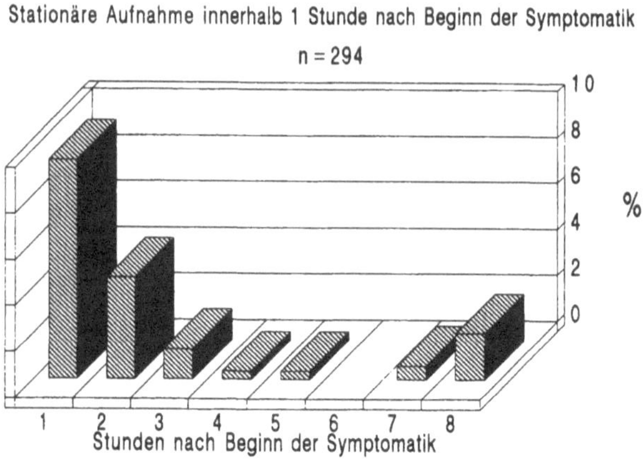

Abb. 46 Häufigkeitsverteilung des primären Kammerflimmerns in der Initialphase des akuten Myokardinfarkts (nach [108])

Tabelle 84 Antiarrhythmische Therapie bei Myokardischämie (experimentell)

Substanz	Akute Myokardischämie		Chronische Myokardischämie		
	Okklusionsphase	Reperfusionsphase	Stimulusinduzierte VA	Spontane VA	Reperfusionsbedingte spontane VA
Klasse I					
– Lidocain	–	–	–	–	–
– Flecainid	–	–	+	+ + +	+ + +
Klasse II					
– Metoprolol	+ +	–	–	–	–
Klasse III					
– d-Sotalol	?	–	?	–	–
Klasse IV					
– Verapamil	+ + +	–	–	–	–
– Nifedipin	–	–	–	–	–

+ wirksam; – unwirksam; VA ventrikuläre Arrhythmien

perfusionsvorgängen unterschiedlich ist (Tab. 84, [52]). Die tierexperimentellen Befunde scheinen grundsätzlich auf die Therapiesituation des Menschen übertragbar zu sein. Allerdings ist beim Menschen infolge vieler Besonderheiten der Infarktentwicklung [55] und Unsicherheiten im Hinblick auf das Stadium von Ischämie und Nekrose (mit/ohne Reperfusion) eine Differentialtherapie nach pathophysiologischen Kriterien im allgemeinen nicht möglich. Für die praktisch-klinische Therapie gelten die folgenden Aspekte:

14.10.1 Bradykarde Arrhythmien

Bei der Behandlung von Bradyarrhythmien ist die Infarktlokalisation zu berücksichtigen. Bei Hinterwandinfarkten ist auch bei höhergradigen AV-Blockierungen nur in einer Minderzahl von Fällen ein Übergang zum Herzstillstand zu erwarten, so daß die Therapie zunächst mit Atropin, eventuell Atropinderivaten, erfolgen kann. Dies gilt auch für die Sinusbradykardie mit Frequenzen um 40 pro min. Vor einer unkontrollierten Atropingabe ist jedoch zu warnen, da überschießende Frequenzsteigerungen zu einer erheblichen Steigerung des Sauerstoffverbrauchs des Myokards führen und hierdurch eine akute elektrische Instabilität des Herzens (einschl. der Auslösung von Kammerflimmern) hervorrufen können. Bei nicht ausreichender Wirksamkeit der Vagolyse ist eine ventrikuläre Stimulation durchzuführen. Bei Vorderwandinfarkten ist mit Auftreten von Bradykardien der Elektrostimulation primär der Vorzug zu geben, da die Prognose von Erregungsbildungs- bzw. Leitungsstörungen in diesen Fällen ungünstiger ist. Bei im Infarktverlauf persistierender Bradykardie ist die Indikation zur permanenten Schrittmacherstimulation gegeben; die Implantation kann im allgemeinen in der zweiten Postinfarktwoche erfolgen.

14.10.2 Supraventrikuläre Tachykardien

Die Behandlung supraventrikulärer Tachykardien mit 1 : 1-Überleitung der Erregung von den Vorhöfen auf die Kammern richtet sich nach den in Kapitel 10 – 12 dargestellten Grundsätzen. Abhängig von den jeweiligen Möglichkeiten und der klinischen Situation sind medikamentöse Maßnahmen oder eine programmierte Stimulation durchzuführen. Bei supraventrikulären Tachykardien mit unregelmäßiger Vorhof-Kammer-Überleitung (Vorhoftachykardie mit Block, Vorhofflattern, Vorhofflimmern) sind eine Verminderung erhöhter AV-Überleitungsraten, gegebenenfalls eine Kardioversion indiziert; eine medikamentöse Rhythmisierungsbehandlung kommt dagegen im allgemeinen in der Akutphase nicht in Betracht.

14.10.3 Ventrikuläre Tachyarrhythmien

In der Therapie ventrikulärer Arrhythmien gilt Lidocain als Mittel der ersten Wahl (Dosierung s. Abschn. 9.1.3.2). Die Präferenz für Lidocain resultiert aus der kurzen Halbwertzeit der Substanz und den geringen leitungsverzögernden und negativ-inotropen Wirkungen. In therapierefraktären Fällen können auch Mexiletin, Flecainid, Propafenon und Amiodaron akut-intravenös eingesetzt werden, ebenso auch die neuen Präparate Barucainid und Diprafenon. Bei vorbestehenden schwerwiegenden intraventrikulären Leitungsstörungen sollten Klasse I c-

Präparate (z. B. Flecainid) nicht eingesetzt werden; die Anwendbarkeit von Diprafenon ist vor allem durch hämodynamische Faktoren (schlechte Ventrikelfunktion) eingeschränkt. Die Verabreichung der Antiarrhythmika sollte in jedem Fall unter stufenweiser Dosierung und genauer Analyse der Zeitwerte des EKGs unter Therapie, möglicher hämodynamischer Änderungen sowie Beachtung potentieller arrhythmogener Effekte erfolgen. Eine Akkumulation von Antiarrhythmika, wie sie unter den durch den Infarkt veränderten Kreislaufbedingungen unter Umständen erleichtert wird, ist wegen der Gefahr arrhythmogener Effekte bis hin zum rezidivierenden therapierefraktären Kammerflimmern zu vermeiden.

14.10.4 Elektrotherapie tachykarder Arrhythmien bei akutem Myokardinfarkt

Die Indikation zur Elektrotherapie tachykarder Arrhythmien bei akutem Myokardinfarkt richtet sich nach den in Kapitel 12 dargelegten Gesichtspunkten. Die Anwendbarkeit von Antiarrhythmika ist aufgrund von Leitungsstörungen bzw. Myokardinsuffizienz oft eingeschränkt, so daß die Indikation zu elektrotherapeutischen Maßnahmen besonders in der Akutphase großzügig zu stellen ist. Dies gilt besonders für Patienten mit häufig rezidivierenden Kammertachykardien.

14.10.5 Primärprävention ventrikulärer Arrhythmien, speziell des frühen Kammerflimmerns, durch Lidocain-Prophylaxe?

In der speziellen Literatur wird eine große Anzahl experimenteller und klinischer Studien mitgeteilt, die die Wirkung prophylaktischer Gaben von Lidocain im Hinblick auf eine mögliche Prophylaxe ventrikulärer Arrhythmien, speziell von Kammerflimmern und hierdurch bedingter plötzlicher kardialer Todesfälle, bei akutem Myokardinfarkt prüfen [48, 55]. In keiner der aufgeführten Studien wird zweifelsfrei belegt, daß eine primäre Prävention des frühen Kammerflimmerns durch Lidocain in klinisch-therapeutischer Dosierung gewährleistet ist. Die prophylaktische Gabe dieser Substanz ohne Nachweis von Arrhythmien bei den ersten Symptomen einer Myokardischämie, eventuell in Form einer Selbstapplikation durch den Patienten, kann deshalb nicht empfohlen werden.

14.10.6 Akut- und Sekundärprophylaxe kardialer Todesfälle bei Infarkt- bzw. Postinfarkt-Patienten durch β-Sympathikolytika?

Akut- und sekundärpräventive Wirkungen bei Infarkt- bzw. Postinfarkt-Patienten sind für verschiedene β-Sympathikolytika nachgewiesen [55]. Die Ergebnisse werden in der speziellen Literatur ausführlich erörtert (Übersicht: [55]). Nach den bisher vorliegenden Befunden sind Voraussetzungen für eine entsprechende Wirksamkeit:

1. ein möglichst frühzeitiger Einsatz der β-Sympathikolytika *vor* Ausbildung der Nekrose,
2. ausreichend hohe Dosierung der β-Sympathikolytika,
3. Verzicht auf Pharmaka mit wesentlicher sympathomimetischer Eigenwirkung.

Der Einsatz von β-Sympathikolytika in der Phase der akuten transmuralen Ischämie kann zu schweren Komplikationen führen. Im Einzelfall sind die Kontraindikationen dieser Substanzen (s. Abschn. 9.1.6.9) streng zu beachten.

14.10.7 Reperfusionsarrhythmien

Die pharmakologische Beeinflußbarkeit von Reperfusionsarrhythmien ist klinisch nicht geklärt. Im Tierexperiment sind sogenannte „frühe" Reperfusionsarrhythmien (Rhythmusstörungen unmittelbar nach Freigabe von Kurzzeitverschlüssen bis 30 min Dauer) von „verspätet" bzw. „späten" Reperfusionsarrhythmien (d. h. verzögert nach Koronarverschlüssen verschiedener Dauer auftretende Arrhythmien) zu unterscheiden. Dabei ist für die „frühen" Reperfusionsarrhythmien bisher überhaupt kein auf einem elektrophysiologischen Wirkungsprinzip beruhendes Therapieverfahren erkennbar [55]. Die „späten" Arrhythmien, die charakteristischerweise sowohl im Tierexperiment als auch beim Menschen überwiegend aus Idioventrikularrhythmen mit eingestreuten ventrikulären Salven, Tachykardien und R- auf T-Phänomenen bestehen, sind Lidocain-refraktär. Als wirksam erweisen sich dagegen Flecainid, Propafenon und die neuen Klasse I-Substanzen Barucainid bzw. Diprafenon.

Bei den reperfusionsbedingten Rhythmusstörungen des Menschen handelt es sich in typischer Weise um „späte" Arrhythmien. Diese Rhythmusstörungen, die oft bei koronarer Thrombolyse beobachtet werden, treten meist nur passager (5 bis 15 min) und in der Mehrzahl der Fälle ohne schwerwiegende Komplikationen auf. Von einer antiarrhythmischen Behandlung kann daher meist abgesehen werden. Bei zwingender Therapieindikation sollte auf der Basis der tierexperimentellen Befunde den genannten Präparaten der Vorzug gegeben werden. Neben tachykarden Rhythmusstörungen können bei Reperfusion im Hinterwandbereich auch akute Bradykardien bis hin zum Herzstillstand auftreten.

14.11 Myokarditis

Akute, ausgedehnte entzündliche Erkrankungen des Herzens gehen oft mit einer elektrischen Instabilität des Myokards einher, aus der sich schwerwiegende Rhythmusstörungen einschließlich ventrikulärer Tachyarrhythmien bis hin zum Kammerflimmern entwickeln können. Bei akut auftretenden Rhythmusstörungen und Zeichen einer floriden Myokarditis ist daher die Behandlungsindikation zwingend. Bei der Auswahl des Behandlungsverfahrens sind keine Besonderheiten zu beachten; die Therapie sollte wie bei frischem Herzinfarkt unter Intensivobservation erfolgen.

14.12 Präexzitations-Syndrome

Die Behandlung von Rhythmusstörungen bei Präexzitations-Syndromen zielt einerseits auf die Unterdrückung ektoper Reizbildungen als mögliche Auslösemechanismen von Tachykardien, andererseits auf die Verminderung der Leitungsgeschwindigkeit bzw. die Zunahme der Refraktärzeit von AV-Knoten und akzessorischen Leitungsbahnen. Tabelle 69 gibt einen Überblick über geeignete Pharmaka mit ihren möglichen Angriffspunkten. Die Auswahl der Pharmaka muß individuell, gegebenenfalls unter Einsatz elektrophysiologischer Untersuchungstechniken, erfolgen. Bei der medikamentösen Therapie ist zu bedenken,

1. die gleichzeitige Gabe von Digitalis kann unter Umständen zu einer Zunahme der Tachykardiefrequenz führen, da Digitalis die Refraktärzeit der akzessorischen Leitungsbahn verkürzt;
2. durch Verlangsamung der Erregungsleitung im AV-Knoten (z. B. durch herzwirksame Kalzium-Antagonisten, β-Sympathikolytika, Digitalis) kann die Überleitungsfrequenz über die akzessorische Leitungsbahn bei tachykarden Vorhofarrhythmien (Vorhoftachykardie, Vorhofflattern, Vorhofflimmern) unter Umständen zunehmen. Eine derartige Komplikation ist zu erwarten, wenn die Leitungsgeschwindigkeit der akzessorischen Bahn in anterograder (AV-) Richtung hoch und die Refraktärzeit kurz sind.

Neben der medikamentösen Therapie kommen elektrische bzw. chirurgische Ablationsverfahren in Betracht (s. Abschn. 12.1). Ablationsmaßnahmen sind indiziert bei medikamentös therapierefraktären Tachyarrhythmien mit bedeutsamer klinischer Symptomatik und bei behandlungspflichtigen Patienten besonders des jüngeren Lebensalters, wenn eine Unverträglichkeit gegenüber der notwendigen medikamentösen Therapie besteht oder wenn eine langfristige Behandlung mit nebenwirkungsreichen Pharmaka vermieden werden soll.

14.13 QT-Syndrome

Rhythmusstörungen bei QT-Syndromen (s. Abschn. 5.2) resultieren aus vermehrter Inhomogenität der Repolarisationsphase. Angeborene QT-Syndrome sind selten, erworbene Formen mit Verlängerung der QT-Dauer, z. B. als Folge eines Myokardinfarktes, als Folge von Elektrolytstörungen oder Medikamentenwirkungen, dagegen relativ häufig. Als Antiarrhythmika-Nebenwirkung treten QT-Syndrome gehäuft bei Substanzen der Klassen III und I a auf.

In der Diagnostik der QT-Syndrome sind invasive elektrophysiologische Untersuchungsverfahren von untergeordneter Bedeutung. Die Therapie des erworbenen QT-Syndroms zielt in erster Linie auf die Beeinflussung der Grundkrankheit bzw. auslösender arrhythmogener Faktoren.

In der medikamentösen Behandlung sind β-Sympathikolytika Mittel der Wahl. Sie bewirken eine Verkürzung der QT-Zeit. Der Einsatz dieser Substanzen in ausreichender Dosis führt zu einer Verbesserung der Prognose. Lokalanästhetika mit zusätzlicher β-sympathikolytischer Aktivität (z. B. Propafenon, Diprafenon) können ebenfalls eingesetzt werden. Andere Lokalanästhetika, besonders der Klassen I a und I c und Klasse III-Antiarrthythmika, ebenso sonstige Pharmaka, die eine Verlängerung der QT-Zeit bewirken können (z. B. Falipamil, Triamteren, sonstige Diuretika, Abführmittel), sind zu vermeiden. In Fällen mit chronischen, medikamentös-therapierefraktären, zwingend behandlungsbedürftigen Arrhythmien kommt in Einzelfällen eine chirurgische Therapie in Betracht. Sie besteht in einer linksseitigen Stellektomie, die ähnlich wie die β-Sympathikolyse eine Verkürzung der QT-Zeit herbeiführt. Der Langzeiterfolg einer derartigen Therapie ist allerdings nicht zweifelsfrei belegt.

14.14 Rhythmusstörungen bei Kindern

Grundsätzlich kommen auch im Kindesalter alle Formen von bradykarden und tachykarden supraventrikulären und ventrikulären Arrhythmien vor. Am häufigsten sind supraventrikuläre Tachyarrhythmien mit und ohne ventrikuläre Präexzitation. Bradykardien sind selten Folge angeborener Störungen (angeborener totaler AV-Block, Endokardkissendefekt, Ebstein-Anomalie, korrigierte Transposition der großen Arterien, totale Lungenvenentransposition), häufiger nach operativen Eingriffen bei kongenitalen Herzerkrankungen mit Vorhofbeteiligung (Mustard-, Senning-Korrektur-Operation; Palliativ-Operation nach Blalock-Hanlon, Verschluß von Ostium-secundum- bzw. Sinus-venosus-Defekten usw.). Weitere Ursachen für bradykarde und tachykarde Rhythmusstörungen sind akute und chronische entzündliche Erkrankungen des Herzens, erworbene Herzklappenfehler, das Mitralklappenprolapssyndrom und Kardiomyopathien. Alle übrigen Ursachen sind selten.

Die Therapie bei Bradykardien richtet sich nach den in Kapitel 13 erläuterten Grundsätzen. Soweit wie möglich sind AV-sequentielle und frequenzadaptive Stimulationssysteme einzusetzen. Dabei benötigt der angeborene totale AV-Block im Kindesalter im allgemeinen keine spezielle Therapie, da es sich um eine suprahisische Blockierung mit Frequenzanstieg unter Atropin bzw. Belastung handelt.

In der Therapie tachykarder Arrhythmien ergeben sich im Vergleich zum Erwachsenenalter gleichfalls keine grundsätzlichen Unterschiede. Generell ist zu beachten:

1. Die Dosierung der Antiarrhythmika ist bei i.v.- und p.o.-Therapie auf kg Körpergewicht zu beziehen. Für das Erwachsenenalter geltende Dosierungsanweisungen sind dementsprechend umzurechnen.
2. Antiarrhythmika mit schwerwiegenden Organnebenwirkungen, z. B. Amiodaron, sind soweit wie möglich zu vermeiden.
3. Ist eine Langzeittherapie erforderlich (z. B. bei hochfrequenten supraventrikulären Tachyarrhythmien bei Präexzitationssyndromen), so sind Ablationsverfahren (s. Abschn. 14.12) vermehrt in Betracht zu ziehen.

Eine ausführliche Darstellung der Behandlung von Herzrhythmusstörungen im Kindesalter findet sich bei [42, 57].

14.15 Rhythmusstörungen in der Schwangerschaft

Indikationen zur antiarrhythmischen Therapie sind während der Schwangerschaft sehr zurückhaltend zu stellen [116]. Eine Therapie mit Antiarrhythmika kommt nur unter 2 Aspekten in Betracht:

1. Akuttherapie und Prophylaxe unmittelbar lebensbedrohender Rhythmusstörungen,
2. Akuttherapie und Prophylaxe von Rhythmusstörungen mit schwerwiegenden hämodynamischen Auswirkungen.

Eine Behandlung aus anderen Gründen, z. B. bei symptomatischen Rhythmusstörungen ohne schwerwiegende Auswirkungen auf die Hämodynamik, muß als Fehler gewertet werden.

Bei der Auswahl der Pharmaka sind Plazenta-Passage, Übertritt in die Muttermilch, Auswirkungen auf Schwangerschaft und Fetus und organtoxische Nebenwirkungen zu berücksichtigen. Tabelle 85 gibt einen Überblick über entsprechende Daten für Digitalis und Antiarrhythmika der Klassen I – IV. Präparate der Klasse I a, Phenytoin und Amiodaron sollten nicht oder nur in streng begründeten Einzelfällen als ultima ratio eingesetzt werden. Auch β-Sympathikolytika (einschließlich Sotalol) sollten nur nach strengen Kriterien eingesetzt werden.

Tabelle 85 Antiarrhythmika und Schwangerschaft

Substanz	Plazenta-passage	Fetale/maternale Plasmakonz.	Übertritt in die Muttermilch	Muttermilch/Plasma der Mutter-Konz.	Auswirkungen auf die Schwangerschaft	Auswirkungen auf den Feten
Ajmalin	?	?	?	?	?	Teratogenität nicht bekannt
Amiodaron	ja	0,095 – 0,145	ja	2,25 – 10,25	?	teratogen Hyperthreose mentale Schäden
β-Blocker	ja	0,88 – 1,27	ja	0,23 – 7,1	?	Teratogenität nicht bekannt Hyperinsulinismus
Chinidin	ja	0,24 – 1,4	ja	0,71	in hoher Dosis abortauslösend	Schädigung des VIII. Hirnnervens bei hoher Dosis
Diltiazem	ja	?	ja	0,3 – 1,65	?	Skelett-veränderungen denkbar
Disopyramid	ja	0,39	ja	0,9 ± 0,17	Wehenauslösung	Teratogenität nicht bekannt
Flecainid	ja	?	ja	?	?	Teratogenität nicht bekannt
Gallopamil	?	?	?	?	?	Teratogenität nicht bekannt
Lidocain	ja	0,52 – 0,66	ja	?	?	?
Lorcainid	ja	?	ja	?	?	Teratogenität nicht bekannt

Tabelle 85 (Forts.)

Substanz	Plazenta-passage	Fetale/ maternale Plasmakonz.	Übertritt in die Muttermilch	Muttermilch/ Plasma der Mutter-Konz.	Auswirkungen auf die Schwangerschaft	Auswirkungen auf den Feten
Mexiletin	ja	1,0	ja, keine Kumulation kein Stillverbot	2	?	Teratogenität nicht bekannt
Prajmalium-bitartrat	?	?	?	?	?	Teratogenität nicht bekannt
Procainamid	ja	1,32	ja, Kumulation Stillverbot	1,0 – 5,7	?	Teratogenität nicht bekannt
Propafenon	ja	0,5	ja	?	?	Teratogenität nicht bekannt
Sotalol	ja	0,88 – 1,27	ja	5,4	Wehenauslösung	Teratogenität nicht bekannt
Tocainid	ja	?	ja	?	?	Teratogenität nicht bekannt
Verapamil	ja	0,17 – 0,26	ja, evtl. Kumulation Stillverbot	0,23 – 0,94	Wehenhemmung	Teratogenität nicht bekannt

In der Gruppe der Lokalanästhetika erscheinen Lidocain, Mexiletin, Flecainid und Propafenon am ehesten geeignet. Allerdings ist darauf hinzuweisen, daß nur wenige klinische Erfahrungen, auch im Hinblick auf Teratogenität, vorliegen. Keine Bedenken bestehen gegen den Gebrauch von Kalzium-Antagonisten.

Bei der Dosierung der Antiarrhythmika sind Besonderheiten des schwangeren Organismus (erhöhtes intra- und extravasales Flüssigkeitsvolumen, erhöhte hepatische Enzymaktivität, gesteigerte Schilddrüsenfunktion, verminderte Plasmaeiweißkonzentration, erhöhte glomeruläre Filtrationsrate usw.) zu beachten. Generell ist von einem erhöhten Glykosidbedarf, einer erhöhten hepatischen Metabolisierung und einer erhöhten renalen Elimination auszugehen. In der Kontrolle der therapeutischen Wirksamkeit sollten *verstärkt* Serum-Konzentrationsbestimmungen durchgeführt werden, so daß die im Einzelfall erforderliche Dosierung individuell optimiert werden kann.

14.16 Syndrom des „Kranken Sinusknotens“

Alle verfügbaren Antiarrhythmika können bei Vorliegen eines Sinusknoten-Syndroms vorbestehende Störungen der Erregungsbildung bzw. -leitung erheblich verstärken. Hierdurch können schwerwiegende Komplikationen bis hin zum Herzstillstand und zur kompletten AV-Blockierung auftreten.

Bei Vorliegen eines „Sick-Sinus“-Syndroms bzw. bei entsprechendem klinischen Verdacht muß daher die Verträglichkeit der antiarrhythmischen Therapie unter geeigneten Vorsichts- bzw. Sicherheitsmaßnahmen ausgetestet werden. Dabei sind Substanzen mit starker Hemmwirkung auf die Automatie des Sinusknotens bzw. auf die AV-Überleitung zu vermeiden. Bei strenger Behandlungsindikation ist die Notwendigkeit einer zusätzlichen Schrittmachertherapie zu klären. Bei im Vordergrund stehender Bradykardie ist häufig eine Schrittmacherimplantation notwendig. Eine chronische medikamentöse Therapie mit Vagolytika ist nur ausnahmsweise indiziert. Digitalis kann durch seine vagomimetische und antiadrenerge Wirkung und durch seinen negativ chronotropen Effekt auf die sinuatriale Überleitung die Symptomatik erheblich verstärken.

15 Ist eine medikamentöse Therapie mit Antiarrhythmika geeignet, das Risiko plötzlicher kardialer Todesfälle bei Patienten mit Rhythmusstörungen zu vermindern?

Die Identifizierung eines erhöhten Risikos für plötzliche kardiale Todesfälle als Folge von Rhythmusstörungen ist meist nur in Fällen mit chronischen, paroxysmal rezidivierenden bzw. stimulus-induzierbaren lebensbedrohlichen Arrhythmien möglich [55]. Dagegen ist eine Risikoerfassung in solchen Fällen, in denen lebensbedrohliche Arrhythmien nur im Zusammenhang mit bestimmten Auslösefaktoren, z. B. akuter transmuraler Myokardischämie, auftreten, oft unmöglich. Eine Prophylaxe plötzlicher kardialer Todesfälle als Folge lebensbedrohlicher Rhythmusstörungen kann dementsprechend nach bisherigen Vorstellungen nur auf der Basis dokumentierter Arrhythmien mit Prüfung ihrer therapeutischen Beeinflußbarkeit erfolgen.

Dabei ist grundsätzlich auf den hohen Stellenwert indirekter, nicht unmittelbar antiarrhythmischer Maßnahmen hinzuweisen, besonders auf eine rechtzeitige und wirksame Revaskularisation des Myokards bei chronischer Ischämie, die Prophylaxe schwerer struktureller Erkrankungen des Herzens durch rechtzeitige chirurgische Maßnahmen (Klappenfehler) bzw. auf eine konsequente Therapie bei chronischer myokardialer Insuffizienz. Im Hinblick auf die Bedeutung spezieller antiarrhythmischer Maßnahmen für die Prophylaxe kardialer Todesfälle als Folge von Rhythmusstörungen sind folgende Aspekte bei der praktisch-klinischen Therapie zu berücksichtigen:

1. Bei lebensbedrohenden Arrhythmien ist eine *individuell-optimierte* Therapie durchzuführen. Dies bedeutet, daß das im Einzelfall wirksame Antiarrhythmikum in individuell adäquater Dosis zu bestimmen ist.

Bei fehlender individueller Optimierung und fehlendem Nachweis der antiarrhythmischen Wirksamkeit ist keine Verbesserung der Überlebensprognose bei entsprechend gefährdeten Patienten zu erwarten. Dies ist durch zahlreiche Studien mit Antiarrhythmika belegt. Eine ausführliche Darstellung der Zusammenhänge findet sich bei [55].

2. Bei einer *individuell-optimierten, nach strengen Kriterien erfolgreichen* medikamentösen oder sonstigen antiarrhythmischen Therapie ist eine Verbesserung der Prognose erkennbar.

Hierfür sprechen die tägliche klinische Erfahrung im Umgang mit Patienten mit lebensbedrohenden Rhythmusstörungen, außerdem die Ergebnisse kontrollierter prospektiver Studien mit Langzeitbeobachtungen bei Patienten mit Kammertachykardien und anderen malignen ventrikulären Rhythmusstörungen.

3. Eine Prophylaxe plötzlicher Todesfälle ist auch ohne individuell-optimierte antiarrhythmische Therapie, z. B. durch β-Sympathikolytika (s. Abschn. 14.10.6) zu erreichen. Basis dieser Wirkung scheint u. a. eine direkte antifibrillatorische Wirkung zu sein.

Die Ergebnisse der prospektiven β-Blocker-Studien rechtfertigen eine breite Anwendung dieser Substanzen bei Patienten mit chronisch-ischämischer Herzkrankheit, vor allem auch als Additiv-Antiarrhythmika.

16 Qualitätsrichtlinien für elektrophysiologische Untersuchungen (Empfehlungen der Arbeitsgruppe „Klinische Arrhythmiediagnostik“)

16.1 Räumliche Anforderungen

Klinisch-elektrophysiologische Untersuchungen sollten in Herzkatheterräumen durchgeführt werden (siehe Richtlinien zur Einrichtung von Herzkatheterräumen, herausgegeben von der Kommission für Klinische Kardiologie der Deutschen Gesellschaft für Herz- und Kreislaufforschung). In Einzelfällen kann eine Untersuchung (z. B. zur Kontrolle der Wirksamkeit einer antiarrhythmischen Therapie) auf einer Überwachungsstation oder Intensivstation erfolgen. Patient und Registriereinheit müssen über eine photoelektrische Entkopplung vollständig voneinander getrennt sein, um das Auftreten von Kriechströmen über die Elektrodenkatheter zu verhindern. Eine EKG-Überwachung über Monitor und die Möglichkeit der Defibrillation und Schrittmachertherapie müssen permanent gewährleistet sein (Notstromversorgung).

16.2 Apparative Ausstattung

Die folgenden Einrichtungen sind notwendig: 1. Durchleuchtung, 2. programmierbares Stimulationsgerät, 3. Mehrkanalregistriergerät, 4. EKG-Monitor, 5. medikamentöse und apparative Voraussetzungen zur Reanimation.

Zur programmierten Stimulation wird ein Gerät benötigt, welches bei einfacher Bedienbarkeit eine zwischen 0 – 10 mA variable Reizstromstärke, eine kontinuierliche, intermittierende und vorzeitige Stimulation mit frei einstellbarer Basis-Stimulationsfrequenz und 3 vorzeitigen Impulsen, einstellbar in Stufen von 10 ms, ermöglicht und darüber hinaus Unterbrechungen der Impulsabgabe für variable Zeiten nach beliebigen Stimulationsserien erlaubt. Zur Registrierung wird ein Mehrkanalgerät zur simultanen Aufzeichnung von mindestens drei Ableitungen des Oberflächen-EKGs (inklusive einer Brustwandableitung) sowie weiterer drei intrakardialer EKGs mit variabler Verstärkung, geeignetem Frequenzgang für die Registrierung hochfrequenter Potentiale (z. B. His-Potential) und variablen Hoch- und Tiefpaßfiltern benötigt.

16.3 Ausbildung der Untersucher

Für die Durchführung der Untersuchung ist die Anwesenheit von 2 Ärzten erforderlich. Diese müssen in den üblichen Herzkathetertechniken und Reanimationsverfahren geübt sein. Einer der Untersucher sollte mindestens 50 elektrophysiologische Studien unter Anleitung durchgeführt und ausgewertet haben.

Wie bei allen invasiven Untersuchungen ist eine genügend hohe Untersuchungsfrequenz zur Aufrechterhaltung der Qualität erforderlich. Neben den ärztlichen Untersuchern sollten eine Krankenschwester/MTA oder eine entsprechend qualifizierte Hilfsperson teilnehmen. Für schwerwiegende Komplikationen sollte weiteres Personal auf Abruf zur Verfügung stehen.

16.4 Durchführung der Untersuchungen

Ein einheitliches Schema für die Durchführung klinisch-elektrophysiologischer Untersuchungen kann nicht gegeben werden. Das Vorgehen hängt vielmehr wesentlich von der Fragestellung und der zugrundeliegenden Rhythmusstörung ab. Für eine ausreichende Beurteilung von Erregungsbildung und -leitung sollten folgende Parameter analysiert werden:

- Messung der Basiswerte (Frequenz, EKG-Zeitintervalle, einschließlich intrakardialer Leitungszeiten im His-Bündel-Elektrogramm);
- Vorhofstimulation zur Beurteilung der Sinusknotenfunktion (Sinusknotenerholungszeit) der AV-Überleitung bis zum Auftreten antegrader AV-Blockierungen (Wenckebach-Zykluslänge) und zur Frage der Auslösbarkeit von Tachykardien;
- vorzeitige atriale Einzelstimulation bei Sinusrhythmus und stimuliertem Vorhofrhythmus (z.B. 100, 120 und/oder 140/min) zur Bestimmung der Refraktärzeiten des Vorhofes und des AV-Überleitungssystems und zur Frage der Auslösbarkeit von Tachykardien;
- Bestimmung der V-A-Leitungseigenschaften; Nachweis der VA-Leitung, Ermittlung der Refraktärzeiten, Feststellung der Sequenz der retrograden atrialen Aktivierung mittels simultaner EKG-Ableitungen im rechten und linken Vorhof (Koronarsinus), gegebenenfalls atriales Kathetermapping,
- vorzeitige ventrikuläre Einzelstimulation bei Sinusrhythmus und stimuliertem Kammerrhythmus (z. B. 100, 120, 140, 180/min) zur Bestimmung der Refraktärzeiten der Kammer und zur Frage der Auslösbarkeit von Tachykardien. Dabei ist die Auslösbarkeit in verschiedenen Abschnitten der Kammer, gegebenenfalls auch linksventrikulär, zu prüfen. Bei speziellen Fragestellungen (z. B. Kammertachykardie bei Belastung) kann die Gabe von Isoproterenol oder Atropin erforderlich sein. Entscheidend ist, daß die klinisch dokumentierte Tachykardie reproduziert wird.

– Lokalisationsdiagnostik

Das Vorgehen hängt von der Fragestellung ab. Mögliche Ableitungsstellen sind: rechter Vorhof, Koronarsinus, linker Vorhof (über offenes Foramen ovale), His-Bündel, rechter bzw. linker Ventrikel, Einflußtrakt, Ausflußtrakt usw. Die Registrierung der Signale sollte vor und während spontaner und induzierter Tachykardien erfolgen. Die Lokalisationsdiagnostik kann durch ein sogenanntes Pace-Mapping ergänzt werden.

– Katheterablation (-koagulation, „Fulguration“)

Voraussetzung für die Katheterablation ist eine exakte elektrophysiologische Lokalisationsdiagnostik. Zur Lokalisation des His-Bündels, akzessorischer Leitungsbahnen bzw. arrhythmogener ventrikulärer Myokardareale müssen die Voraussetzungen für unipolare intrakardiale Ableitungen gegeben sein. Eine Umschalteinheit, ausgestattet mit Hochspannungsrelais, soll den sicheren und verzögerungsfreien Übergang von der Registrierung zur intrakardialen Defibrillation ermöglichen. Die DC-Ablation ist in Narkose vorzunehmen.

Für die praktische Therapie der Rhythmusstörungen wichtige ergänzende und weiterführende Literatur

Alt, E.: Schrittmachertherapie des Herzens. Perimed, Erlangen 1985

Griebenow, H., H. Gülker: Therapie der bradykarden und tachykarden Rhythmusstörungen des Herzens unter besonderer Berücksichtigung des autonomen Nervensystems. Thieme, Stuttgart – New York 1988 (im Druck)

Heinecker, R.: EKG in Praxis und Klinik. Thieme, Stuttgart – New York 1980

Lüderitz, B.: Therapie der Herzrhythmusstörungen. 3. Auflage. Springer, Berlin – Heidelberg – New York – London – Paris – Tokyo 1987

Lüderitz, B. (Hrsg.): Herzrhythmusstörungen. Handbuch der Inneren Medizin Band IX, Teil 1. Springer, Berlin – Heidelberg – New York – London – Paris – Tokyo 1983

Lüderitz, B.: Herzschrittmacher. Springer, Berlin – Heidelberg – New York – London – Paris – Tokyo 1986

Riecker, G.: Klinische Kardiologie. Springer, Berlin – Heidelberg – New York – London – Paris – Tokyo 1982

Seipel, L.: Klinische Elektrophysiologie des Herzens. Thieme, Stuttgart – New York 1987

Witzfeld, K., H. Heuer: Frequenzadaptive Schrittmachersysteme. Thieme, Stuttgart – New York 1988 (im Druck)

Spezielle Literaturangaben

[1] Alt, E.: Schrittmachertherapie des Herzens. Perimed, Erlangen 1985

[2] Alt, E.: Frequenzadaptierende Herzschrittmacher. In: Herzrhythmusstörungen – Invasive Diagnostik und Elektrotherapie (Hrsg. C. Naumann d'Alnoncourt). Springer, Berlin – Heidelberg – New York 1986

[3] Antilla, M., M. Arstila, M. Pfeffer et al.: Human pharmacocinetics of sotalol. Acta Pharmacol. Toxicol. (Copenh.) **39** (1976) 118

[4] Aronsky, A., A. Oronsky, A. Kübler et al.: Spartein (Depasan) in the treatment of cardiac arrhythmias. In: Actual problems in the Pathogenesis, Diagnosis and Treatment of cardiac arrhythmias (Hrsg. H. Antoni, H. Hoffmann), S. 121 – 126. Giulini GmbH, Hannover 1983

[5] Bacaner, M.: Experimental and clinical effects of bretylium tosylate on ventricular fibrillation, arrhythmias, and heart block. Geriatrics **26** (1961) 132

[6] Bach, P., G. Steinbeck, A. Markewit et al.: Ergebnisse der Therapie mit Vorhofschrittmachern. In: Herzrhythmusstörungen – Invasive Diagnostik und Elektrotherapie (Hrsg. C. Naumann d'Alnoncourt). Springer, Berlin – Heidelberg – New York 1986

[7] Belz, G., F. Bender: Therapie der Herzrhythmusstörungen mit Verapamil. Fischer, Stuttgart 1974

[8] Bender, F., G. Cronheim (Hrsg.): Flecainid. Fischer, Stuttgart 1982

[9] Bender, F., K. Greeff (Hrsg.): Calcium – Antagonisten zur Behandlung der Angina pectoris. Hypertonie und Arrhythmie. Excerpta Medica, Amsterdam 1982

[10] Bender, F., K. Greeff (Hrsg.): 1. Cordichin Symposium. Steinkopff, Darmstadt 1984

[11] Bender, F., H. Gülker (Hrsg.): 1. Diprafenon – Symposium. Steinkopff, Darmstadt 1988

[12] Bender, F., W. Meesmann (Hrsg.): Internationales Gallopamil-Symposium. Steinkopff, Darmstadt 1987

[13] Bethge, K. P.: Langzeit-Elektrokardiographie. Springer, Berlin – Heidelberg – New York 1982

[14] Bexton, R. S., A. J. Camm: Drugs with a class III – antiarrhythmic action. Pharmacol. Ther. **17** (1982) 315

[15] Bigger, J. T. (Hrsg.): Symposium on Flecainide Acetate. Am. J. Cardiol. **53** (1984)

[16] Bing, R. J. (Hrsg.): Diltiazem Hakone Symposium. Excerpta Medica, Amsterdam 1978

[17] Breithardt, G., L. Seipel: Stimulationsinduzierte ventrikuläre Arrhythmien – Wirkung von Mexiletin und Disopyramid. In: Ventrikuläre Herzrhythmusstörungen. Pathophysiologie – Klinik – Therapie (Hrsg. B. Lüderitz). Springer, Berlin – Heidelberg – New York 1981

[18] Breithardt, G., F. Loogen (Hrsg.): New concepts in the medical treatment of tachyarrhythmias. Urban & Schwarzenberg, München – Wien – Baltimore 1983

[19] Brisse, B., F. Bender (Hrsg.): Autonome Innervation des Herzens – Medikamentöse Therapie bradykarder Rhythmusstörungen. Steinkopff, Darmstadt 1982

[20] Brisse, B. (Hrsg.): Internationales Arrhythmiesymposium. Steinkopff, Darmstadt 1988

[21] Bussmann, W. D.: Orally administered prajmalium bitartrate for ventricular arrhythmias. In: Actual Problems in the pathogenesis, Diagnosis and Treatment of Cardiac Arrhythmias (Hrsg. H. Antoni, M. Hoffmann), S. 51 – 60. 1983

[22] Byrne, J. E., A. W. Gomoll, G. R. Mc Kinney: Antiarrhythmic properties of MJ 9067 in acute animal models. J. Pharmacol. Exp. Ther. **200** (1977) 147–154

[23] Campbell, R. W. F.: Recent development in antiarrhythmic therapy – mexiletine, disopyramide and flecainide. In: Recent developments in cardiovascular drugs (Hrsg. J. Coltart, D. Jewitt), S. 94–101. Churchill Livingston, London 1982

[24] Carmeliet, E., R. Xhouneux: Influence of lidoflacine on cardiac transmembrane potentials and experimental arrhythmias. Naunyn Schmiedeberg's Arch. Pharmacol. **268** (1971) 210

[25] Carmeliet, R., P. A. J. Janssen, R. Marsboom et al.: Antiarrhythmic, electrophysiologic and hemodynamic effects of lorcainide. Arch. Int. Pharmacodyn. Ther. **321** (1978) 104

[26] Chew, C. Y. C., J. Collet, B. N. Singh: Mexiletine: a review of its pharmacological properties and therapeutic efficacy in arrhythmias. Drugs **17** (1979) 161

[27] Cocco, G., C. Strozzi, D. Chu et al.: Torsade de pointes as a manifestation of mexiletine toxicity. Am. Heart J. **100** (1980) 878

[28] Connolly, M. E., F. Kersting, C. T. Dollery: The clinical pharmacology of beta-adrenoceptor blocking drugs. Prog. Cardiovasc. Dis. **19** (1977) 203

[29] Connolly, S. J., R. E. Kates, C. S. Lebsack et al.: Clinical pharmacology of propafenone. Circulation **68** (1983) 509–596

[30] Cosiner, D., P. Duchenne-Marullaz, G. Rispat: Cardiovascular pharmacology of bepridil, a new potent antianginal compound. Arch. Int. Pharmacodyn. Ther. **225** (1977) 133

[31] Danilo, P., M. R. Rosen: Cardiac effects of disopyramide. Am. Heart J. **92** (1976) 532

[32] Dengler, J. H. et al.: Pharmacokinetic studies in man with spartein. Pharmacol. Clin. **2** (1979) 189

[33] Di Bianco, R., R. D. Fletcher, A. I. Cohen et al.: Treatment of frequent ventricular arrhythmias with encainide: Assessment using serial ambulatory electrocardiograms, intracardiac electrophysiologic studies, treatmill exercise tests, and radionuclide cineangiographic studies. Circulation **65** (1983) 1134–1147

[34] Dittrich, M.: Schrittmacherimplantation. Chirurg **54** (1983) 143–148

[35] Duff, H. J., D. Roden, R. K. Primm et al.: Mexiletine in the treatment of resistant ventricular arrhythmias; enhancement of efficacy and reduction of dose-related side effects by combination with quinidine. Circulation **67** (1983) 1124

[36] Esser, H. et al.: Wirksamkeit von Sparteinsulfat bei Herzrhythmusstörungen. Therapiewoche **25** (1975) 1834

[37] Fasola, A. F., R. Carmichael: The pharmacology and clinical evaluation of aprindine – a new antiarrhythmic agent. Acta Cardiol. [Suppl.] (Brux.) **18** (1974) 317

[38] Fricke, G. R. (Hrsg.): Ein neues Konzept in der medikamentösen Therapie tachykarder Rhythmusstörungen – Amiodaron. Urban & Schwarzenberg, München – Wien – Baltimore 1983

[39] Frishman, W. H., T. H. Le Jemtel: Electropharmacology of the slow channel inhibitors in the management of cardiac arrhythmias: Verapamil. PACE 5 (1982) 402

[40] Gadsby, D. C., A. L. Wit: Normal and abnormal electrophysiology of cardiac cells. In: Cardiac Arrhythmias. Their mechanisms, diagnosis, and management (Hrsg. W. J. Mandel), J. B. Lippincott Comp., Philadelphia – Toronto 1980

[41] Georges, A., A. Hosslet, G. Duvernay: Pharmacological evaluation of aprindine, a new antiarrhythmic agent. Acta Cardiol. [Suppl.] (Brux) **28** (1973) 166

[42] Gillette, P. C., C. Shannon: Cardiac pacing in children. In: Dreifus' pacemaker therapy: an interprofessional approach. F. A. Davis, Philadelphia/PA 1986

[43] Greenspan, A. M., S. R. Spielman, C. R. Webb: Efficacy of combination therapy with mexiletine and a type I a agent for secondary to coronary artery disease. Am. J. Cardiol. **56** (1985) 277

[44] Griebenow, H., H. Gülker: Therapie der bradykarden und tachykarden Rhythmusstörungen des Herzens unter besonderer Berücksichtigung des autonomen Nervensystems. Thieme, Stuttgart – New York 1988 (im Druck)

[45] Griffin, J. C., J. A. Quitman: Pacemaker programmability: The role of noninvasive pacing system revision. In: Cardiac pacing: Proceeding of the VIth world symposium on cardiac pacing, S. 19 – 31. Pacesymp., Montreal 1979

[46] Gülker, H., H. U. Bramann, B. Brisse et al.: Kombinierte Behandlung chronischer Vorhofrhythmusstörungen mit Chinidin-Verapamil. Med. Klin. **75** (1980) 196

[47] Gülker, H., F. Bender, H. Heuer et al.: Erhöhte antifibrillatorische Wirksamkeit von Chinidin bei Vorhofflimmern durch Verapamil. Z. Kardiol. **71** (1982) 31

[48] Gülker, H.: Problematik einer medikamentösen Prophylaxe des primären Kammerflimmerns bei akuter Ischämie des Herzens. Herz/Kreislauf **1** (1982) 20

[49] Gülker, H., H. Heuer, B. Frenking et al.: Enhanced antiarrhythmic efficacy of combined Sotalol/Propafenon on chronic ventricular arrhythmia. Circulation [Suppl. II] **70** (1984) Abstract Nr. 1774

[50] Gülker, H., B. Brisse, H. Heuer et al.: Antifibrillatorische Wirksamkeit der Kombination Chinidin/Verapamil bei Vorhofflimmern. Therapiewoche **35** (1985) 821

[51] Gülker, H., J. Thale, B. Olbing et al.: Assessment of the antiarrhythmic profile of the new class I agent diprafenone. Arzneimittelforsch. **35** (1985) 1387

[52] Gülker, H., J. Thale: Ischämische Herzrhythmusstörungen. Einflüsse des autonomen Nervensystems auf elektrophysiologische Befunde und Pharmakotherapie. Z. Kardiol. [Suppl. 5] **75** (1986) 15 – 34

[53] Gülker, H., H. Heuer, J. Thale et al.: Elektrophysiologische und hämodynamische Wirkungen der neuen antiarrhythmischen Substanz Diprafenon. Z. Kardiol. **76** (1987) 411 – 414

[54] Gülker, H.: A summary of the acute effects of falipamil. Eur. Heart J. (im Druck)

[55] Gülker, H.: Antiarrhythmische Therapie bei Myokardischämie und Myokardnekrose. Steinkopff, Darmstadt 1988 (im Druck)

[56] Gülker, H., W. Haverkamp, H. Heuer et al.: Barucainid – experimentelle Ergebnisse zur Elektrophysiologie und Hämodynamik und erste klinische Befunde. Z. Kardiol. (1988) (im Druck)

[57] Gutheil, H., H. Singer: Herzrhythmusstörungen im Kindesalter. Thieme, Stuttgart 1982

[58] Hapke, H. J., E. Prigge: Zur Pharmakologie von 2'(Hydroxy-3-3(Propylamino)-propoxy)-3-phenylpropiophenon (Propafenon, SA 79)-hydrochlorid. Drug Res. **26** (1976) 1849

[59] Harrison, D. C., R. A. Winkle, M. Sami et al.: Encainide: A new and potent antiarrhythmic agent. Am. Heart. J. **100** (1980) 1046

[60] Harrison, D. C., R. A. Winkle, M. Sami et al.: Encainide: A new and potent antiarrhythmic agent. In: Cardiac Arrhythmias – a Decade of Progress (Hrsg. D. C. Harrison), S. 315 – 330. G. K. Hall, Boston/MA 1981

[61] Harrison, D. C. (Hrsg.): Cardiac Arrhythmias – a Decade of Progress. G. K. Hall, Boston/MA 1981

[62] Heel, R. C., R. N. Brogden, T. M. Speight et al.: Disopyramide: a review of its pharmacological properties and therapeutic use in treating cardiac arrhythmias. Drugs **15** (1978) 331

[63] Heinecker, R.: EKG in Praxis und Klinik. Thieme, Stuttgart – New York 1980

[64] Henry, P. D.: Comparative pharmacology of calcium-antagonists: Nifedipine, verapamil, and diltiazem. Am. J. Cardiol. **46** (1982) 1047

[65] Heuer, H., H. Gülker, M. Hasfeld et al.: Behandlung chronischer ventrikulärer Arrhythmien mit dem neuen Klasse I c-Antiarrhythmikum Diprafenon – Ergebnisse der Langzeittherapie. Z. Kardiol. **76** (1987) 415–420

[66] Hilger, H. H., V. Hombach (Hrsg.): Holter monitoring technique. Schattauer, Stuttgart 1984

[67] Hochrein, H. (Hrsg.): Lidoflazin. 2. Internationales Lidoflazin Symposium. Perimed, Erlangen 1975

[68] Hochrein, H., H. J. Hapke, O. A. Beck (Hrsg.): Fortschritte in der Pharmakotherapie von Herzrhythmusstörungen. Fischer, Stuttgart 1977

[69] Hoffman, B. F., M. R. Rosen, A. L. Wit: Electrophysiology and pharmacology of cardiac arrhythmias. VII. Cardiac effects of quinidine and procainamide. Am. Heart J. **90** (1975) 117

[70] Hollmann, M., E. Brode, D. Hotz et al.: Investigation on the pharmacokinetics of Propafenone in man. Drug Res. **33** (I) (1983) 763

[71] Holmes, B., R. N. Brogden, T. M. Speight et al.: Tocainide. Drugs **26** (1983) 93

[72] Homburger, H., H. Antoni: Elektrophysiologische Effekte von N-n-propyl-ajmalium-hydrogentartrat (NPAB) am isolierten Säugetiermyokard. In: Herzrhythmusstörungen (Neue experimentelle Ergebnisse und klinisch therapeutische Gesichtspunkte) (Hrsg. H. Antoni, S. Effert), S. 180–195. Schattauer, Stuttgart 1974

[73] Jähnchen, E., T. Meinertz, G. Touwe: Prognosis and pharmacotherapy of lifethreatening arrhythmias. Grune & Stratton, New York – San Franzisko 1981

[74] Jordan, J. L., W. J. Mandel: Surgical Management of intractable supraventricular tachycardias: In: Cardiac Arrhythmias – their mechanisms, diagnosis and management (Hrsg. W. J. Mandel), J. B. Lippincott Comp., Philadelphia – Toronto 1980.

[75] Josephson, M. E., S. F. Seides: Clinical cardiac electrophysiology. Lea & Febinger, Philadelphia/PA 1979

[76] Kaltenbach, M., R. Hopf (Hrsg.): Gallopamil. Pharmakologisches und klinisches Wirkungsprofil eines Kalzium-Antagonisten. Springer, Berlin – Heidelberg – New York 1983

[77] Karlsson, E.: Clinical pharmacokinetics of procainamide. Clin. Pharmacokinet. **3** (1978) 97

[78] Kaufmann, G.: Digitalisbedingte Arrhythmien und Diphenylhydantoin. Huber, Bern – Stuttgart – Wien 1972

[79] Kerstellot, H.: General aspects of antiarrhythmic treatment with aprindine. Acta Cardiol. (Suppl.) **18** (1974) 303

[80] Kleinebenne, A., H. Mannebach, U. Gleichmann: Chinidin und Verapamil – Kombinationstherapie zur Behandlung von Vorhofrhythmusstörungen. Fortschr. Med. **28** (1981) 1569

[81] Klotz, K., P. Müller-Seydlitz, P. Heimburg: Pharmacokinetics of Lorcainide in man: a new antiarrhythmic agent. Clin. Pharmacokinet. **3** (1978) 407

[82] Koch, H.: AQ-A-39. Drugs Future **6** (1981) 402

[83] Koch-Weser, J.: Bretylium. N. Engl. J. Med. **9** (1979) 473

[84] Krikler, D.: Verapamil in Cardiology. Eur. J. Cardiol. **2** (1974) 3

[85] Krikler, D. M., W. J. McKenna, D. A. Chamberlain: Amiodarone and Arrhythmias. Pergamon Press, Oxford – New York 1983

[86] Krikler, D. M. (Hrsg.): Bepridil – A new antiarrhythmic agent. Pergamon Press, Oxford 1984

[87] Lown, B., M. Wolf: Approaches to sudden death from coronary heart disease. Circulation **44** (1971) 130

[88] Lüderitz, B. (Hrsg.): Ventrikuläre Herzrhythmusstörungen, S. 188–267. Springer, Berlin – Heidelberg – New York 1981

[89] Lüderitz, B. (Hrsg.): Ventrikuläre Herzrhythmusstörungen, S. 268 – 305. Springer, Berlin – Heidelberg – New York 1981

[90] Lüderitz, B. (Hrsg.): Ventrikuläre Herzrhythmusstörungen, S. 305 – 337. Springer, Berlin – Heidelberg – New York 1981

[91] Lüderitz, B. (Hrsg.): Herzschrittmacher – Therapie und Diagnostik kardialer Rhythmusstörungen. Springer, Berlin – Heidelberg – New York 1986

[92] Lüderitz, B.: Tachykarde Rhythmusstörungen. In: Herzschrittmacher. Therapie und Diagnostik kardialer Rhythmusstörungen (Hrsg. B. Lüderitz). Springer, Berlin – Heidelberg – New York 1986

[93] Lydtin, H.: β-Rezeptorenblocker. Ergeb. Inn. Med. Kinderheilkd. **30** (1970) 97

[94] Maisch, B., H. Steilner: Praktische Herzschrittmachertherapie. Perimed, Erlangen 1985

[95] Manz, M., B. Lüderitz: Differentialindikation zur antiarrhythmischen Therapie. Internist **28** (1987) 3

[96] Meinertz, T. H.: Lorcainid. Habilitationsschrift, Mainz 1978

[97] Meinertz, T., W. Kasper, P. Matthiesen: Ätiologie kardialer Rhythmusstörungen. In: Herzrhythmusstörungen. Handbuch der Inneren Medizin (Hrsg. B. Lüderitz), Band IX, Teil I. Springer, Berlin – Heidelberg – New York – Tokyo 1983

[98] Mogensen, L.: Ventricular tachyarrhythmias and lidocaine prophylaxis in acute myocardial infarction. A clinical and therapeutic study. Acta Med. Scand. (Suppl.) **513** (1970) 1

[99] Morganroth, I., L. N. Horowitz: Flecainide – its proarrhythmic effect and expected changes on the surface electrocardiogram. Am. J. Cardiol. **53** (1984) 89B

[100] Nathan, A. W., K. J. Hellstrand, R. S. Bexton et al.: Electrophysiological effects of sotalol – just another β-blocker? Br. Heart J. **47** (1982) 515

[101] Naumann d'Alnoncourt, C.: Pathogenese von Herzrhythmusstörungen. In: Herzrhythmusstörungen. Handbuch der Inneren Medizin (Hrsg. B. Lüderitz). Springer, Berlin – Heidelberg – New York 1983

[102] Naumann d'Alnoncourt, C., B. Lüderitz: Elektrophysiologie der Zellmembran. In: Herzrhythmusstörungen. Handbuch der Inneren Medizin (Hrsg. B. Lüderitz). Springer, Berlin – Heidelberg – New York 1983

[103] Naumann d'Alnoncourt, C., I. Becht, H. J. v. Haase et al.: Nichtinvasive transkutane Schrittmachertherapie. In: Herzrhythmusstörungen – Invasive Diagnostik und Elektrotherapie (Hrsg. C. Naumann d'Alnoncourt). Springer, Berlin – Heidelberg – New York 1986

[104] Obayashi, K., K. Nagasawe, W. J. Mandel: Cardiovascular effects of ajmaline. Am. Heart J. **92** (1976) 487

[105] Ochs, H. R., D. J. Greenblatt, E. Woo: Clinical pharmacokinetics of quinidine. Clin. Pharmacokinet. **5** (1980) 150

[106] Ogawa, S., L. S. Dreifus, P. N. Shenoy et al.: Hemodynamic consequences of atrioventricular and ventriculoatrial pacing. PACE **1** (1978) 8

[107] Opie, L. H., F. T. Thandroyen, C. W. Hamm: Beta-Blockade: metabolic and antiarrhythmic effects on myocardial infarction. Calcium as third messenger. In: Advances in β-Blocker Therapy II (Hrsg. A. Zanchetti), S. 40 – 64. Excerpta Medica, Amsterdam 1982

[108] Pantridge, J. F.: Emergency treatment of cardiac arrhythmias in myocardial infarction. In: Lidocaine in the treatment of ventricular arrhythmias. Proceeding of a symposium (Hrsg. D. B. Scott, D. G. Julian), S. 77 ff. Churchill Livingstone, Edinburgh – Harlow – New York 1971

[109] Podrid, P., J. Ruskin (Hrsg.): The role of oral mexiletine in the management of ventricular arrhythmias. Am. Heart J. **107** (1984) Teil 2

[110] Pottage, A., L. Ryden: Workshop on Tocainide. Hässle AB (1981)

[111] Rettig, G., G. Fröhlig, S. Sen et al.: Schrittmachertherapie mit sequentiellen Systemen. In: Herzrhythmusstörungen – Invasive Diagnostik und Elektrotherapie (Hrsg. C. Naumann d'Alnoncourt). Springer, Berlin – Heidelberg – New York 1986

[112] Ribner, H. S., E. S. Isaacs, W. H. Frishman: Lidocaine prophylaxis against ventricular fibrillation in acute myocardial infarction. Progr. Cardiovasc. Dis. **21** (1979) 287

[113] Riecker, G.: Conversion of atrial tachycardia with lidoflazine. Arzneimittelforsch., Beiheft **26** (1974) 102

[114] Robertson, C. E., H. C. Miller: Extreme tachycardia complicating the use of disopyramide in atrial flutter. Br. Heart J. **44** (1980) 602

[115] Rosen, M. R., B. F. Hoffman, P. F. Cranefield: Electrophysiology and pharmacology of cardiac arrhythmias. V Cardiac antiarrhythmic effects of lidocaine. Am. Heart J. **89** (1975) 526

[116] Runge, M.: Therapie von Herzrhythmusstörungen in der Gravidität. Dtsch. Med. Wochenschr. **109** (1984) 959

[117] Sandoe, E., D. G. Julian, W. Bell (Hrsg.): Management of ventricular tachycardia – role of mexiletine. Excerpta Medica, Amsterdam 1978

[118] Sandoe, E., B. Sigurd: Arrhythmia – diagnosis and management. A clinical electrocardiographic guide. Verlag für Fachmedien, St. Gallen 1984

[119] Schaumlöffel, E.: Pharmakokinetische Studien mit radioaktiv markiertem N(-n-propyl) Ajmaliniumhydrogentartrat an Ratte und Mensch. In: Herzrhythmusstörungen (Neue experimentelle Ergebnisse und klinisch-therapeutische Gesichtspunkte), (Hrsg. H. Antoni, S. Effert), S. 209 – 220. Schattauer, Stuttgart 1974

[120] Scheid, S.: Beta blockade for angina and arrhythmias. Present status. Drugs (Suppl. 2) **25** (1983) 153 – 159

[121] Schlepper, M., B. Olsson (Hrsg.): Kardiale Rhythmusstörungen. Springer, Berlin – Heidelberg – New York 1979

[122] Schlepper, M.: Spezielle Syndrome. In: Herzrhythmusstörungen. Handbuch der Inneren Medizin (Hrsg. B. Lüderitz). Springer, Berlin – Heidelberg – New York 1983

[123] Schmidt, D.: Behandlung der Epilepsien, S. 49 – 63. Thieme, Stuttgart 1981

[124] Scholz, H.: Therapie der Arrhythmien. Neue Antiarrhythmika. Verh. Dtsch. Ges. HerzKreislaufforsch. **47** (1981) 18

[125] Schwarz, A. (Hrsg.): Symposium on Cardiovascular disease and calcium-antagonists. Am. J. Cardiol. **49** (1982) Suppl. Vol.

[126] Seipel, L., G. Breithardt, E. Loogen (Hrsg.): Neue Aspekte der antiarrhythmischen Therapie. Erfahrungen mit Aprindin. Editio Cantor, Aulendorf 1976

[127] Seipel, L., G. Pietrek, R. Körfer et al.: Prognose nach Schrittmacherimplantation. Internist **18** (1977) 21

[128] Seipel, L., J. Ostermeyer, G. Breithardt: Operative Therapie von Herzrhythmusstörungen. In: Herzrhythmusstörungen. Handbuch der Inneren Medizin (Hrsg. B. Lüderitz). Springer, Berlin – Heidelberg – New York 1983

[129] Seipel, L.: Klinische Elektrophysiologie des Herzens. Thieme, Stuttgart – New York 1987

[130] Simon, H.: Beta-Rezeptorenblocker in der Therapie der Herzrhythmusstörungen. In: Carazol (Hrsg. D. Palm, W. Rudolph), S. 175 – 187. Excerpta Medica, Amsterdam 1980

[131] Singh, B. N., D. E. Jewitt: Beta-adrenergic receptor blocking drugs in cardiac arrhythmias. Drugs 7 (1974) 426

[132] Singh, B. N., B. J. Mandel: Antiarrhythmic drugs: Basic concepts of their actions, pharmacokinetics and clinical applications. In: Cardiac Arrhythmias (Hrsg. W. J. Mandel), S. 564 – 566. J. B. Lippincott Comp., Philadelphia – Toronto 1980

[133] Singh, B. N., B. J. Mandel: Antiarrhythmic drugs: Basic concepts of their actions, pharmacokinetics and clinical applikations. In: Cardiac Arrhythmias (Hrsg. W. J. Mandel), S. 577–578. Lippincott, Philadelphia – Toronto 1980

[134] Singh, B. N., B. Leishman, G. Cocco et al.: Use of calcium-antagonists in cardiology. Cardiology (Suppl.) **69** (1982)

[135] Singh, B. N., K. Nademanee, G. Feld: Antiarrhythmic effects of Verapamil. Angiology J. Vasc. Dis. **15** (1983) 572

[136] Singh, B. N., D. P. Zipes (Hrsg.): Amiodarone: basic concepts and clinical applications. Am. Heart J. **106** (1983) Teil 2

[137] Snart, A. G. (Hrsg.): Advances in beta-adrenergic blocking therapy – Sotalol. Excerpta Medica, Amsterdam 1974

[138] Späth, G.: Amiodaron. Walter de Gruyter, Berlin – New York 1984

[139] Steinbeck, G.: Bradykarde Rhythmusstörungen. In: Herzschrittmacher. Therapie und Diagnostik kardialer Rhythmusstörungen (Hrsg. B. Lüderitz). Springer, Berlin – Heidelberg – New York 1986

[140] Steinbeck, G.: Tachykarde Rhythmusstörungen. In: Herzschrittmacher. Therapie und Diagnostik kardialer Rhythmusstörungen (Hrsg. B. Lüderitz). Springer, Berlin – Heidelberg – New York 1986

[141] Surawicz, B.: The interrelationship of electrolyte abnormalities and arrhythmias. In: Cardiac Arrhythmias – their mechanisms, diagnosis & management (Hrsg. W. J. Mandel). J. B. Lippincott Comp., Philadelphia – Toronto 1980

[142] Taylor, S. H., D. M. Burley: Beta adrenoceptor blocking drugs in postmyocardial infarction dysrhythmias. Proc. R. Soc. Med. (Suppl. 11) **70** (1977) 11–16

[143] Theisen, K., M. Scheininger: Electrophysiological effects of quinidine alone and of the combination quinidine-verapamil on AV-conduction in humans. Clin. Cardiol. **6** (1983) 405

[144] Thormann, J., M. Schlepper: Hämodynamische Auswirkungen kardialer Arrhythmien. In: Herzrhythmusstörungen. Handbuch der Inneren Medizin (Hrsg. B. Lüderitz). Springer, Berlin – Heidelberg – New York 1983

[145] Vaughan-Williams, E. M.: Classification of antiarrhythmic drugs. In: Symposium on Cardiac Arrhythmias (Hrsg. E. Sandoe, E. Flensted-Jensen, K. H. Olsen). Elsinore, Denmark 1979

[146] Velebit, V., Ph. Podrid, B. Lown et al.: Aggravation and provocation of ventricular arrhythmias by antiarrhythmic drugs. Circulation **65** (1982) 886

[147] Waleffe, A., L. Mary-Rabine, V. Legrand et al.: Combined mexiletine and amiodarone treatment of refractory recurrent ventricular tachycardia. Am. Heart. J. **100** (1980) 788

[148] Weidener, A., I. Engels: Ajmaline and its derivates in the treatment of cardiac arrhythmias. In: Actual problems in the pathogenesis and treatment of cardiac arrhythmias (Hrsg. H. Antoni, M. Hoffmann), S. 31–40. Giulini GmbH, Hannover 1983

[149] Winkle, R. A., F. Peters, R. E. Kates et al.: Clinical pharmacology and antiarrhythmic efficacy of Encainide in patients with chronic ventricular arrhythmias. Circulation **64** (1981) 290

[150] Wirtzfeld, K., H. Heuer: Frequenzadaptive Schrittmachersysteme. Thieme, Stuttgart – New York 1988 (im Druck)

[151] Wit, A. L., B. F. Hoffman, M. R. Rosen: Electrophysiology and pharmacology of cardiac arrhythmias. IX. Cardiac electrophysiologic effects of beta adrenergic receptor stimulation and blockade. Part A. Am. Heart J. **90** (1975) 521

[152] Wit, A. L., B. F. Hoffman, M. R. Rosen: Electrophysiology and pharmacology of cardiac arrhythmias. IX. Cardiac electrophysiologic effects of beta adrenergic receptor stimulation and blockade. Part A. Amer. Heart J. 90 (1975) 665

[153] Wit, A. L., M. R. Rosen, B. F. Hoffman: Electrophysiology and pharmacology of cardiac arrhythmias VII. Cardiac effects of diphenylhydantoin. Am. Heart J. 90 (1975) 265

[154] Wit, A. L., M. R. Rosen, B. F. Hoffman: Electrophysiology and pharmacology of cardiac arrhythmias VII. Cardiac effects of diphenylhydantoin. Am. Heart J. 90 (1975) 397

[155] Witte, J., L. Dreßler, G. Schröder: Atraumatische transvenös-endokardiale Vorhofelektrode über die Punktion der Vena subclavia. Dtsch. Gesundh.Wesen 37 (1982) 684

[156] Yano, K., H. Hashiba, K. Arakawa et al.: Multiclinic evaluation of the antiarrhythmic effect of atenolol on ventricular arrhythmias. Drugs (Suppl. 2) 25 (1983) 195–196

[157] Zanchetti, A., D. M. Krikler (Hrsg.): Calcium-Antagonism in cardiovascular therapy. Experience with Verapamil. Excerpta Medica, Amsterdam 1981

Sachregister

Wagner

Praktische Kardiologie für Studium, Klinik und Praxis

17 x 24 cm. XII, 428 Seiten. Mit 142 Abbildungen. 1985.
Balacron-Broschur **DM 68,–** ISBN 3 11 008848 7

Die oft bemerkte Unsicherheit von Studenten und jungen Kollegen bei der übergroßen Fülle des kardiologischen Stoffgebietes und der häufig leichtfertige Umgang mit diagnostischen oder gar therapeutischen Verfahren waren Anlaß genug, ein Werk zum Thema Kardiologie in dieser Form vorzulegen. Aus Gründen der Übersichtlichkeit wurde das Buch folgendermaßen angelegt:

- Diagnostik anhand klinischer Beispiele
- Abhandlung kardiologischer Krankheitsbilder
- Neueste therapeutische Verfahren

Das Buch richtet sich überwiegend an die Leser, die eine Einführung in die Kardiologie erhalten wollen und darüber hinaus **praktische Anleitung und Anregung für Diagnostik und Therapie** erwarten. Der Student kann ebenso davon profitieren wie der klinisch tätige Arzt und der internistisch ausgerichtete Kollege in der Praxis.

W DE G **de Gruyter**

MIX
Papier | Fördert gute Waldnutzung
FSC® C083411

Zeitfracht Medien GmbH
Ferdinand-Jühlke-Straße 7
99095 Erfurt, Deutschland
produktsicherheit@kolibri360.de